NATURHEILKUNDE FUNDIERT

Ilse Strempel

Das andere Augenbuch

Seele und Sehen – ein Leitfaden für Betroffene

2., überarbeitete Auflage

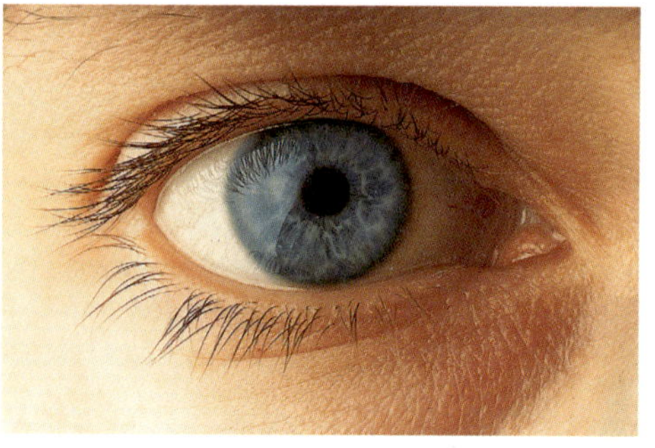

KVC | VERLAG

KVC Verlag
Karl und Veronica Carstens-Stiftung
Am Deimelsberg 36, 45276 Essen
Tel.: 0201/56305-0
Fax: 0201/56305-30
www.kvc-verlag.de

Strempel, Ilse
Das andere Augenbuch
Seele und Sehen – ein Leitfaden für Betroffene

Wichtiger Hinweis: Für Angaben über Dosierungsanweisungen und Applikationsformen kann vom Verlag keine Gewähr übernommen werden. Jeder Benutzer ist angehalten, durch sorgfältige Prüfung der Beipackzettel und gegebenenfalls nach Konsultation eines Spezialisten festzustellen, ob die Empfehlung für Dosierungen oder die Beachtung von Kontraindikationen gegenüber der Angabe in diesem Buch abweicht. Jede Dosierung oder Applikation erfolgt auf eigene Gefahr des Benutzers. Geschützte Warennamen (Warenzeichen) werden nicht besonders kenntlich gemacht. Aus dem Fehlen eines solchen Hinweises kann also nicht auf einen freien Warennamen geschlossen werden.

ISBN 978-3-86864-014-4

2., überarbeitete Auflage

Gestaltung: eye-d Designbüro, Essen
Druck: Margreff Druck, Essen

Ilse Strempel

Das andere Augenbuch

Meinen Kindern Max, Mari und Fritz gewidmet

VORWORT ZUR 2. AUFLAGE

Wie schön! Dieses Buch hat seine Leser gefunden, und es wurde Zeit, eine Neuauflage herzustellen. Dem Wunsch vieler Leser nach einem größeren und großzügigeren Schrift- und Erscheinungsbild haben wir entsprochen. Um den Umfang des Buches im Rahmen zu halten, mussten daher einige Kapitel gekürzt werden. Dadurch wurde das Buch insgesamt lesefreundlicher.

Manche Informationen wurden aktualisiert und neue, wie z.B. die Epigenetik, eingebracht. Dieses neue Forschungsgebiet stellt dar, wie Umweltfaktoren, aber auch Gedanken und Gefühle auf den Körper in negativer, eventuell krankmachender Weise Einfluss nehmen, umgekehrt, wie jeder Einzelne auch in der Lage ist, durch Veränderung von Gedankenmustern sein Leben positiv zu verändern. Jeder hat es also in der Hand, seine Symptome oder Krankheit als Chance zu nutzen und der Verantwortung sich selbst, seinen Nachkommen und der Gesellschaft gegenüber gerecht zu werden.

Ilse Strempel, Juni 2011

INHALT

Einführung 1

Teil I: Die Hintergründe des Sehens

Kapitel 1: Aufbau und Funktion des Auges 7
Wie entsteht ein Bild, wenn wir sehen? 10

Kapitel 2: Sehen und Wahrnehmen 15
Ein komplizierter Prozess 15
Gesichtsfeld und Blickfeld 19
Sehen und Wahrnehmen 20
Was bedeutet Nichtsehen (Blindheit)? 22
Sehen und Wahrnehmen sind subjektiv und selektiv 23
Sehen und Bewusstsein 26

Teil II: Augenerkrankungen und ihre Bedeutung

Kapitel 1: Stress und Krankheit 29
Entstehung und Bedeutung von Stress 29
Guter und schlechter Stress 30
Kontrollierbarer und unkontrollierbarer Stress 32
Wechselwirkung von Stress und Körperreaktionen 34
Epigenetik 36
Emotionale Bedeutung von Stress 37
Stress und Depression als gesellschaftliches Problem 38

Kapitel 2: Augenkrankheiten und das Immun- bzw. Hormonsystem **45**
Wechselwirkungen von Leib und Seele 45
Was ist das Immunsystem? 46
Entzündungserkrankungen 48
Allergien – Überreaktionen des Immunsystems 50

Kapitel 3: Funktionsstörungen der Augen **53**
Bestimmung der Sehleistung 53
Das Auge als Spiegel der Seele 54
Stress kann kurzsichtig machen 56
Nachlassen der Sehschärfe als Aufruf 58
Asthenopie („kraftloses Sehen“) 59
Kurz-, Weit- und Stabsichtigkeit 61
Kurzsichtigkeit (Myopie) und ihre Bedeutung 64
Weitsichtigkeit (Hyperopie) und ihre Bedeutung 73
Stabsichtigkeit (Astigmatismus) und ihre Bedeutung 76
Die Korrektur von Sehfehlern 77
Wechselnde Sehstörungen 81
Verlust der Sehschärfe und Blindheit 83
Leitsymptom Augapfelbewegungsstörungen 86
Leitsymptom Gesichtsfeldausfall 90
Leitsymptom gestörte Augeninnendruckregulation 93
Leitsymptom Farbsinnstörungen 94
Leitsymptom Schmerz 95

Kapitel 4: Spezielle Augenerkrankungen (in anatomischer Reihenfolge von außen nach innen) **99**
Erkrankungen der Lider 99
Tränensackentzündung – Dakryozystitis 104

Tränendrüsenentzündung – Dakryoadenitis 105
Erkrankungen der Augenoberfläche 106
Erkrankungen der Hornhaut 113
Lederhautentzündung – Skleritis 115
Augeninnenentzündung – Uveitis 117
Fallbeispiele 126
Netzhautentzündung – Retinitis 127
Sekundärer Grauer Star – Cataracta complicata 129
Tumoren des Auges 130
Grüner Star – Glaukom 132
Durchblutungsstörungen am Auge 143

Kapitel 5: Augenkrankheiten im Kindesalter 147
Angeborene und ererbte Störungen 148
Infektionserkrankungen während der Schwangerschaft und Geburt 155
Frühgeborenenretinopathie 157
Tränennasenwegsstenose 158
Kinderkrankheiten und Augenprobleme 159
Störung des beidäugigen Sehens (Schielen) 159
Augeninnenentzündung – Uveitis 161
Sehstörungen als Ausdruck eines seelischen Problems 163

Kapitel 6: Augenveränderungen im Alter 165
Alter und Auge 165
Altersweitsichtigkeit 167
Alter und Immun- bzw. Hormonsystem 168
Alter und Veränderungen der Lider 169
Alter und Veränderungen der Bindehaut 172
Alter und Veränderungen der Hornhaut 173

Grauer Star – Katarakt 174
Die altersabhängige Makuladegeneration (AMD) 178
Fallbeispiel 183

Kapitel 7: Augenstörungen und Allgemeinerkrankungen 187
Infektionskrankheiten 187
Kreislauferkrankungen 191
Arteriitis temporalis – Morbus Horton:
Eine Autoaggressionserkrankung 196
Vordere sauerstoffmangelbedingte Sehnervenerkrankung –
Anteriore ischämische Optikusneuropathie (AION) 198
Sarkoidose – Boecksche Erkrankung 199
Morbus Basedow – Endokrine Orbitopathie 200
Diabetes mellitus – Eine Stoffwechselerkrankung 204
Erkrankungen des Zentralnervensystems 208
Hautkrankheiten 211
In die Augen verlagerte Seelenprobleme –
Optische Halluzinationen 214

Teil III: Therapien in der Augenheilkunde

Kapitel 1: Klassische schulmedizinische Therapie 217
Lokaltherapie 217
Systemische Therapien mit Tabletten oder Infusionen 222

Kapitel 2: Komplementäre Begleittherapien 225
Akupunktur 226
Homöopathie 227
Phytotherapie 228

Sauerstofftherapie und HOT 229
Ernährung 230
Nahrungsergänzung – Orthomolekulare Therapie 235
Augentraining 237
Entspannungsmethoden 239
Autogenes Training 241
Hypnose 244
Musiktherapie 248

Teil IV: Aspekte von Gesundheit, Krankheit und Heilung

Einführung 255

Kapitel 1: Der Mensch als körperlich-seelisch-geistiges Wesen 261

Kapitel 2: Naturwissenschaft und Medizin 269
Ursache und Wirkung 269
Objektivität in der Wissenschaft 270
Wissenschaftliche Medizin und medizinische Heilkunst 271
Einfühlungsvermögen, Erfahrung und medizinisches Wissen 274

Kapitel 3: Gesundheit und Krankheit 277
Sichtweisen von Gesundheit und Krankheit 277
Der Mensch als Maschine und der Arzt als Reparateur 279
Gedanken zu Gesundheit 280
Der moderne Medizinbetrieb 283

Symptome und ihre Bedeutung 287
Gedanken zu Krankheit 289

Kapitel 4: Allgemeine Gedanken zu Therapie **297**
Vor- und Nachteile der schulmedizinischen Therapie 297
Die „Droge Arzt“ und der Placeboeffekt 300
„Ganzheitliche Medizin“ 301
Schulmedizin oder Komplementärmedizin? 304
Neuorientierung und Sinn 305
Energiemedizin 307

Nachwort **309**

Danksagung **310**

Anhang

Wie und wo Sie Hilfe finden können **313**

Wörterbuch **320**

Literaturverzeichnis **327**

Die Autorin **344**

Bildnachweis **346**

Stichwortverzeichnis **347**

EINFÜHRUNG

Wir müssen auf unsere Seele hören,
wenn wir gesund werden wollen!
Letztlich sind wir hier,
weil es kein Entrinnen vor uns selbst gibt.
Solange der Mensch sich nicht selbst in den Augen
und im Herzen seiner Mitmenschen begegnet,
ist er auf der Flucht.
Solange er nicht zuläßt, daß seine Mitmenschen an seinem
Innersten teilhaben, gibt es keine Geborgenheit.
Solange er sich fürchtet, durchschaut zu werden,
kann er weder sich selbst noch andere erkennen –
er wird allein sein. Alles ist mit Allem verbunden.
(Hildegard von Bingen)

Das andere Augenbuch – Was soll das heißen? Anders bedeutet zunächst, dass es bisher nichts Vergleichbares auf dem Buchmarkt gibt. Es gibt hervorragende Lehrbücher der Augenheilkunde oder Bücher über gutes Sehen, über Sehtraining etc. Aber das soll *Das andere Augenbuch* nicht sein. Das vorliegende Buch ist vielmehr Träger einer Idee und möchte auf Sinn und Bedeutung von Sehstörungen und Augenkrankheiten aufmerksam machen. Es ist aus meiner über 35-jährigen Berufserfahrung erwachsen und aus der Erkenntnis, dass wir einen neuen Ansatz in der Medizin brauchen, der über das rein wissenschaftliche Denken der klassischen Schulmedizin hinausgeht. Aber nicht nur die Ärzte, auch die Patienten sollten umdenken lernen. Denn sie wissen meistens viel zu wenig über ihre Krankheit und vor allem darüber, was sie bedeuten könnte. Es fehlt ihnen oft im wahrsten Sinne des Wortes die Einsicht.

Das Buch ist für Betroffene geschrieben, und das sind wir alle mehr oder weniger. Wer blickt schon ausreichend in sich hinein, um durchzublicken? Sind wir nicht alle irgendwie und irgendwann sehgestört oder uneinsichtig, wenn es um unsere eigene Lebenssituation geht? Sind wir nicht oft blind gegenüber unseren Empfindungen und Bedürfnissen? Und verdrängen wir nicht auch Unansehnliches oder Nichtanschaubares ins Unterbewusstsein, so dass wir Teile unseres Lebens nicht anschauen können?

Sehstörungen und Augenkrankheiten können im Zusammenhang mit solchen Mechanismen stehen. Das vorliegende Buch möchte Betroffenen dabei helfen, über das Augensymptom einen Blick in ihre Seele zu werfen.

Aus all diesen Gründen werden hier kaum praktische Tipps oder Handlungsanweisungen gegeben. Es gibt im vorliegenden Text allenfalls Richtungsweisungen und Hintergrundinformationen – die eigentliche Arbeit müssen Sie selbst leisten, das heißt, dass es eine Möglichkeit gibt, Ihre Krankheit mit all den Symptomen genauer anzusehen, die dahinter liegenden Mechanismen zu erkennen und zu wissen, dass Sie selbst etwas tun können.

Der erste Teil des Buches bietet zunächst eine kurze Einführung in den Aufbau des Auges, in die Vorgänge des Sehens und die Auswirkungen von seelischen Problemen und Stress auf unseren Körper. Im Mittelpunkt des Buches stehen dann im zweiten Teil die häufigen Augenkrankheiten, die z. B. in einer Augenpraxis oder Klinik behandelt werden. Dabei wird versucht, auf die eventuelle Bedeutung der Symptome bzw. Krankheiten einzugehen. Hier verdient das Buch seinen Titel *Das andere Augenbuch* ganz besonders, denn eine Darstellung von Augenkrankheiten in Bezug auf die seelischen Hintergründe – soweit man vermuten kann – ist in laiengerechter Form bisher meines

Wissens im gesamten Gebiet der Augenheilkunde (und sie sollte eine echte **Heil**-Kunde sein) nicht erfolgt.

Um das Buch nicht zu überfrachten, kann auf seltene Augenkrankheiten nicht eingegangen werden; sie alle darzustellen, wäre ein zu riesiges Unterfangen. Es geht insgesamt eher darum, ein Gesamtverständnis für verschiedene Augenkrankheiten zu vermitteln und darum, dass der Patient seine Symptome im Kontext seines eigenen Lebens und seiner eigenen Persönlichkeit sehen lernen möge.

Im dritten Teil des Buches werden einige Therapieverfahren vorgestellt. Hier liegt der Schwerpunkt auf den bei uns in Marburg erprobten Entspannungsverfahren, besonders auf der Musikmedizin.

Im vierten Teil wird noch einmal der Mensch als körperlich-geistiges Wesen beleuchtet. Es geht um den Versuch einer Interpretation von Gesundheit und Krankheit, von Heil und Heilung, um die mögliche Bedeutung von Symptomen und um allgemeine Gedanken zur Therapie. *Das andere Augenbuch* versucht hier, übergeordnete Aspekte anzusprechen, die über die eventuellen psychodynamischen Zusammenhänge von Augenkrankheiten hinausgehen.

Der Anhang enthält wichtige Adressen von Verbänden und Gruppen, bei denen Sie Hilfe finden können sowie ein Wörterbuch, in dem schwierige Fachbegriffe erklärt werden. Einige Fachbegriffe werden im fortlaufenden Text erläutert und sind mit einem * markiert.

Es wird mit Sicherheit vorkommen, dass Leser aufbegehren, wenn sie von den möglichen psychodynamischen Hintergründen ihrer eigenen Krankheit erfahren. Sie mögen dann stark betroffen sein, aber man sollte auch bedenken: Was betroffen macht, hat getroffen – vielleicht die innerste Wahrheit. Es mag auch vorkommen, dass Patienten innerlich blockiert sind und die psychosomatischen Aspekte lieber ausblenden wollen, weil Verdrängen eine beliebte oder teilweise sogar adäquate Möglichkeit ist, um Unliebsames aus dem Bewusstsein zu schaffen.

Ob Sie sich auf sich selbst einlassen wollen, ist letztendlich Ihre Entscheidung. Ich würde mich darüber freuen und möchte Sie herzlich dazu einladen. *Das andere Augenbuch* kann für Sie dann ein Wegbegleiter sein.

Es ist mir klar, dass mein Buch nicht im „Mainstream" der Augenheilkunde liegt und von manchen Kollegen entsprechende Ablehnung erfahren wird. Wen eine Augenkrankheit aber betrifft, den wird es vielleicht betroffen machen. Dieses Buch will anregend und inspirierend sein und hat dann seinen Sinn gefunden, wenn es Sie innerlich berührt, weil es Sie anrührt, etwas in Ihnen anregt und in Bewegung setzt, wenn es wieder Sehen lehrt und Sehen mit der Seele ermöglicht.

Man sieht nur mit dem Herzen gut,
das Wesentliche ist für die Augen unsichtbar.
(Antoine de Saint Exupéry)

„Das ist eines der Gehemnisse des Lebens:
Die Seele durch die Sinne zu heilen
und die Sinne durch die Seele."
(Oscar Wilde)

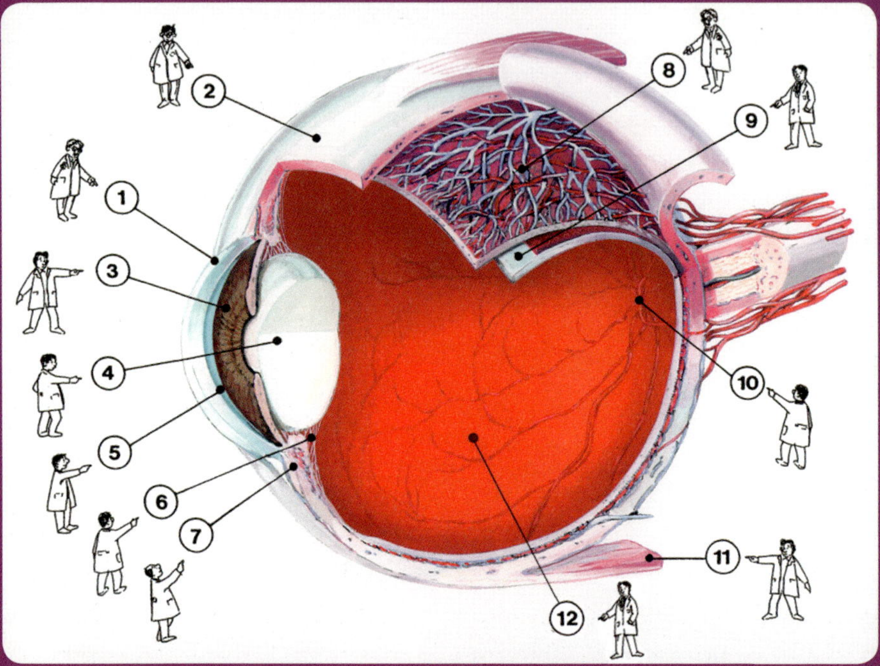

Abbildung 1: Aufbau des Auges

1. Hornhaut
2. Lederhaut
3. Regenbogenhaut (Iris)
4. Linse
5. Vordere Augenkammer
6. Zonulafasern
7. Ziliarkörper
8. Aderhaut oder Gefäßhaut
9. Netzhaut
10. Sehnervenscheibe
11. Äußere Augenmuskeln
12. Glaskörper

TEIL I: DIE HINTERGRÜNDE DES SEHENS

KAPITEL 1

AUFBAU UND FUNKTION DES AUGES

1. Hornhaut

Die Hornhaut ist ein durchsichtiges uhrglasdeckelähnliches, leicht gewölbtes Gewebe. Sie muss stets klar sein, damit die Lichtstrahlen in das Auge gelangen können. Am Rand geht die Hornhaut in die Lederhaut über.

2. Lederhaut

Die Lederhaut ist weiß und derb wie Leder. Sie ist das Stützgewebe des Auges und sorgt für die runde Form (englisch: *eye-ball*).

3. Regenbogenhaut (Iris)

Die Iris gibt den Augen ihre Farbe. Die meisten Menschen dieser Erde haben braune Augen. Hellhäutige Menschen können blaue oder braune Augen bzw. Mischfarben haben. Die Iris wirkt wie die Lochblende einer Kamera und reguliert durch die Weite ihrer Öffnung, der Pupille, wie viel Licht in das Auge fallen soll. Sie gehört auch zu der mittleren Schicht der Augapfelhüllen, der Gefäßhaut (8). Eine Entzündung der Iris wird Iritis genannt.

4. Linse

Die Linse ist sozusagen die Lupe im Auge. Sie bündelt die einfallenden Lichtstrahlen, so dass auf der Netzhaut (9) ein scharfes Bild entstehen kann. Je nachdem, ob sie ein fern- oder nahegelegenes Objekt abbilden soll, kann sie dicker oder dünner werden. Dies wird durch die Zonulafasern (6) und den Ziliarkörper (7) geregelt. Ab dem 40. Lebensjahr verliert die Linse zunehmend ihre jugendliche Elastizität. Im Laufe des Lebens hat sie immer neue Linsenfasern gebildet und ist nun so dick geworden, dass ihre Beweglichkeit nachlässt: Sie wird allmählich starr und kann sich nicht mehr so gut abflachen (für den Blick in die Ferne) oder verdicken (für den Blick in die Nähe). Die Altersweitsichtigkeit beginnt. Wenn die Linse sich trübt, entsteht ein sogenannter Grauer Star.

5. Vordere Augenkammer

Die vordere Augenkammer ist ein anatomischer Raum, der nach vorne von der Hornhaut (1) und nach hinten von der Regenbogenhaut (3) und einem Teil der Linsenvorderfläche begrenzt wird. Die Tiefe dieses Raumes kann variabel sein und ist beim Krankheitsbild des Grünen Stars wichtig (sogenanntes Weit- bzw. Engwinkelglaukom).

6. Zonulafasern

Die Zonulafasern sind der Aufhängeapparat der Linse. Sie gehen vom Ziliarkörper aus und verändern durch ihren Zug an der Linse die Linsendicke, d. h. die Brechkraft der Linse und somit die Nah- und Ferneinstellung. Wenn der Ziliarkörper (7) angespannt ist, erschlaffen die Zonulafasern, und die Wölbung der Linse nimmt zu.

7. Zilarkörper bzw. Strahlenkranz

Der Zilarkörper hat zwei Hauptfunktionen. Sein innerer Anteil ist ein Muskel. Über sein Zusammenziehen oder Erschlaffen regelt er mit Hilfe der feinen Zonulafasern (6) die Brechkraft der Linse. Er ist aber auch eine Drüse. Seine zum Augeninneren hin gerichtete Zellschicht bildet aktiv das sogenannte Kammerwasser (inneres Augenwasser). Dieses ist wichtig zur Ernährung des Auges sowie zur Regulation des Augeninnendruckes.

8. Aderhaut oder Gefäßhaut

Als mittlere Augapfelhülle ist die Aderhaut nach außen geschützt durch die Lederhaut (2). Innen liegt ihr die Netzhaut (9) auf. Mit ihrem reichen Gefäßnetz sorgt sie für die Durchblutung und Ernährung des Organs. Sie ist das am stärksten durchblutete Gewebe des Körpers.

9. Netzhaut (Retina)

Die Netzhaut ist wie ein dünnes Cellophanhäutchen und hat sich entwicklungsgeschichtlich aus dem Gehirn in das Auge verlagert. Hier werden die Lichtstrahlen mit Hilfe biochemischer Prozesse in elektrische Impulse umgewandelt und über den Sehnerv zum Gehirn geleitet. Auch der Sehnerv ist somit kein richtiger Nerv, sondern entspricht einem Hirnteil, d. h. einer Gehirnbahn. Die funktionell wichtigste Stelle ist die Netzhautmitte, die sogenannte Stelle des schärfsten Sehens (Makula).

10. Sehnervenscheibe

Nur ein Teil des Sehnervs ist im Augeninneren sichtbar: die Sehnervenscheibe. Arterien und Venen der Netzhaut verzweigen sich von hier aus.

11. Äußere Augenmuskeln

Jedes Auge hat sechs Muskeln, und zwar vier gerade und zwei sogenannte schräge Augenmuskeln, die an der Lederhaut ansetzen. Sie regeln die Blickbewegungen des Auges.

12. Glaskörper

Der Hohlraum des Auges ist von einer gallertigen Masse, dem sogenannten Glaskörper ausgefüllt. Er sorgt für die Stabilität des Auges. Bei Jugendlichen ist er glasklar und elastisch wie ein kleines Gummibällchen. Im Alter oder bei Kurzsichtigkeit bzw.

Krankheit löst er sich oft ein wenig auf, fällt in sich zusammen und hat kleine Bindegewebselemente und Trübungen.

Wie entsteht ein Bild, wenn wir sehen?

Beim Betrachten eines Gegenstandes, z. B. eines Baumes, werden die vom Gegenstand ausgehenden Lichtstrahlen durch die klare Hornhaut zur Linse geleitet. Dort werden die Strahlen gebündelt und fallen dann auf die Netzhaut, möglichst auf die Makula, d. h. die Stelle des schärfsten Sehens. Rein physikalisch steht das Bild dort aber auf dem Kopf.

Die Netzhaut wandelt das Licht dann in elektrische Impulse um. Diese Impulse werden über die Sehnerven zum Gehirn, genauer zur Sehrinde, geleitet. Der Weg der Sehnerven zum Gehirn wird als Sehbahn bezeichnet. Der genaue Verlauf der Sehbahn ist in Abbildung 2 dargestellt.

Die Sehnerven kommen aus den Augenhöhlen und treffen sich zunächst in der sogenannten Sehnervenkreuzung (Chiasma). Dabei überkreuzt sich ein Teil der Sehnervenfasern. Ab dieser Kreuzung heißt die Sehbahn Tractus opticus. Jede Seite enthält dabei Sehnervenfasern von beiden Augen.

Die nächste Hauptumschaltstelle ist das Seitenknie (Corpus geniculatum laterale). Von dort werden die Impulse zur Sehrinde im Gehirn geleitet. Erst dort entsteht das Abbild des Gegenstandes, z. B. des Baumes, das vom Gehirn wieder „auf die Füße" gestellt wird. Wie es das Gehirn schafft, den Baum wieder in die Landschaft zu stellen, also in den Bereich außerhalb des Gehirns, kann bisher nicht ausreichend erklärt werden.

Ist die Sehrinde defekt (z. B. durch Unfall oder Schlaganfall), ist der Mensch blind, obwohl die Augen völlig intakt sind. Man nennt dieses Phänomen Seelenblindheit, korrekter wäre es aber,

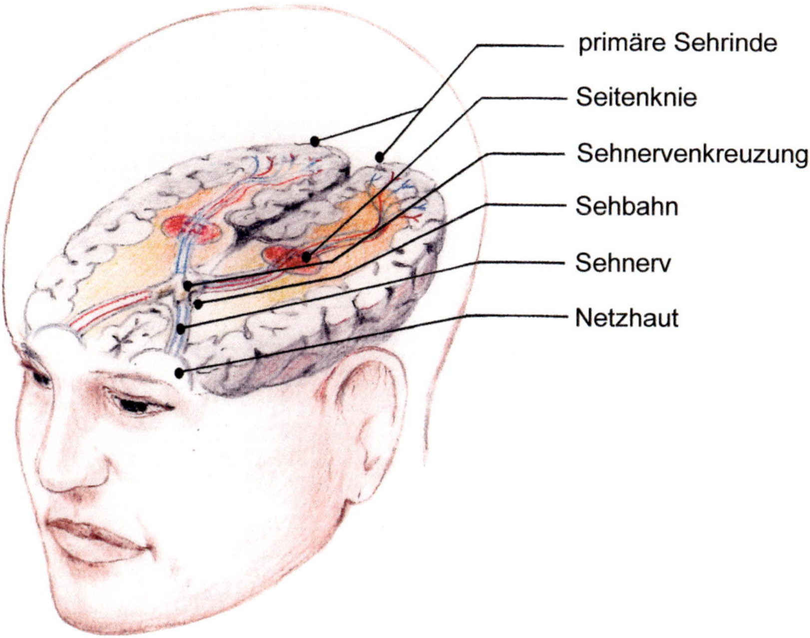

Abbildung 2: Darstellung der Sehbahn in einem gedachten Querschnitt durch das Gehirn

von Rindenblindheit zu sprechen (weil es die Gehirnrinde betrifft).

Die Netzhaut als zentrales Organ des Sehens hat sich aus der Gehirnanlage des Embryos entwickelt. Sie stellt sozusagen ein aus dem Gehirn nach außen verlagertes „Sehhirn“ dar. Die anderen Augenteile entwickeln sich aus anderen Keimanlagen. Die Netzhaut ist also auf das Engste mit dem Gehirn verbunden, Sehen und Gefühle sind miteinander „vernetzt“. Das erklärt auch ihre starke Wechselwirkung.

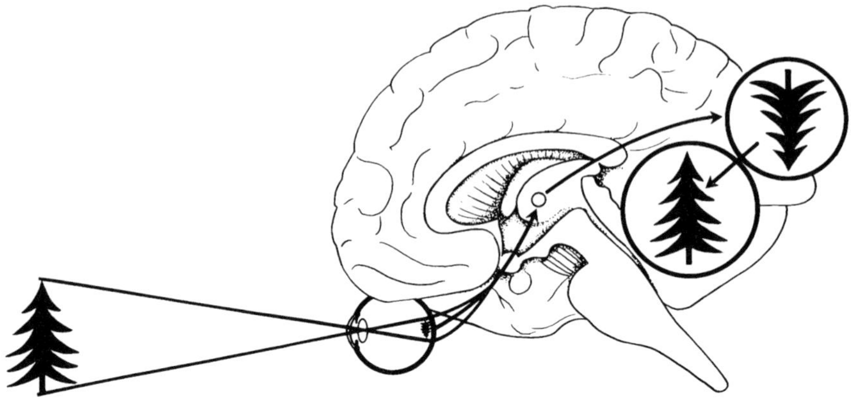

Abbildung 3: Wie sieht man einen Baum?
Der Baum steht in der Landschaft. Wenn das Auge einen Blick auf ihn wirft, entsteht auf der Netzhaut ein Bild, das auf dem Kopf steht. Die Netzhaut wandelt das einfallende Licht in elektrische Impulse um und leitet das Bild zur Sehrinde. Dort wird es wieder aufrecht gesehen.

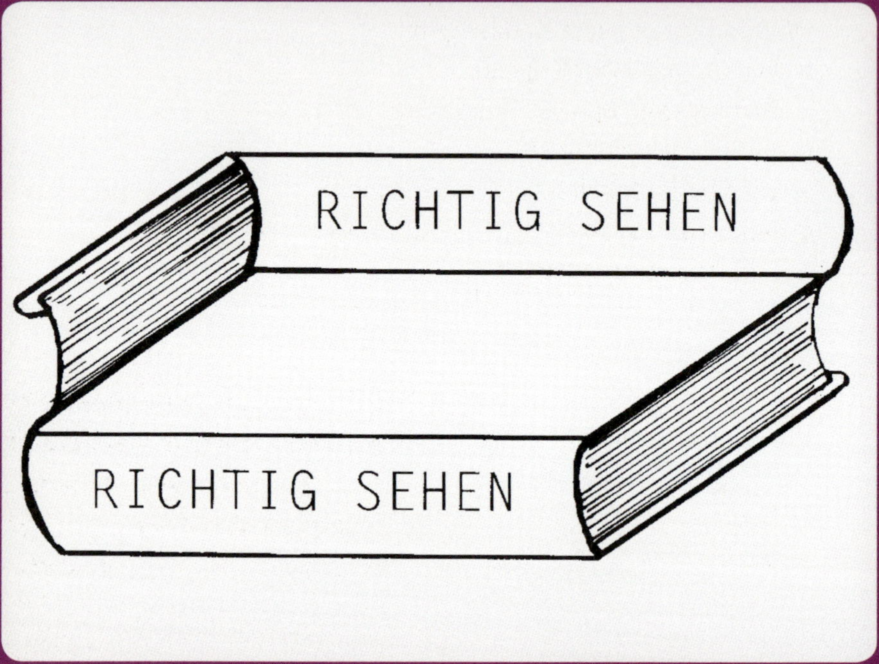

„Zwei Bücher in einem, ein Buch aus zweien.“

KAPITEL 2:
SEHEN UND WAHRNEHMEN

Worum es in diesem Kapitel geht:
- Ein komplizierter Prozess
- Gesichtsfeld und Blickfeld
- Sehen und Wahrnehmen
- Was bedeutet Nichtsehen (Blindheit)?
- Sehen und Wahrnehmen sind subjektiv und selektiv
- Sehen und Bewusstsein

Was ist das Schwerste von allem?
Was dich das Leichteste dünkt,
mit den Augen zu sehen,
was vor den Augen dir liegt.
(Goethe)

Ein komplizierter Prozess

Beim Sehen findet, wie im ersten Kapitel kurz beschrieben, ein kompliziertes Zusammenspiel des Organs Auge, des Gehirns und der Seele des Menschen statt.

Veranschaulichen wir uns die Anatomie des Organs Auge noch einmal am Beispiel des Sehaktes: Wenn man einen Gegenstand sieht, treffen die von ihm ausgehenden Lichtstrahlen auf die Hornhaut. Dieses klare, leicht gewölbte, uhrglasdeckelähnliche Gebilde lässt das Licht durch, bricht (= bündelt) * es aber bereits. Hornhaut und Lederhaut bilden die sehr robuste äußere Augapfelhülle, die wie ein Kameragehäuse die wertvollen Innenstrukturen schützt.

*Der Begriff Brechung stammt aus der Physik und bedeutet Bündelung der Lichtstrahlen. Die Stärke, mit der die Lichtstrahlen gebündelt werden, nennt man Brechkraft. Sie wird in Dioptrien gemessen. Die Brechkraft der Hornhaut beträgt normalerweise etwa 43 Dioptrien.

Wenn die Lichtstrahlen durch die Hornhaut gekommen sind, erleuchten sie zunächst die sogenannte vordere Augenkammer. Dieser anatomische Raum wird begrenzt von der Hornhautrückfläche und der Regenbogenhaut (Iris) sowie von der Linsenvorderfläche. Das Loch in der Iris ist die Pupille. Sie verengt oder weitet sich automatisch, je nach der Menge des einfallenden Lichtes oder auch je nachdem, ob man in die Ferne oder Nähe blickt. Auch Stress und Angst sind an der Pupille erkennbar, da das Stresshormon Adrenalin eine Pupillenerweiterung hervorruft (daher kommen die „angstgeweiteten Augen"). Die Pupille funktioniert ähnlich wie eine Lochblende in der Kamera.

Hinter der Iris ist die klare Linse, die wie eine Lupe funktioniert und die einfallenden Lichtstrahlen in einem Brennpunkt bündelt (vgl. hierzu Abbildung 3) und so der Netzhaut eine scharfe Abbildung ermöglicht. Je nach Nah- oder Ferneinstellung des Auges kann die Linse ihre Dicke und somit auch ihre Brechkraft ändern. Nach dem 60. Lebensjahr geht das allerdings praktisch nicht mehr, da die Linse im Laufe des Lebens dicker und damit starrer geworden ist. Außerdem sind auch die Muskeln, die für die Brechkraftänderung arbeiten, nicht mehr so elastisch.

Wenn die Lichtstrahlen nun durch die Linse gebündelt wurden, fallen sie auf die Netzhaut, die im Vergleich mit der Kamera dem Film entspricht. Die gebündelten Strahlen fallen im Idealfall auf die zentrale Sehgrube. Dort befindet sich der „gelbe Fleck". Er heißt so, weil dort viel gelber Farbstoff gespeichert ist, in der Fachsprache wird diese Stelle auch Makula lutea genannt.

Das Auge stellt sich mit seinen Blickbewegungen immer so ein, dass Dinge, die man scharf sehen will, in die Makula, also in die Stelle des schärfsten Sehens, projiziert werden.

In der Makula besteht die Netzhaut nur aus sehr dicht stehenden speziellen Lichtrezeptoren, den sogenannten Zapfen, die ein hohes Auflösevermögen haben und für Farb- und Scharfsehen verantwortlich sind. Die zentrale Sehgrube besteht nur aus Zapfen, die Netzhaut ist dort am dünnsten. Mit zunehmendem Abstand von diesem Fleck mischen sich zum Rand hin zusehends andere Rezeptoren, die sogenannten Stäbchen, darunter. Sie sind für Hell- und Dunkelsehen, Kontrastsehen und Bewegungswahrnehmung verantwortlich. Ganz am Rand sind nur noch Stäbchen zu finden.

Übrigens:
In der Dunkelheit sieht man hauptsächlich mit den Netzhautanteilen, die abseits der zentralen Sehgrube liegen. Deshalb hat man dann keine Farbwahrnehmung („Nachts sind alle Katzen grau") und sieht unscharf. Die Pupille ist im Dunkeln weit, um mehr Licht hereinzulassen. Das geht mit Unschärfe einher. Die einfallenden Lichtstrahlen treffen außerdem ungebündelt auf die am Rand gelegenen Netzhautanteile, weshalb kein scharfes Bild wie beim Tagsehen entsteht.

Das Augeninnere wird vom Glaskörper ausgefüllt. Er sorgt für die Stabilität des Auges und unterstützt Stoffwechselprozesse im Augeninneren. Bei vielen Menschen, besonders im Alter oder bei Kurzsichtigkeit, befinden sich kleine Glaskörperverdichtungen oder Membranpartikelchen in dieser Masse. Sie tanzen bei jeder Blickbewegung hin und her und werden als fliegende Mücken *(mouches volantes)* wahrgenommen. In der Regel sind sie harmlos. Nur gelegentlich ist ein Netzhautloch, dessen

Deckel dann im Glaskörper herumschwimmt, die Ursache für dieses Phänomen. Auch Entzündungen im Augeninneren können diese Symptome hervorrufen. Neu auftretende „Mücken“ sollte man immer vom Augenarzt abklären lassen, denn der Glaskörper spielt bei vielen Krankheitsprozessen eine wichtige Rolle (z. B. bei Diabetes, Augenentzündungen, Blutungen, Netzhautablösungen usw.). Bei massiven Trübungen, z. B. durch Blutungen oder Entzündungszellen, muss er unter Umständen operativ entfernt werden.

Zurück zur Netzhaut: Wenn die Lichtenergie von den Stäbchen und Zapfen aufgenommen wurde, wird sie in elektrische Mini-Impulse umgewandelt und an die Ganglienzellen der Netzhaut weitergeleitet, deren lange Fortsätze den Sehnerv bilden und bis zum Gehirn reichen. Die Netzhaut erhält ihre Energie, wie andere Organe auch, vom Blut. Vorsichtshalber hat die Netzhaut wegen ihrer eminent wichtigen Bedeutung für den Körper und das Überleben gleich zwei Blutsysteme:

1. Wenige Netzhautarterien und Venen mit einem eigenständigen Regulationsmechanismus, der die Durchblutung auch aufrechterhält, wenn man z. B. ohnmächtig wird oder wenn der Blutdruck abfällt, also in Notsituationen.
2. Die unter der Netzhaut gelegene Aderhaut mit einem riesigen Gefäßreichtum. Dieser Augenteil gehört zu den gefäßreichsten und am besten durchbluteten Geweben des Körpers überhaupt. Er ernährt Netzhaut, Ziliarkörper, Regenbogenhaut und Sehnerv und wird gesteuert von der autonomen Regulation des Körpers.

Noch einmal zurück zu den Vorgängen beim Einfall der Lichtstrahlen, die von einem Gegenstand ausgehen: Bemerkenswert ist, dass die Pupille durch ihre Öffnungsweite bestimmt, wie viel Licht hereingelassen wird. Dies geschieht automatisch über

Schließ- und Öffnungsmuskeln und mit einem eigenen komplizierten Regelsystem. Wenn nun Licht auf die Netzhaut gelangt, so trifft nur ein Teil die Stelle des schärfsten Sehens (Makula). Ein weitaus größerer Teil belichtet die übrige Netzhaut, wobei Pupillenweite, Hornhaut, Linse und der Glaskörper sowie die Länge des Augapfels Einfluss darauf nehmen, wie viel Licht wohin gelangt bzw. auch, wie und wo scharf bzw. unscharf, farbig oder farblos in Grauschattierung gesehen wird.

Am Ende wird das Gesehene im Sehnerv über die Sehnervenkreuzung zum Zwischenhirn und der Sehrinde des Großhirns weitergeleitet. Erst hier entsteht die gesamte visuelle Wahrnehmung.

Gesichtsfeld und Blickfeld

Was nehmen wir alles wahr? Wenn wir z. B. ein Auge schließen und mit dem anderen einen kleinen Gegenstand fixieren, so richtet sich das Auge so ein, dass dieser möglichst scharf und so farbig, wie er ist, abgebildet wird. Gleichzeitig sieht das Auge aber weit mehr und nimmt andere Dinge im Umfeld wahr und zwar entsprechend dem „Gesichtsfeld“, das wir haben. Gesichtsfeldeinschränkungen oder Ausfälle gibt es bei verschiedenen Erkrankungen des Gehirns oder der Augen.

Testen Sie ihr Gesichtsfeld:
Halten Sie ein Auge geschlossen und führen einen Finger vor das geöffnete Auge und bewegen diesen jetzt bei starrem Blick geradeaus, nach außen, oben, unten, rechts oder links, ohne hinterher zu blicken. Der Finger verschwindet irgendwann an der Außengrenze ihres Gesichtsfeldes.

Etwas anderes ist das Blickfeld. Die Größe Ihres Blickfeldes können Sie erfahren, wenn Sie, ohne den Kopf zu bewegen, mit den Augen in alle Richtungen blicken. Das entspricht einem erweiterten beidäugigen Gesichtsfeld. Menschen haben übrigens gegenüber vielen Tierarten, die auch ohne Kopfdrehung nach hinten blicken können, ein relativ eingeschränktes Blickfeld.

Sehen und Wahrnehmen

Aus dem bereits Dargestellten wird deutlich, dass Sehen ein sehr komplizierter Prozess ist. Es ist weit mehr als das, was man als Sehschärfe mit Sehprobentafeln misst, und Sehen ist nicht nur ein physikalischer Akt wie z. B. die Bildentstehung in der Kamera.

Sehen ist geprägt von Vererbung, von frühesten Kindheitserfahrungen, von Verhalten, Charakter, Gefühlen und Erinnerungen. Wir sehen, was um uns herum geschieht und nehmen Bilder in uns auf – wie beim Betrachten eines Filmes. Auf der „Leinwand" draußen geschieht etwas, das wir mit den Augen sehen, Handlungsabläufe, die außerhalb von uns stattfinden. Doch das, was wir sehen, die „Story", beeinflusst uns in unserem Inneren. Die Bilder, die zum Gehirn gelangen, lösen Reaktionen aus und mischen sich mit den Bildern unserer Seele. Hinter der Netzhaut und hinter den körperlichen Prozessen ist immerhin ein Mensch, der von seinem Hirn aus und mit seiner Seele sieht.

Aber es funktioniert auch umgekehrt: Unser Gehirn wählt unbewusst das aus, was wir sehen wollen und verdrängt das, was wir nicht sehen wollen ins Unterbewusstsein. So erschafft sich jeder seine ganz eigene Wirklichkeit, die mit der Realität mitunter nichts oder nur wenig zu tun hat.

Sehen ist also das Resultat eines hochdifferenzierten Wechselspiels zwischen Auge und Gehirn. Es hängt ab von den anatomischen Gegebenheiten und den Wechselwirkungen der beiden Organsysteme, aber auch sehr stark von den individuellen seelischen Mustern des einzelnen Menschen. So lässt ein Netzhautbild im Auge verschiedene mögliche Interpretationen seitens des Gehirns zu. Immer sind es aber Konstrukte unseres Gehirns, und so schaffen wir mit allen unseren Sinnesorganen unsere eigene Welt: Das, was wir sehen und vor allem, wie wir es sehen, beeinflusst unser Bild von Wirklichkeit und Welt. Deshalb ist die Welt für einen Farbenblinden relativ farblos (obwohl er es selbst nicht so wahrnimmt) und für einen Blinden eine unvorstellbare andere Dimension.

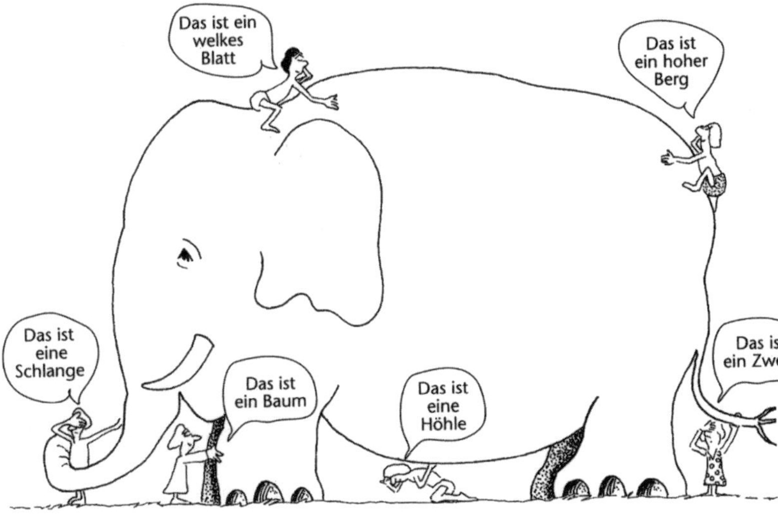

Abbildung 4: Wir nehmen immer nur Teilaspekte der Wirklichkeit wahr und interpretieren sie entsprechend

Was bedeutet Nichtsehen (Blindheit)?

Man geht davon aus, dass Menschen, denen im Mutterleib und im Babyalter viel Musik vorgespielt wurde, durch die Ausreifung und Vermehrung bestimmter Hirnbahnen musikalischer und intelligenter werden. Ebenso kann sich die volle Funktion des Gehirns mit ihren vielen Vernetzungen durch Sehen nur entwickeln, wenn von Geburt an beide Augen gut funktionieren. Ein Kind mit angeborenem Grauen Star wird heutzutage bereits in den ersten Lebenswochen operiert, damit von den Augen sobald wie möglich gute Bilder zum Gehirn gesendet werden. Bei geburtsblinden Kindern können sich bestimmte Gehirnstrukturen der Sehrinde nicht entwickeln. Wenn ihnen dank moderner Operationsmethoden später zum Sehen verholfen wird, sind sowohl die Patienten selbst als auch ihre Umgebung immer wieder überrascht. Denn die Welt, die diese Menschen plötzlich wahrnehmen, hat eine ganz andere Wirklichkeit als die eines Normalsehenden. Oft finden sich diese in die sichtbare Welt hineingestoßenen Menschen in der für sie ungewohnten Umgebung nicht zurecht. Ihr Gehirn war auf Tasten und Hören ausgelegt und geschult und hat (besonders wenn eine gute Blindenfrühförderung stattfand) hier besondere Fähigkeiten entwickelt.

Sehen und schauen können Blinde nicht, aber sie können Gegenstände, die sie betasten können, wahrnehmen. Wenn sie z. B. einen Gegenstand mit der Hand ertasten, setzt er sich im Gehirn stückweise zusammen. Nach häufigem Wiederholen und Üben reicht eine Berührung, um ein komplexes Bild des ganzen Gegenstandes entstehen zu lassen. Bei großen Gegenständen oder Landschaften ist dies natürlich nicht mehr machbar. Dennoch entwickeln Blinde eine geistige Fähigkeit des Vergrößerns und Ergänzens. So ertasten sie einen Baumstamm und einzelne Blätter und ergänzen in ihrem Gehirn das Bild zu einem kompletten

Baum. Andere Sinne als der Sehsinn sind deshalb bei Blinden unvergleichlich besser ausgebildet.

Der Tastsinn in Verbindung mit dem Druck- und dem Temperatursinn versetzt sie in die Lage, die Formen der sie umgebenden Gegenstände bis auf einen Meter Entfernung zu „erkennen". Gleichzeitig ermöglichen diese Sinne auch die Wahrnehmung der verschiedenen Stoffe, aus denen die Gegenstände bestehen, und die Unterscheidung von Qualitäten. Wissenschaftler fanden heraus, dass bei Blinden, die z.B. die Tastschrift Braille mit den Fingern „lesen", Aktivitäten in der Sehrinde messbar sind. Das heißt, dass Hirnbereiche, die für Tasten da sind, sich auf die sonst ungenutzte Sehrinde ausgeweitet haben.

Interessant ist auch, dass Blinde sich – unter Umständen besser als Sehende – ideale, d.h. mathematische Raumstrukturen vorstellen können. Sie sind von vornherein gezwungen, sich diese nur vorzustellen. So werden sich Blinde den Mond niemals als Scheibe vorstellen können, da sie ihn nie als solche sehen. Da ihnen die Außenwelt mit ihren Seheindrücken verschlossen ist, sind sie zu höherer Abstraktion fähig und haben ein viel intensiveres Geistesleben.

Sehen und Wahrnehmen sind subjektiv und selektiv

Sehen und Wahrnehmen sind immer subjektiv und selektiv. Eine im *New Scientist* (168/2000) veröffentlichte Studie stellt dies sehr eindrucksvoll anhand eines Experimentes dar: Ein junger Mann fragt eine Frau nach dem Weg. Sie erklärt bereits eine Minute lang, als plötzlich Arbeiter eine Holztür zwischen den beiden durch tragen. Danach steht ein anderer Mann an derselben Stelle (sie wurden ausgetauscht), der aber völlig anders aussieht.

Die Hälfte der Versuchspersonen bemerkt nicht einmal, dass der Gesprächspartner gewechselt hat und setzt unbeirrt die Wegbeschreibung fort. Aus der unendlichen Fülle von Seheindrücken sucht sich das Gehirn die Details aus, die für den Augenblick wichtig sind, den Rest „erfindet" es. Die Wirklichkeit, die wir für eine Wirklichkeit halten, gibt es in diesem Sinne nicht.

Was wir wahrnehmen, hängt von unseren Sinnen ab, aber auch wesentlich von der Einstellung, mit der wir schauen. Das zeigt auch ein anderes Experiment: Versuchspersonen wurde ein altes Hochzeitsgemälde gezeigt. Die Bewegungen, mit denen ihre Augen das Bild abtasteten, wurden mit Infrarotkameras registriert. Unter der Fragestellung, ob die Ehe wohl gut gehen würde, blieben die Blicke an ganz anderen Punkten im Bild hängen als bei freier Betrachtung. Das Gehirn blendet offensichtlich Dinge, die es im Augenblick für unwichtig hält, aus. Das heißt, Dinge werden vom Auge gesehen, aber nicht wahrgenommen.

Harvard-Forscher setzten Versuchspersonen vor ein Basketball-Video und forderten sie auf, die Pässe einer Mannschaft zu zählen. Nach 45 Sekunden ging ein als Gorilla verkleideter Mann durch das Spielfeld. Erstaunlicherweise behaupteten hinterher 40% der Zuschauer völlig überzeugt, dass dort kein Gorilla durch das Spielfeld gegangen sei. Als man ihnen den Film noch einmal vorspielte und sie nicht mehr zählen mussten, konnten sie den Gorilla wahrnehmen, behaupteten aber, einen völlig anderen Film zu sehen. Da trifft doch folgende Bewertung des Sehens zu: Man nehme lückenhafte Seheindrücke, mische sie mit Überzeugung, füge ein paar gespeicherte Erinnerungen hinzu und komponiere daraus ein überzeugendes Ganzes. Wer mag da noch einem Augenzeugen trauen? Ob das bei Gerichten hinreichend bekannt ist und respektiert wird?

Auch beim Betrachten von Vexierbildern (Abbildung 5) wird deutlich, dass wir die dort gezeigten zwei Möglichkeiten nie gleichzeitig, sondern nur zeitlich hintereinander sehen können, was die Einseitigkeit unserer Sehweise unterstreicht.

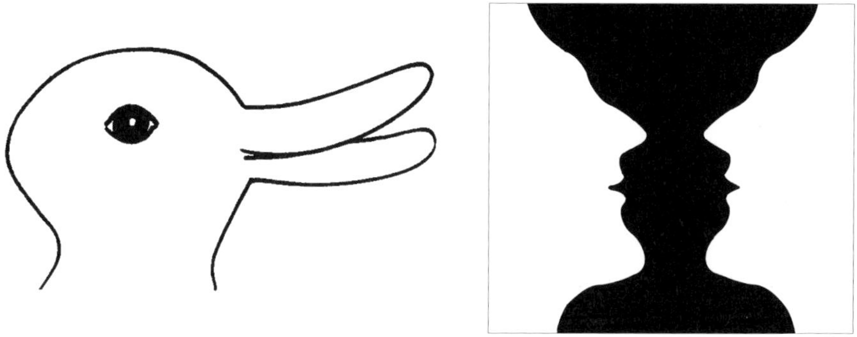

Abbildung 5: Vexierbilder sind optische Täuschungen. Man sieht links entweder eine Ente oder einen Hasen, rechts entweder zwei Männerköpfe oder ein Gefäß

Man sieht entweder den Hasen oder die Ente (im linken Bild), entweder zwei Männerprofile oder ein Gefäß (im rechten Bild). Auch gibt es Menschen, die nur ein Bild darin entdecken, je nach ihrer Vorliebe für eine der zwei Versionen. Dies ist ein Beleg für den seelischen Anteil am Sehakt, denn für die jeweils zweite Version des Vexierbildes ist der Mensch dann sozusagen „blind". Die Lehre, die wir aus optischen Täuschungen ziehen können, ist, dass wir die zwei Möglichkeiten nie gleichzeitig wahrnehmen können und viele Dinge nicht direkt erleben, sondern als Deutung des Gehirns sehen. Wir sehen zum Beispiel die Striche eines gezeichneten Würfels nicht ein- oder zweidimensional, wie unsere Augen das auf dem Papier eigentlich sehen, sondern wir interpretieren ihn dreidimensional räumlich.

Sehen und Bewusstsein

Bevor die Sinneseindrücke unser Bewusstsein erreichen, hat schon ein Aussortieren von Informationen und somit eine Deutung stattgefunden. Bewusstwerdung braucht Zeit und hinkt dem eigentlichen Erleben hinterher. Wir erleben die Welt mit Verspätung und bemerken es nicht einmal. Bestätigt werden diese Erkenntnisse durch EEG-Untersuchungen des amerikanischen Neurophysiologen Benjamin Libet. Er ging der Frage nach, wie viel Zeit zwischen der bewussten Entscheidung des Gehirns und der eigentlichen Handlung vergeht. Will man z.B. aktiv die Hand heben, so zeigen sich im EEG entsprechende Veränderungen etwa eine halbe Sekunde, bevor die Handlung beginnt, ja sogar vor dem Entschluss, die Hand zu heben. Erst später wird uns die Handlung dann bewusst. Selbst wenn wir denken, dass wir uns bewusst zu etwas entschließen, ist das Gehirn bereits vorher aktiv.

Nicht das Bewusstsein, sondern unbewusste Prozesse stehen am Anfang jeder Handlung, wie auch der dänische Wissenschaftsjournalist und Philosoph Tor Noerretranders eindrucksvoll beschreibt. Das Bewusstsein scheint aber unter den Möglichkeiten, die das Unterbewusstsein anbietet, auszuwählen. Was wir sehen, hat direkt mit unserem Standpunkt zu tun, und zwar einerseits mit dem Beobachtungsstandpunkt, den wir – etwa bei einem Experiment – einnehmen, und andererseits mit der inneren Einstellung zum Ausgang dieses Experimentes.

Spätererblindete und unsere nächtlichen Träume lehren uns, dass man zum Vorstellen und Erfahren einer Bilderwelt keine Augen braucht, weil diese inneren Bilder ausschließlich und in ihrer ganzen Fülle und Farbenpracht und Schärfe im Gehirn selbst entstehen. Es scheint Bewusstseinsebenen zu geben, die wir mit logischem Verstand nicht erklären können. In extremen

Situationen ist es möglich, dass auch Geburtsblinde „sehen" können. Berichte von Nahtoderlebnissen blinder Menschen zeugen davon. Sie „sahen" ihr Leben wie einen Film vorbeiziehen, und zwar scharf und deutlich und in einer Farbenpracht und Schönheit, wie es auch Normalsehende berichten, die solche Situationen durchlebten. Berichte von Menschen, die auf dem OP-Tisch klinisch tot waren, geben ebenfalls ein Zeugnis davon, dass es möglich ist, ohne Augen nur mit dem Bewusstsein Dinge zu sehen. Es gibt zahlreiche Berichte davon, dass solche Menschen z.B. genau beschreiben konnten, was auf den Schränken im OP-Saal lag, ohne dass ihre Augen diese Gegenstände je hätten sehen können. Hier handelt es sich offensichtlich um einen uns unerklärlichen Sehakt des Bewusstseins, der nicht abhängig ist von der Funktionalität anatomischer Strukturen.

Das Wichtigste in Kürze:
Sehen ist nicht nur ein rein physikalischer Akt. Das, was wir wahrnehmen, unterliegt bestimmten Auswahlkriterien und Interpretationen des Gehirns. Unsere Wahrnehmung ist wesentlich geprägt von unserer Persönlichkeit und unseren jeweiligen Zielen, Wünschen, Einstellungen und Vorstellungen. Sehen und Wahrnehmen ermöglichen auch innere Bilder, wie sie in Träumen oder bei Visualisierungen vorkommen. Das, was wir sehen, schafft eine uns ganz eigene visuelle Welt, die etwas durchaus Subjektives ist. Da Blinde nicht sehen können und andere Wahrnehmungsmodalitäten haben, ist ihre Wirklichkeit eine ganz andere.

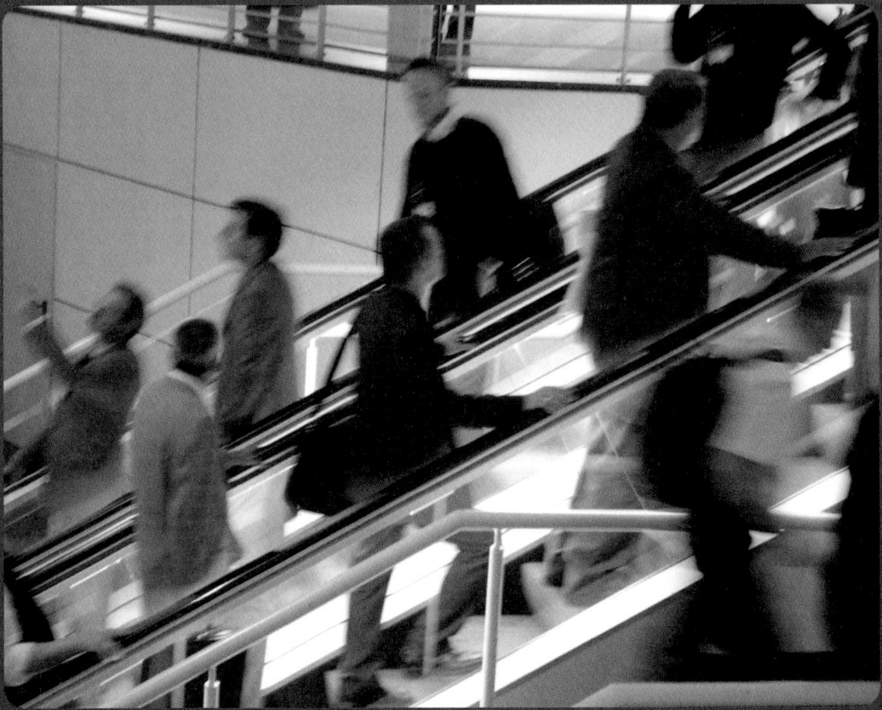

TEIL II: AUGENERKRANKUNGEN UND IHRE BEDEUTUNG

KAPITEL 1:

STRESS UND KRANKHEIT

Worum es in diesem Kapitel geht:

- Entstehung und Bedeutung von Stress
- Guter und schlechter Stress
- Kontrollierbarer und unkontrollierbarer Stress
- Wechselwirkung von Stress und Körperreaktionen
- Die emotionale Bedeutung von Stress
- Stress und Depression als gesellschaftliches Problem

Entstehung und Bedeutung von Stress

Das vorliegende Buch legt besonderen Wert auf die möglichen seelischen Hintergründe von Augenkrankheiten. In diesem Zusammenhang geht es vor allem um einen bekannten und leider immer noch unterschätzten Faktor in der Krankheitsentstehung: Stress.

Das Phänomen Stress ist äußerst vielschichtig, und bis heute gibt es kein allgemein gültiges Erklärungsmodell. Forscher und Denker vieler Fachdisziplinen versuchen, von ihrer speziellen Warte aus, „Stress" zu erklären. So definieren und interpretieren Mediziner, Psychiater, Psychologen, aber auch Philosophen, Philologen oder Soziologen Stress unterschiedlich je nach ihren eigenen fachlichen Schwerpunkten. Mediziner, vor allem Genetiker, sagen z. B., dass die Art der Reaktion auf Stress in den Genen fixiert ist, während Psychologen in Stress ein seelisches

Phänomen sehen, das krank macht. So setzt jede Disziplin ihre eigenen Akzente. Für das hier vorliegende Kapitel will ich mich auf ein paar „griffige" Modelle beschränken, die das Phänomen Stress für die Entstehung und Behandlung von Augenkrankheiten beleuchten.

Zunächst kennen alle Lebewesen Stress als Reaktion auf Angst – Stressreaktionen sind ein biologischer Versuch, entsprechend zu antworten. Menschen reagieren dabei ähnlich wie Versuchstiere im Labor, an denen man Stressforschung betreibt. Einer der ersten Forscher, der die Bedeutung von Stress als Motor für Evolution erkannte, war Charles Darwin (1809–1882). Seiner Auffassung nach hatten bei der Entwicklung der Arten nur diejenigen Individuen Überlebenschancen und Fortpflanzungsmöglichkeiten, die mit der ständigen Herausforderung und Bedrohung ihres Lebens am besten fertig wurden. Diese Fähigkeit schien dann auch im Erbgut weitergegeben worden zu sein.

Guter und schlechter Stress

Der amerikanische Arzt und Forscher Walter Bradford Cannon fand heraus, dass der Körper immer daran arbeitet, ein inneres Gleichgewicht seiner Funktionen anzustreben. Er nannte dies „Homöostase", und störende Einflüsse auf dieses System nannte er „Stress". Er beobachtete vor allem die körperlichen Antworten auf Stress, die als Kampf oder Fluchtreaktion mit Veränderung der Körperchemie einhergehen. Cannon ging so weit, Stress als normale (unspezifische) Reaktion des Körpers auf jegliche Beanspruchung zu definieren. Er stellte auch die Bedeutung des vegetativen (autonomen) Nervensystems* bei Stressreaktionen fest. Das bedeutet, dass bei Stress der Körper quasi automatisch mit einer Erhöhung von Herzschlag und Blutdruck reagiert, dass man schwitzt etc. Der aus Ungarn stammende Wissenschaftler Hans Seyle erkannte, dass körpereigenes Kortison als „Stresshormon“ wirkt. Das bedeutet, dass ein hoher Kortisonspiegel im Blut meist mit Stress im Zusammenhang steht. Später bereicherte er die Stressforschung durch die Unterscheidung von nichtschädigendem Stress (Eustress) und krankmachenden Belastungen (Distress). Körperliche und seelische Dauerbelastungen, die nicht in irgendeiner Weise verarbeitet werden können, entsprechen Distress und führen irgendwann zu Krankheit. Belastungen, die durch positive innere Einstellung und Motivation sowie durch Freude an der Bewältigung die Leistungsbereitschaft steigern, entsprechen Eustress. In Extremsituationen kann Eustress sogar die Ausschüttung von „Glückshormonen“ im Gehirn hervorrufen.

i

*Vegetatives (autonomes) Nervensystem: Die Regelung lebenswichtiger Funktionen wie z.B. Atmung, Kreislauf oder Stoffwechsel werden vom vegetativen Nervensystem gesteuert. Diese Regelung läuft weitgehend unbewusst und quasi selbständig, also sozusagen „autonom“ ab.

Erst in den 70er und 80er Jahren des 20. Jahrhunderts erkannte man auch die Bedeutung der Psyche des Menschen als wichtigen Faktor für die Stressbewältigung. Jeder Mensch hat unterschiedliche Bewältigungsmöglichkeiten, und die Reaktionen auf Stress können nicht nur bei verschiedenen Menschen unterschiedlich sein, sondern sogar im einzelnen Individuum bei verschiedenen Auslösesituationen verschiedene Reaktionen hervorrufen. Ja, selbst zu erwartender Stress kann körperliche Reaktionen bewirken, und negative Einstellungen können starke Antworten im Körper hervorrufen.

Kontrollierbarer und unkontrollierbarer Stress

Der Neurobiologe Gerald Hüther, der als Hirnforscher die Stressreaktionen im Gehirn analysiert, prägte vor einigen Jahren den Begriff des „zentralen Anpassungssyndroms" und legte dar, welche Veränderungen im Gehirn ausgelöst werden, wenn Angst zu zentralen Stressreaktionen führt. Er fand, dass das Gehirn nicht nur über Änderungen biochemischer Reaktionen antwortet, sondern dass auch alte Vernetzungen gelöst und neue gebahnt werden können. Diese außergewöhnlichen Anpassungsmöglichkeiten an Stress hat das Gehirn zu unserem Nutzen eingerichtet. Ohne sie könnten wir nicht leben. Der erste Sprung vom Dreimeterbrett in das scheinbar unendlich weit unten liegende Wasser ist z. B. ohne Stress und Bewältigung der Angst nicht durchführbar. Beim 20sten, 30sten Sprung ist im Gehirn eine neue Bahnung eingetreten: Es wird keine Stressreaktion mehr ausgelöst, die Angst ist der Lust und Freude gewichen. Erst bei einer neuen Herausforderung, z. B. auf dem Fünfmeterbrett, tritt sie berechtigterweise wieder in den Vordergrund.

Nach Erkenntnissen von Hüther ruft kontrollierbarer Stress sinnvolle Bahnungen im Gehirn hervor. Man muss ihn unterscheiden vom unkontrollierbaren, andauernden Stress (Dauerbelastung am Arbeitsplatz, andauernde seelische Konflikte etc.), der krankmachende Reaktionen zur Folge hat. Häufigster Auslöser für Krankheit ist nach Hüthers Meinung psychosozialer Stress – also Konflikte in der Familie, im Beruf oder im sozialen Umfeld –, der vom kontrollierbaren zum unkontrollierbaren Stadium wechselt. Der Verlust eines Partners, Elternteils oder Kindes, aber auch des Arbeitsplatzes oder von Geld sind besonders starke Stressfaktoren, die durch Veränderungen des Hormon- und Immunsystems Krankheiten „triggern" können. Auch Versagenserlebnisse oder Wünsche, die nicht erfüllt werden, zählen zu den stärkeren psychosozialen Stressfaktoren. So wird in einer Ausgabe der medizinischen Fachzeitschrift *Lancet* (361/2003) von einer Untersuchung berichtet, die aufzeigt, dass nach dem Tod eines Kindes die Eltern deutlich häufiger an Selbstmord, Verkehrsunfällen oder anderen unnatürlichen Todesursachen verstarben. Mütter verstarben sogar noch neun Jahre nach dem Verlustereignis an Herzversagen, Krebs oder anderen Folgekrankheiten.

Wissenschaftliche Studien zeigen, dass Männer und Frauen auf Stress unterschiedlich antworten. Männer neigen vor allem dazu, ihren nicht zu verarbeitenden Stress durch Verdrängen bewältigen zu wollen. Sie reagieren erst später und dann intensiver auf langanhaltende Stresssituationen. Frauen hingegen reagieren spontaner und intensiver auf Kurzzeitstress, bewältigen aber Langzeitstress besser.

Inwieweit schon vorgeburtliche Erlebnisse, wie z.B. Angstzustände oder Depressionen der Mutter, die Entwicklung von Verschaltungen prägen, zeigt eine Studie aus dem Jahr 2008: Die Kinder von Müttern, die während der ersten Schwangerschaftsmonate den Tod eines nahen Angehörigen erlebten, hatten ein um zwei Drittel erhöhtes Schizophrenie-Risiko (vgl. P. Spork, *Der zweite Code*). Auch die Bedeutung sozialer Faktoren auf die Hirnentwicklung ist zwar bekannt, aber noch weitgehend unerforscht. Mit der Geburt tritt jedenfalls manifeste Angst in das Leben eines Menschen, die Geborgenheit im Mutterleib ist unwiderruflich vorbei und wird unbewusst ein Leben lang wieder herbeigesehnt. Von jetzt an treten Herausforderungen an das Kind heran, die als Angst wahrgenommen werden und bewältigt werden müssen. Das Gehirn entwickelt dabei ganz individuelle Verschaltungen und Bahnungen, die späteres Denken, Fühlen und Handeln bestimmen. Manche Programme sitzen so tief, dass sie, wenn sie als schädlich erkannt werden, kaum noch lösbar oder modifizierbar sind. So manche Psychoanalyse und Psychotherapie scheitert daran.

Andererseits erkennt man immer wieder, dass Menschen in auswegloser und verzweifelter Lebenssituation durch das Zusammenbrechen alter Programme eine Neuorientierung erfahren und sozusagen ein neues Leben gewinnen (z.B. alkoholkranke oder krebskranke Menschen). Das Gehirn ist also ein sehr anpassungsfähiges und zeitlebens veränderbares Gebilde, wenn man es zulässt, Schicksalsschläge und Krankheiten als Wandlungsaufforderungen zu begreifen und zu nutzen.

Wechselwirkung von Stress und Körperreaktionen

Ein Beispiel für den Einfluss mentaler Einstellungen auf Körperreaktionen, in diesem Fall auf die Blutwerte, ergab eine Studie, die zeigte, dass bei Patienten mit koronarer Herzkrankheit (KHK), also z.B. Verengung der Herzkranzgefäße oder Herzinfarkte, das Merkmal Feindseligkeit mit einer erhöhten Aktivierung der Klebrigkeit der Blutplättchen (Thrombozytenaggregation) einhergeht. Daraus ergibt sich eine erhöhte Thrombose- und Infarktgefahr. Die Stressforschung hat außerdem herausgefunden, dass es Menschen mit leichter Erregbarkeit gibt. Sie weisen vor allem nachts eine höhere Konzentration von Adrenalin im Blut auf und reagieren im Stress mit einem höheren Anstieg der Stresshormone. Diese Erregbarkeit, auch Stressaffinität genannt, hat etwas mit unterdrückter Feindseligkeit bzw. einer Aggressionsneigung zu tun sowie mit dem Bedürfnis, die Umgebung zu kontrollieren. Man unterscheidet gerade bei KHK-Patienten solche mit „Typ A-Verhalten“ (hohe Stressreagibilität) von Patienten mit „Typ B-Verhalten“ (geringere Stressreagibilität). Beim Cold-Pressure-Test* zeigen Typ-A-Menschen starke Veränderungen der Augendurchblutung und von Herz-Kreislaufparametern.

Bei Frauen mit starkem Kontrollbedürfnis findet sich ein Zusammenhang zwischen Kontrolle und Schwere einer Arteriosklerose bzw. Häufigkeit eines Schlaganfalles. Dies ist ein Hinweis darauf, wie sehr eine innere Disposition (hier Kontrollbedürfnis) die körperlichen Veränderungen beeinflusst. Im Augenbereich dürften Gefäßverschlüsse einen ähnlichen Zusammenhang aufweisen.

i

***Cold-Pressure-Test:** Kälte-Druck-Test zur Überprüfung der Kreislauf- und Durchblutungsregulation. Dabei taucht der Patient eine Hand für zehn Minuten in kaltes Wasser. Vor, während und nach dem Eintauchen wird die Augendurchblutung gemessen. An der Reaktion der Gefäße des Patienten kann man Rückschlüsse auf bestimmte Störungen ziehen. Die Augendurchblutung reduziert sich z. B. besonders stark bei Patienten mit vasospastischem Syndrom. Das ist enorm wichtig für Patienten mit Grünem Star!

In der Psychologie nennt man negative Einstellungen oder Erwartungen, die zu Funktionsstörungen oder Krankheit führen, „Nocebos". Bekannt ist, dass geistige Nocebos den Körper erheblich beeinflussen. Eine große Studie zu Herz-Kreislauferkrankungen aus den USA zeigt z. B., dass besonders Frauen, die meinten, sie könnten einen Herzinfarkt erleiden, tatsächlich und zwar unabhängig von geläufigen Risikofaktoren, auch eher einen Herzinfarkt bekamen. Der Glaube unterstützte hier das Krankheitsgeschehen, das zum Infarkt führte. Frauen, die diese Nocebo-Einstellung nicht hatten, erlitten seltener Infarkte, selbst wenn sie entsprechende Risiken hatten.

Wie stark auch banal erscheinende Nocebos wirken können, zeigt eine englische Studie zur Unfallhäufigkeit für Freitag, den 13. Tatsächlich suchen an einem solchen Tag mehr Menschen Unfallambulanzen auf.

Die neuere medizinische Forschung stellt dar, wie und wo Stress im Gehirn verarbeitet wird und wie die Informationen über Botenstoffe und das vegetative Nervensystem an alle Körperzellen weitergeleitet werden. Stress hat Auswirkungen auf alle Körperteile und wird sogar im Gedächtnis der Zellen gespeichert. Man kann sich also vorstellen, dass prinzipiell jede Krankheit als Reaktion auf nicht verarbeiteten Stress entstehen kann.

Epigenetik

Ein neuer Forschungszweig, die Epigenetik, stellt dar, wie, warum und wodurch unsere Gene beeinflusst werden, und zeigt auf, wie Stress oder Umweltbedingungen auf die Gene unserer Zellen einwirken.

„Der genetische Code sagt einem Körper, welche Biomoleküle er überhaupt bauen kann; der zweite, epigenetische Code sagt ihm, wann und wo er welches von den prinzipiell möglichen Biomolekülen tatsächlich bauen soll.“, schreibt Peter Spork in *Der zweite Code*.

Diese epigenetischen Marker werden durch Erlebnisse, aber auch durch Gedanken und Gefühle an- oder ausgeknipst, lassen sich durch unser Bewusstsein steuern und werden sogar an die nächsten Generationen weitervererbt (D. Church, *Die neue Medizin des Bewusstseins*). So kann z.B. eine seelische Dauerbelastung (Krieg, Verlusterlebnisse) nicht nur die Betroffenen stark beeinflussen, sondern auch die nächste Generation. Umgekehrt weiß man nun auch, dass positive Gedanken und Gefühle – und diese kann man ja beeinflussen – über die epigenetischen Schalter Grundlage des Heilungsprozesses sind.

Emotionale Bedeutung von Stress

Das Leben bringt jedem Menschen mal weniger, mal mehr, mal länger und mal kürzer Stress. Ob er krankmachend wirkt, hängt einzig davon ab, welche emotionale Bedeutung er hat und wie der Mensch, vor allem seelisch, damit umgehen kann. In einer Studie der Medizinischen Universität in Utrecht aus dem Jahr 2000 wird dargestellt, wie stark emotionaler Stress auf die Sterblichkeit der Niederländer wirkt. So stellten diese fest, dass am Tag nach der Niederlage, die das Ausscheiden der Holländer bei der Fußball-Europameisterschaft bedeutete, ca. 50 % mehr Männer starben als in normalen Vergleichszeiten. Stress hat also immer etwas mit der gefühlsmäßigen Verarbeitung einer Situation zu tun, und diese ist immer völlig individuell. Ein Ereignis kann für den einen eine interessante Herausforderung sein, für den anderen Stress.

Gefühlsreaktionen werden aber nicht nur von einer äußeren Situation oder von anderen Menschen geschaffen. Sie entstehen im Individuum selbst abhängig von seinen eigenen Entscheidungen. Nicht ein Anderer ist schuld, das wäre „Projektion" (so bezeichnen das die Psychologen), sondern man ist in jedem Augenblick selbst verantwortlich für die eigene Reaktion. Das Entscheidende ist also das eigene Bewusstsein. Der Kommunikationswissenschaftler Paul Watzlawick schreibt in seinem Buch *Die erfundene Wirklichkeit*: „Wer seelisch leidet, leidet nicht an der Wirklichkeit, sondern an seinem Bild von Wirklichkeit." Wenn man in der Lage ist, sich diese Erkenntnis zu eigen zu machen und sich klar macht, dass bestimmte Situationen oder Menschen nicht die Ursache für den eigenen Stress oder die eigene Krankheit sind, sondern allenfalls Auslöser, wird einem die Verantwortung für die eigene Stressreaktion bewusst.

Paul Watzlawick: *Die erfundene Wirklichkeit.* München: Piper 2002

Viele Belastungsfaktoren, die als Stress im Leben auftauchen, sind jedoch nicht einfach wegsanierbar. Was man lediglich ändern kann, ist die eigene psychische Einstellung, d.h. die Bewusstseinsebene, die dann auch ihrerseits einen Einfluss auf die epigenetischen Schalter und das Unterbewusstsein hat. Helfen können dabei z.B. Autogenes Training oder Hypnose. Das Bewusstsein ist das ausschlaggebende Element, das über Gesundheit und Krankheit entscheidet. Der Körper als Ganzes ist ein Spiegelbild der Psyche, und was den Körper beeinflusst, ist zuvor in der Psyche entstanden.

Stress und Depression als gesellschaftliches Problem

Stress ist nicht nur ein individuelles Problem, er hat auch eine besondere Bedeutung für die Gesellschaft. Stress macht nicht nur den einzelnen Menschen krank, sondern auch ganze Unternehmen und die Gesellschaft, besonders ihr Wirtschafts- und Gesundheitssystem. Einige Fakten sollen dies beleuchten:

- Durch Krankheiten verursachte Fehlzeiten führten in der deutschen Wirtschaft im Jahr 2008 zu Produktionsausfallkosten in Höhe von etwa 43 Milliarden Euro (Bundesanstalt für Arbeitsschutz und Arbeitsmedizin 2011).
- Bevor es zu Fehlzeiten kommt, führen Befindlichkeitsstörungen zu reduziertem Leistungsvermögen.

- Alkohol- und Medikamentensucht führen zu Leistungsminderung und Schäden von ca. 50 Milliarden Euro pro Jahr. Nicht berechnet sind stressinduzierte Krankheiten durch Alkohol oder verbotene Drogen, Essstörungen, Depressionen und Angst.
- Angst befällt viele Menschen am Arbeitsplatz und beeinträchtigt ihre Kreativität und Leistungsfähigkeit.
- Das soziale Verhalten wird von nicht bewältigten psychischen Belastungen ungünstig beeinflusst und fördert aggressives Verhalten, wie z. B. Mobbing.

Stressforscher stellten fest, dass sich der Stresspegel in unserer Gesellschaft seit 1960 um mehr als 40 % erhöht hat. Man könnte sagen, dass unsere Gesellschaft zu einer Stressgesellschaft geworden ist. Als Stressfaktor gilt besonders „Lebensunsicherheit", z. B. Arbeitsplätze, die zunehmende Flexibilität und Ortswechsel erfordern und damit Unsicherheit und Neubeginn mit sich bringen. Berufliche Karrieren sind schwieriger geworden, sie verlangen volle inhaltliche, soziale und geographische Flexibilität. Auch die veränderten Arbeitsstrukturen führen zu Stress. 85 % aller Führungspersonen leiden demnach unter stressbedingten Symptomen. Als weiterer Stressfaktor gilt die Informationsflut: Derzeit verdoppelt sich unser Wissen im Fünfjahresrhythmus, die Flut der Informationen überwältigt uns und kann nicht mehr verarbeitet werden. Nicht mehr zu wissen, wie man auswählt, was wirklich wichtig ist, führt zu zunehmenden Gefühlen von Inkompetenz und zu Versagensängsten. Die internationale Arbeitsorganisation in Genf (ILO) dokumentiert, dass der Stress massiver technologischer Umstrukturierungen und zunehmende berufliche Belastung bei Arbeitnehmern zu Depressionen und frühzeitiger Arbeitsunfähigkeit führen. Danach leidet schon jeder zehnte Berufstätige an depressiven Störungen, Angstzuständen und Überarbeitung.

> In vielen Ländern ist absehbar, dass durch Stress verursachte psychische Störungen in den nächsten Jahren die meisten Frühpensionierungen verursachen werden. In Deutschland sind bereits 7 % aller Frühberentungen Folgen von Stress.

Stress und Angst führen zu Depressionen. In Deutschland leiden derzeit über vier Millionen Menschen manifest an einer depressiven Krankheit. Im Jahr 2010 gab es in Deutschland 9000–10000 Selbstmorde, zumeist im Zusammenhang mit Depressionen, also viel mehr Tote als bei Verkehrsunfällen! Wenngleich mehr Frauen von Depressionen betroffen sind, nehmen sich mehr Männer das Leben, besonders in den neuen Bundesländern. Befragungen haben auch ergeben, dass Ängste in den letzten Jahren erheblich zugenommen haben.

Hinzu kommt eine zunehmende Vereinsamung. Die modernen Informationstechnologien ersetzen die zwischenmenschlich erfahrbare Wirklichkeit der Menschen zunehmend durch eine virtuelle digitalisierte Welt, in der Kommunikation mit anderen Menschen nur noch zeichen- und gerätevermittelt ist, z.B. über Twitter, Facebook etc. Ein leibliches Miteinander wahrer Begegnung findet kaum mehr statt. Schon Kinder verarmen auf diese Weise, es wird ihnen die Chance genommen, echte Kommunikationsfähigkeit und zwischenmenschliche Beziehungen zu erlernen und zu erfahren.

So ist nicht nur der einzelne Mensch stressgeplagt und mehr oder weniger auffällig, sondern unsere ganze Gesellschaft ist krank. Will man aber die Gesellschaft kurieren, so muss der einzelne Mensch zunächst bei sich selbst anfangen. Dazu gehört Selbstreflexion und der Wille zur Änderung. Es gilt, die Mechanismen, die Angst und Stress auslösen, zu erkennen, also folgende Fragen zu stellen:

- Was macht mir Stress?
- Wovor habe ich Angst?
- Was setzt mich unter Druck?
- Warum setze ich mich unter Druck?
- Kann ich den Stress abschaffen oder Bewältigungsstrategien erlernen, damit er mich nicht krank macht?

So gelingt es z. B. mit Entspannungs- und Visualisierungsmethoden, Stress abzubauen und das Immunsystem zu stärken. Aber auch eine Psychotherapie (es gibt viele verschiedene Methoden), Sport oder Musik können helfen. Zur schulmedizinischen Therapie müssen psychologische und andere ganzheitliche Therapiemöglichkeiten hinzugenommen werden, damit Heilung möglich wird. Das aber erfordert eine besondere Philosophie dem Leben und dem Menschen als Leib-Seele-Einheit gegenüber.

Man darf natürlich nicht einseitig werden und Stress mit Krankheit gleichsetzen, das wäre eine allzu große Vereinfachung. Die Natur hat uns Möglichkeiten gegeben, auf Stress in sinnvoller Weise zu reagieren und neue Reaktionsweisen zu entwickeln, die dem Körper und damit seinem Fortbestand dienlich sind. Die Natur sucht von sich aus immer eine sinnvolle Strategie des Überlebens. Sie versucht durch Anpassungsstrategien, den Stress als fördernden Faktor umzusetzen. Der Mensch hat einen großen Einfluss auf die sinnvollen Strategien der Natur und kann sie entweder unterstützen und heilsam werden lassen oder boykottieren mit dem unbewussten Wunsch nach Krankheit als Lösungskonzept.

Es gilt zu erkennen, dass Stress ein komplexes Wechselspiel zwischen der Persönlichkeit des Einzelnen, seiner Biografie, seiner Umwelt etc. ist, was wiederum die Intensität und Art der daraus resultierenden Krankheit beeinflusst. Die Ursache von

Krankheit ist in der Regel ein multifaktorieller, also von vielen Faktoren bestimmter Prozess, dem eine Störung im Gefüge von Körper, Seele und Geist zugrunde liegt.

Die medizinische und in unserem Bereich augenheilkundliche Forschung muss dem Einfluss der Psyche auf Ursachen und Krankheitsverlauf vermehrt Aufmerksamkeit schenken. Zur ärztlichen Therapie gehören also nicht nur neue technologische Errungenschaften oder Chemotherapie, Chirurgie, Pharmakologie und Gentherapie, sondern Verständnis für die Hintergründe der Erkrankung und entsprechend auch psychische Betreuung und Therapie. Es gilt dabei zu bedenken, dass der Patient nicht nur Objekt der medizinischen Behandlung sein darf, sondern sich entsprechend seinem individuellen Bewusstseinsgrad aktiv am Erkenntnis- und Heilungsprozess beteiligen sollte, sofern er gesund werden will.

Man muss die Gedanken ändern, um andere Wirkungen zu erzeugen oder, wie schon Demokrit (460–370 v. Chr.) sagte: „Da flehen die Menschen die Götter um Gesundheit an und erkennen nicht, dass sie selber die Macht darüber haben."

Das Wichtigste in Kürze:
Stress ist ein multifaktorielles Geschehen, das einen natürlichen biologischen Anteil hat, der aber ganz besonders seelischen Faktoren unterliegt. Stress entsteht im Gehirn und teilt sich über die Nervensysteme und Botenstoffe allen Körperteilen mit und ruft entsprechende Veränderungen, sowohl in der Muskulatur (Verspannungen, Bandscheibenvorfall), besonders aber im Immun- und Hormonsystem hervor. Stress, der nicht ver- oder bearbeitet werden kann, macht krank. Auch Depression ist eine häufige Folge, die sich ihrerseits krankheitsverstärkend auswirkt.

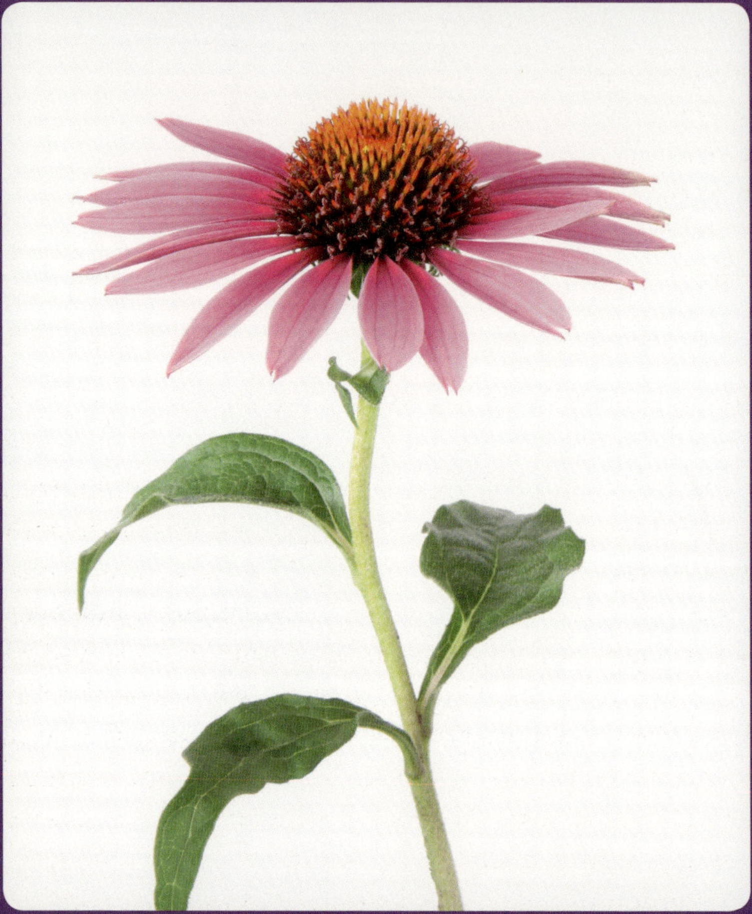

Echinacea purpurea – der rote Sonnenhut

KAPITEL 2:
AUGENKRANKHEITEN UND DAS IMMUN- BZW. HORMONSYSTEM

Worum es in diesem Kapitel geht:
- Wechselwirkungen von Leib und Seele
- Was ist das Immunsystem?
- Entzündungserkrankungen
- Allergien: Überreaktionen des Immunsystems

Wechselwirkungen von Leib und Seele

Schon Paracelsus (1493–1551) kannte die Wechselwirkungen von Leib und Seele, und Louis Pasteur berichtete 1878, dass seelische Belastungen die Körperabwehr schwächen und krank machen. Seelische Vorgänge haben immer Auswirkungen auf den Körper. Körper und Seele sind nicht voneinander zu trennen. Jede Seelenregung führt zu Veränderungen der Körperchemie, auf zellulärer Ebene oder auf der Ebene der Flüssigkeitsbestandteile. Seelische Regungen, ob bewusst oder unbewusst, verursachen im Gehirn Reaktionen, die über Botenstoffe an das Nervensystem, an das Immunsystem und an das Hormonsystem weitergeleitet werden und jede Körperzelle informieren. Körperzellen ihrerseits können Botschaften an das Gehirn zurückmelden. Alle Teile des Körpers sind durch ein Informationsnetz miteinander verbunden. Alle sind bemüht, in Harmonie zusammenzuarbeiten, die großen Organe, Zellen, Moleküle und ihre Atome – alle streben nach optimaler Kooperation zum leiblich-seelischen Wohl des Menschen.

Zwei wichtige Funktionssysteme, das Immun- und das Hormonsystem, sind in den letzten Jahren reichlich erforscht worden, besonders ihre Veränderungen durch seelische Belastungen. Die Lehre von den Beziehungen zwischen seelischen Belastungen und Stress auf das Immunsystem nennt man Psychoneuroimmunologie (PNI). Die Lehre von den Beziehungen zwischen seelischen Belastungen und Stress auf das Hormonsystem heißt Psychoneuroendokrinologie (PNE). Die Hormone gehören zu den Botenstoffen; sie werden in bestimmten Organen produziert und steuern die Funktion dieser oder anderer Organe (die Schilddrüsenhormone steuern z. B. die Funktionen der Schilddrüse; das Insulin aus der Bauchspeicheldrüse steuert die Zuckerverarbeitung in den Zellen).

Was ist das Immunsystem?

Das Immun- oder Körperabwehrsystem dient der Erkennung und Vernichtung von Krankheitserregern, die von außen eindringen. Es hat aber auch „innere Aufgaben“: Viele Körperzellen, z. B. Blutzellen, Darm- und Hautzellen, sind in einem ständigen Kreislauf von Abbau und Neubildung begriffen. Dabei kann es zu Fehlproduktionen kommen, durch die eigene krankheitsfördernde Zellen wie z. B. Krebszellen oder fehlfunktionierende Immunzellen entstehen. Diese müssen dann körperintern durch das Autoimmunsystem vernichtet werden. Ist das Immunsystem geschwächt, z. B. durch psychische Belastungen und Stress, dann funktioniert die Abwehr nicht mehr ausreichend, und ein Körperteil oder der ganze Körper wird krank. Neue Forschungen zeigen, dass das Autoimmunsystem, das besonders zur Vernichtung von Krebszellen wichtig ist, stark durch psychische Faktoren beeinflusst wird. So können negative geistige

Konditionierungen das Immunsystem abwehrschwach machen und Krankheitsentstehung fördern. Andererseits kann man das Immunsystem auch positiv konditionieren und es so wieder abwehrstark machen.

Aus wissenschaftlichen Untersuchungen weiß man, dass Gefühle Auswirkungen auf das Gehirn haben. Wahrnehmungen und Gefühle werden umgesetzt durch:

1. das Hormonsystem (endokrines System),
2. das Nervensystem, sowohl das zentrale Nervensystem (Gehirn und Rückenmark) als auch das vegetative (autonome) Nervensystem,
3. eine Familie von Übermittlungsstoffen, welche die Zelltätigkeit, die Zellteilung und die Vererbung beeinflussen,
4. durch den epigenetischen Code (siehe weiter oben Kapitel „Stress und Krankheit").

Während in anderen medizinischen Fachgebieten die Zusammenhänge zwischen Stress (im weitesten Sinne) und Krankheit gut belegt sind, gibt es in der Augenheilkunde nur wenige Arbeitsgruppen, die diese Wechselwirkungen erforschen. Blättert man aber ein Lehrbuch der Augenheilkunde durch und sieht sich die einzelnen Erkrankungen sorgfältig an, so findet man, dass praktisch bei jeder Augenkrankheit das Immun- oder Hormonsystem beteiligt und in Ungleichgewicht geraten ist (außer vielleicht bei angeborenen Missbildungen oder manchen Erbkrankheiten). Da diese – wie oben bereits angedeutet – von der seelischen Situation des Patienten beeinflusst sind, wird der Zusammenhang klar: Augenerkrankungen können auf dem Boden einer Störung im seelischen Bereich entstanden sein. Gerade unbewusst ablaufende Prozesse beeinflussen die körperlichen Lebensvorgänge weit mehr, als man sich gemeinhin vorstellt und zwar durch Störung der „Homöostase", also des körperlichen

Gleichgewichts. Nur wenn die zugrundeliegenden Konflikte erkannt, akzeptiert und transformiert werden oder es Möglichkeiten gibt, die Stresssituationen zu bewältigen, kann die Krankheit überflüssig werden.

Entzündungserkrankungen

Im medizinischen Fachjargon bekommen Entzündungserkrankungen immer eine Endung auf „-itis“, z.B. Blepharitis (Lidentzündung) oder Neuritis (Nervenentzündung).

Das Grundprinzip jeder Entzündung ist etwa wie folgt: Irgendein schädigender Faktor, das können z.B. Fremdkörper, Bakterien, Viren oder Verletzungen sein, verursacht im betroffenen Gewebe eine Abwehrreaktion. Das Immunsystem wird aktiviert, die „Schutzpolizei“ und „Feuerwehr“ des Körpers, die Immunzellen, rücken aus, um dem Feind (z.B. Bakterium, Virus etc.) zu Leibe zu rücken. Weiße Blutkörperchen mit verschiedenen Aufgaben der Vernichtung sammeln sich vor Ort, Gewebsflüssigkeit tritt aus (Schwellung), Botenstoffe aus den Gefäßen werden gesandt, die Gefäße werden weitgestellt (Rötung), Schmerz tritt auf – letzteres allerdings im Augenbereich nicht immer. Vor Ort tobt ein heißer Kampf, der, wenn er vorüber ist, in Reparaturmechanismen übergeht und der Ausheilung dient. Mitunter kann es auch passieren, dass Organteile, ein ganzes Organ oder gar der gesamte Organismus durch diesen Krieg zugrunde gerichtet werden. Dies passiert besonders, wenn das Abwehrsystem zu schwach ist. Das Grundprinzip ist also Auseinandersetzung und Kampf. Ein Konflikt, der statt auf der seelischen auf der körperlichen Ebene ausgetragen wird, zeigt, dass der Körper als Projektionsfläche der anderen Ebene dient. So kann z.B. ein unterdrückter Konflikt mit seinen aufgestauten Emotionen, statt durch eine verbale Auseinandersetzung bereinigt zu werden, bewusst oder unbewusst verdrängt sein, bis er sich schließlich auf der Körperebene abspielt.

Dabei ist es nicht egal, welcher Körperteil sich jetzt als Kampfplatz zur Verfügung stellt. Eine Magenschleimhautentzündung (Gastritis) kann als Symptom einen anderen seelischen Hintergrund haben als z. B. eine Entzündung im Augenbereich. Letztere will eher darauf hinweisen, dass es im Unterbewusstsein etwas gibt, das man nicht mehr mit ansehen kann, was einem den Blick trübt. Die emotional-psychisch gestörte Ebene wirkt dabei krankheitsfördernd. Wenn man wieder klar sehen will, muss man zusehen, dass man wieder durchblickt und entsprechend handeln, z. B. in den folgenden Schritten:

1. Erkennen (was macht mich krank?)
2. Bearbeiten (z. B. Konflikt als Diskussion austragen)
3. Verzeihen (dem Konfliktpartner und sich selbst, d. h. besonders dem eigenen Anteil an dem Konflikt)
4. Loslassen, sich lösen, befreien vom entsprechenden Thema

Wer diese Schritte befolgen kann, ist auf einem guten Weg zur Gesundung. Ganz besonders wichtig ist dabei, nach ausgestandenem Konflikt diesen auch für immer innerlich loszulassen und die Psyche nicht jedes Mal neu daran zu entzünden. Hält man an dem Problem fest, so entsteht jedes Mal beim Erinnern an die Diskussion eine neue Stresssituation, die sich auch körperlich äußert. Echtes Verzeihen und wirkliches Loslassen sind unabdingbare Schritte auf dem Weg zur Heilung!

Allergien – Überreaktionen des Immunsystems

Bei Allergien kann man sehr gut beobachten, dass ein fälschlich überstark reagierendes Immunsystem krankheitsauslösend ist. Man nimmt an, dass Stress den Menschen empfindlicher gegenüber allergieauslösenden Stoffen macht. Bemerkenswerterweise fehlt diese Reaktion bei Menschen während Entspannungstherapien, besonders unter Hypnose, was auf den seelischen Anteil dieser Empfindlichkeit hinweist. Psychische Sondersituationen versetzen das Abwehrsystem des Körpers in hohe Alarmbereitschaft, alles kann ihm als Feind erscheinen, der Körper reagiert gegen sich selbst.

Es handelt sich dann um „neurotische" Reaktionen des Immunsystems, und diese sind gefährlich. Ein allergieauslösender Stoff reicht aus, um einen kleinen Konflikt anzuzetteln oder sogar eine Überreaktion im Körper auszulösen, d.h. Chaos und Aufruhr zu inszenieren. In der Schulmedizin werden dann Anti-Mittel eingesetzt, z.B. Antiallergika, oder auch Blocker, die bestimmte Rezeptoren blockieren und Reaktionen unterdrücken. Diese Mittel sollen die „neurotische" Antwort des Immunsystems unterdrücken. Sinnvoll ist es aber, die seelische Situation des Patienten zu betrachten. Denn Allergien zeigen einen Zusammenhang mit der seelischen Befindlichkeit des betroffenen Patienten. Stress kann sogar unmittelbar die übersteigerte Reaktion des Immunsystems auslösen. In Stresssituationen gerät das Immunsystem eines Gesunden schon durcheinander – um wie viel mehr bei einem auf Überreaktion eingestellten Körper! Hautärzte arbeiten daher bereits erfolgreich mit Entspannungsmethoden, und auch in der Augenheilkunde werden inzwischen, ebenfalls sehr erfolgreich, verschiedene Entspannungsmethoden eingesetzt.

Das Wichtigste in Kürze:

Das Immunsystem ist das Abwehrsystem des Körpers. Es dient vor allem zum Erkennen und Vernichten schädlicher Eindringlinge. Sein einwandfreies Funktionieren hängt ganz wesentlich von der seelischen Befindlichkeit des einzelnen Menschen ab.

Entzündung entspricht immer einer Auseinandersetzung des Körpers mit einem schädigenden Faktor. Im Körper findet dann ein Kampf statt, der sich als Krankheit äußert, besonders, wenn das Immunsystem – z. B. durch psychische Belastungen – geschwächt ist.

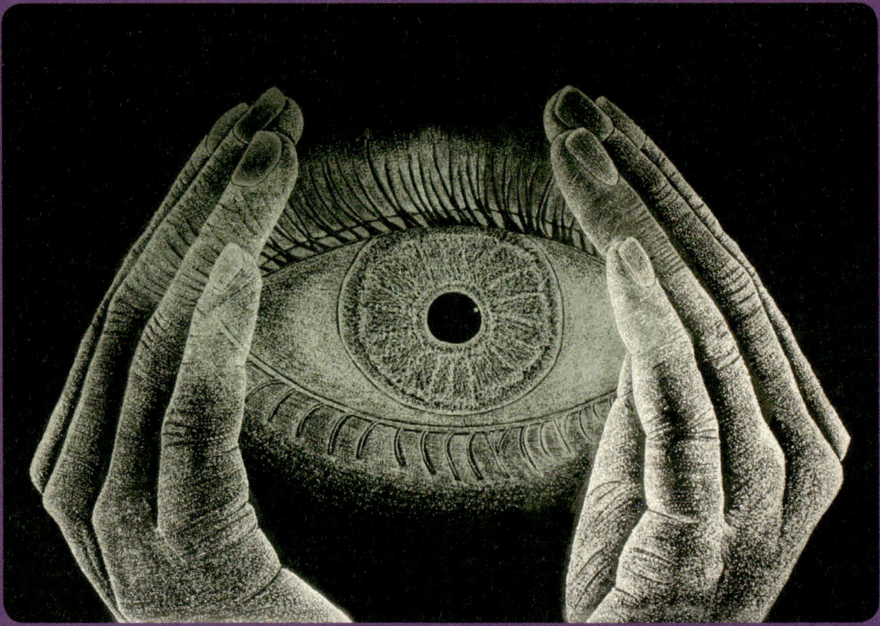

Wahrheit ist innere Harmonie (Helga Bender)

KAPITEL 3: FUNKTIONSSTÖRUNGEN DER AUGEN

Worum es in diesem Kapitel geht:

- Das Auge als Spiegel der Seele
- Stress macht kurzsichtig
- Nachlassen der Sehschärfe als Aufruf
- Die Bedeutung von Kurzsichtigkeit, Weitsichtigkeit und Stabsichtigkeit
- Die Leitsymptome Augapfelbewegungsstörungen, Gesichtsfeldausfälle, erhöhter Augendruck, Farbsinnstörungen und Schmerz

Funktionsstörungen zeigen an, dass das normale Sehen oder der beidäugige Sehakt aus irgendwelchen Gründen von der Norm abweicht, dass also etwas „nicht stimmt". Am häufigsten macht sich dies als Änderung der Sehschärfe bemerkbar. Es können aber auch Bewegungs- oder Koordinationsprobleme der äußeren Augenmuskeln vorliegen oder Gesichtsfeldausfälle, Farbwahrnehmungsstörungen oder Abweichungen im Augeninnendruck. Diese Probleme werden als Funktionseinbußen des Organs Auge bemerkt. Auf diese Veränderungen, die die Funktion der Augen betreffen und die mit bestimmten Funktionsprüfungen ermittelt werden, soll dieses Kapitel näher eingehen.

Bestimmung der Sehleistung

Die wichtigste Prüfung für die Funktion der Augen ist die Bestimmung der Sehleistung, Visus genannt. Die Sehschärfe wird mit standardisiertem Prüfmaterial, z.B. Sehprobentafeln, festgestellt. Wenn ein Mensch das definierte biologische Mittelmaß von 100% Sehkraft nicht aufbringt, kann eine Fehlsichtigkeit, also eine Abweichung von der Norm, oder eine Erkrankung vorliegen. In Deutschland gibt es zurzeit etwa 52 Millionen fehlsichtige Menschen, die eine Brille oder andere Sehhilfen zur Verbesserung der Sehleistung brauchen.

Prüfungen der Sehleistung werden heute schon bei den Vorsorgeuntersuchungen der Kinder durchgeführt. Eventuelle Minderungen der Sehleistung können so frühzeitig erfasst und korrigiert werden. Diese „Screening-Tests“ sind außerordentlich wichtig! Auch vor der Führerscheinprüfung oder im Rahmen von firmeninternen betriebsärztlichen Überprüfungen wird die Sehschärfe getestet. Wann immer eine Abweichung von der Norm festgestellt wird, bedarf es dringend einer augenärztlichen Abklärung bzw. einer Behandlung.

Zur Feststellung der Funktionsfähigkeit der Augen gibt es eine große Fülle von speziellen augenärztlichen Untersuchungstechniken. Da sie in der Regel nur in spezialisierten Augenpraxen oder Kliniken durchgeführt werden, soll hier auf eine breite Darstellung verzichtet werden.

Das Auge als Spiegel der Seele

Das Auge wird auch als Spiegel der Seele bezeichnet. Ein Spiegel reflektiert, was ihm gegenübersteht und gibt ein Bild wider. Er macht sichtbar, was man sonst an sich selbst nicht wahrnehmen kann, z. B. das eigene Gesicht und vor allem die eigenen Augen. Wenn man in den Spiegel schaut, dann sieht man den eigenen Gesichts- und Augenausdruck, den eigenen seelischen Zustand, das eigene Wesen. Man erkennt die momentane Gemütsverfassung und – z. B. am Pupillenspiel – selbst unwillkürliche Reaktionen.

Im Gegensatz zum Hörorgan, dessen Sinneseindrücke wir nicht beliebig abschalten können, sind die Seheindrücke der Augen dank der Lider ausschaltbar, z.B. bei Müdigkeit, im Schlaf oder zum Ausruhen. Man kann aber auch bewusst die Augen schließen, um sich der Innenwelt zuzuwenden, z.B. bei der Meditation.

Andererseits kann man die Augen aber auch schließen, um sich vor Problemen der Außenwelt zu schützen. So verbergen sich hinter Funktionsstörungen der Augen oft Probleme. Dabei kann es um Verluste gehen (Partner, Arbeit, Kinder, Besitz), aber auch um Schwierigkeiten mit Nähe und Distanz, Identität und Realität. Der Augenarzt und Psychoanalytiker Wolfgang Schultz-Zehden erkannte die seelischen Aspekte von Augenkrankheiten und führte gegen viele Widerstände seiner Kollegen die Psychosomatik in die Augenheilkunde ein.

Ist nun die Sehfunktion des Auges – wodurch auch immer – gestört, der „Blick" sozusagen getrübt, so findet man in der Regel eine Störung im physikalischen Anteil des Sehaktes, allerdings aber auch im seelischen Anteil des Sehens und Wahrnehmens. Im Zusammenhang mit Augensymptomen kann man sich daher folgende Fragen stellen:

- Vor was verschließe ich die Augen?
- Was kränkt mich so sehr, dass es mich krank macht?
- Was kann oder will ich nicht mehr sehen bzw. wahrhaben? Warum habe ich Angst davor, was kann ich nicht mehr klar sehen?
- Warum habe ich Angst, nach vorn (in die Zukunft) zu blicken?
- Warum habe ich Angst, das eigene Leben in Augenschein zu nehmen?
- Was stört mich in meiner Umwelt, an mir, an meiner Lebenssituation, dass ich nicht mehr hinsehen kann oder will?

- Stört es mich, weil ich schon weiß, dass etwas geändert werden muss?
- Was wollen mir meine Lebensumstände sagen, zu welcher Einsicht soll ich kommen?

Stress kann kurzsichtig machen

Störungen der visuellen Wahrnehmung machen sich als Verschwommensehen, Nebelsehen, Verzerrtsehen, Dunklersehen oder „Nicht mehr sehen“, sprich Erblindung bemerkbar. Um das Ausmaß der Sehbehinderung zu erfassen, wird die Sehschärfe mit speziellen Sehprobentafeln überprüft und zwar zunächst ohne Brillengläser und anschließend mit den besten anpassbaren Gläsern. Die Sehschärfenminderung steht in der Regel im Zusammenhang mit dem Grad der Fehlsichtigkeit oder der Schwere einer Erkrankung.

Ändert sich etwas an der optischen Sinneswahrnehmung, ist der Mensch gestört, er kann die Welt nicht mehr so wahrnehmen wie früher. Das Symptom bedarf nicht nur einer gründlichen schulmedizinischen Abklärung, sondern es will auch darauf hinweisen, dass es bei dem Betroffenen etwas gibt, zumeist im Unterbewusstsein, was er nicht sieht, nicht sehen kann oder auch nicht sehen will.

Eine häufige Ursache für eine Sehstörung ohne erkennbare Erkrankung des Auges ist Stress. In Stresssituationen haben wir einen instinktiven Reaktionsmechanismus: Wir spannen die Muskeln an, gehen in Abwehrstellung, sind sozusagen sprungbereit und somit aktiviert für den Kampf. Kampf war ursprünglich ein Nahkampf, meist Zweikampf. Das Auge musste sich akut und stark auf die Nähe einstellen und wurde bedarfsweise kurzsichtig. Wenn es den Nahkampf in alter Weise auch nicht mehr gibt, so reagiert das Auge bei Belastungen immer noch ähnlich.

Nun verlangt aber unsere moderne Umwelt keinen sprunghaften Abwehrkampf mehr, in dem wir unsere aufgestauten Energien dann abreagieren könnten. Zeitdruck, Arbeitsbelastung, Probleme am Arbeitsplatz und in der Familie und vieles mehr belasten uns, ohne dass wir sie adäquat verarbeiten können. Also bleibt das erhöhte Aktivitätsniveau oder die Verkrampfung der Muskeln bestehen, und dies kann zu Sehstörungen führen.

Im Augeninneren ist der innere Ringmuskel dafür zuständig, die Brechkraft der Linse permanent zu ändern, je nachdem, ob wir in die Ferne oder in die Nähe schauen. Feine segelähnliche Fädchen gehen strahlenförmig vom „Strahlenkranz" aus bis an den Linsenrand. Sie können an der Linse ziehen und sie damit dicker oder dünner werden lassen. Dieser Vorgang wird Akkommodation (Anpassung) genannt. Beim Blick in die Nähe zieht sich der Ringmuskel zusammen, wobei er etwas nach innen und vorne rückt. Dadurch werden die Segelfädchen entspannt, und die Linse nimmt eine kugelige Form an. Bleibt dieser Spannungszustand erhalten, z. B. durch permanente Naharbeit, kann es zu einem sogenannten Akkommodations-Krampf kommen. Das Auge bleibt dann auf die Nähe eingestellt und kann sich nicht mehr entspannen, was für den Blick in die Ferne erforderlich ist. Hinzu kommt die stressbedingte Verkrampfung der äußeren Augenmuskeln, die möglicherweise durch Verformung des Augapfels die Kurzsichtigkeit unterstützt.

Die richtige Therapie wären dann Entspannungsmethoden und spezielle Augenübungen. Meistens wird jedoch eine Brille angepasst und die Störung damit überdeckt, aufrechterhalten und nur scheinbar zum Verschwinden gebracht.

Der Verein für Gesundes Sehen e. V. bietet eine Plattform für Austausch und Beratung in inhaltlichen und praktischen Fragen des Sehens an. Der Verein richtet sich an Sehtrainer und ganzheitlich orientierte Therapeuten, Optiker und Augenärzte und an Interessierte. Über die Mitgliederliste können Sie einen Sehtrainer in Ihrer Nähe suchen (www.verein-gesundes-sehen.de).

Nachlassen der Sehschärfe als Aufruf

Das Nachlassen der Sehschärfe kann bedeuten, dass man etwas nicht mehr mit ansehen kann oder will, z.B. das innere seelische Leid. Es bedeutet aber unbewusst auch, dass man die Welt ausblendet, als wenn es sie nicht gäbe.

Es gibt viele Augenkrankheiten, die sich zunächst in einer leichten Funktionsstörung äußern und später zu einer teilweise unaufhaltsamen Sehverschlechterung führen. Irgendwann darf der Betroffene dann nicht mehr Autofahren, später kann er kaum noch oder gar nicht mehr lesen oder keine Farben mehr sehen. Dies trifft z.B. bei Makuladegeneration, Diabetes oder dem Grünen Star zu. Der Beruf kann nicht mehr ausgeübt werden, die Orientierung und Mobilität sind eingeschränkt, man wird von anderen Menschen und technischen Hilfsmitteln abhängig. Wenn dann der Zeitpunkt gekommen ist, an dem sich diese Situation nicht mehr verdrängen oder leugnen lässt, geraten viele Patienten in eine Sinnkrise. Das frühere Leben mit Beruf, Fernsehen, Reisen, optischen Kunstgenüssen wie Museen und Theater hat sich geändert. Lebensfreude, die damit verbunden war, ist dahin, und da es kein Zurück mehr gibt, stellt sich Resignation und Depression ein. In dieser Sinnkrise einen Ausweg zu finden, ist sehr schwer, das Schicksal wird als gnadenlos und unbarmherzig empfunden.

Dabei könnte man es aber auch als Aufruf sehen, nach den wahren Werten des Lebens zu suchen, den Sinn nicht mehr in äußeren Dingen zu sehen, den Weg nach innen zu gehen. Man kann z. B. dem spirituellen Leben, etwa mit Hilfe von Meditation, mehr Aufmerksamkeit schenken. Wichtig ist es auch, nach neuen Aktivitäten auszuschauen und alte Fähigkeiten, die vielleicht brach gelegen haben, neu zu entwickeln. Begabungen und Fähigkeiten, die nicht unmittelbar augenabhängig sind, gilt es, neu und kreativ anzugehen. Außerdem haben Betroffene dann mehr Zeit, um Kontakte mit anderen Menschen zu pflegen, sich auszutauschen und so am gesellschaftlichen Leben trotz Handicaps teilzunehmen.

Asthenopie („kraftloses Sehen")

Asthenopie wird im Bereich der Augenheilkunde meist mit dem Begriff „Schwachsichtigkeit" übersetzt. Dieser Begriff wird aber der eigentlichen Bedeutung des Wortes nicht gerecht. Asthenopie leitet sich vom griechischen Wort *sthenos* (Kraft) ab. Man könnte es daher besser mit „kraftlosem Sehen" übersetzen. Tatsächlich steht Asthenopie auch mit Ermüdungserscheinungen der Augen in Zusammenhang.

Sehstörungen, die man mit Asthenopie bezeichnet, sind keine eigenständige Krankheit, sondern eher ein Komplex von Symptomen, von dem vor allem jüngere Menschen betroffen sind. Häufig handelt es sich dabei um eine Verlegenheitsdiagnose des Augenarztes, wenn er eigentlich nichts Objektives finden kann. Patienten mit Asthenopie sind vielen Augenärzten unliebsam. Der Patient klagt, der Augenarzt kann aber keinen krankhaften Befund erheben. Das macht ihn quasi machtlos und handlungsunfähig. Auf der anderen Seite erwartet der Patient aber eine für ihn brauchbare Diagnose und wäre glücklich, wenn es eine logische Erklärung für seine Probleme gäbe. Wenn diese ausbleibt, sind die Patienten unzufrieden und meinen, der Augenarzt sei nicht kompetent genug. Dem starken subjektiven Leidensdruck der Patienten steht ein mangelnder objektivierbarer Befund gegenüber. Diese Situation drängt Augenarzt und Patient in eine Form von gegenseitiger Hilflosigkeit.

Patienten, die von Asthenopie betroffen sind, klagen häufig über folgende Beschwerden, die im Verlauf des Tages zunehmen können:

- Unscharfes Sehen
- Ziehende, drückende Schmerzen im Bereich von Augenlidern und Stirn
- Müde, brennende Augen
- Erhöhte Lichtempfindlichkeit
- Gelegentliche, vorübergehende Doppelbilder
- Rote Augen
- Kopfschmerzen bei Naharbeit
- Schwindelgefühle
- Unlustgefühle
- Herabhängen der Lider

Betrachtet man das Patientenklientel der Asthenopiker, so findet man unter ihnen häufig sogenannte „YAWIHS“ *(young, attractive, wealthy, intelligent, healthy subjects)*, also junge, gut aussehende, reiche, intelligente und eigentlich gesunde Menschen. Psychosomatiker fanden heraus, dass Störungen von Menschen, auf die diese Beschreibung zutrifft, häufig mit Ereignissen zusammenhängen, die eine drastische Veränderung der Lebenssituation nach sich ziehen. Unter Stress verstärken sich die Symptome, depressive Verstimmungen fördern sie. Manchmal passt der Augenarzt eine Prismenbrille an oder verordnet eine orthoptische Sehschulung, weil er sich keinen anderen Rat weiß.

Psychosomatisch orientierte Augenärzte versuchen jedoch, hinter den Symptomen die seelischen Nöte des Patienten zu entdecken, sie mit ihm zu erarbeiten, um ihnen so weiter zu helfen.

Kurz-, Weit- und Stabsichtigkeit

Wenn die Augen aus verschiedenen Gründen unscharf sehen, so beeinflusst dies auch die Eindrücke, die in uns haften bleiben, und somit die Interpretation dieser Bilder und die damit verbundenen Gefühle. Die Grundbegriffe Raum, Zeit, Materie und Bewegung werden bei Seh- oder Wahrnehmungsstörungen, besonders, wenn sie plötzlich auftreten, in Frage gestellt. In der Regel beunruhigen sie oder erzeugen Angst und veranlassen den Betroffenen, zum Arzt zu gehen.

Die häufigsten Sehstörungen entstehen durch verändertes Längenwachstum des Auges. Ist der normalerweise ballartig runde Augapfel in der Längsachse verkürzt, entsteht Weitsichtigkeit. Ist der Augapfel aber nach hinten ausgedehnt, wie z.B. der hintere Pol bei einem Ei, so entsteht Kurzsichtigkeit (sogenannte Achsenweitsichtigkeit und Achsenkurzsichtigkeit).

Zur Erinnerung:
Wenn die von einem Gegenstand ausgehenden Lichtstrahlen auf die Hornhaut treffen, werden sie dort gebündelt (gebrochen). Anschließend werden Sie von der Linse gebrochen. Die Stärke, mit der Lichtstrahlen gebündelt werden (Brechkraft), wird in Dioptrien (dpt) gemessen. Die normale Brechkraft der Hornhaut beträgt etwa 43 dpt, die Brechkraft der Linse ca. 21 dpt und die Gesamtbrechkraft des Auges 64 dpt.

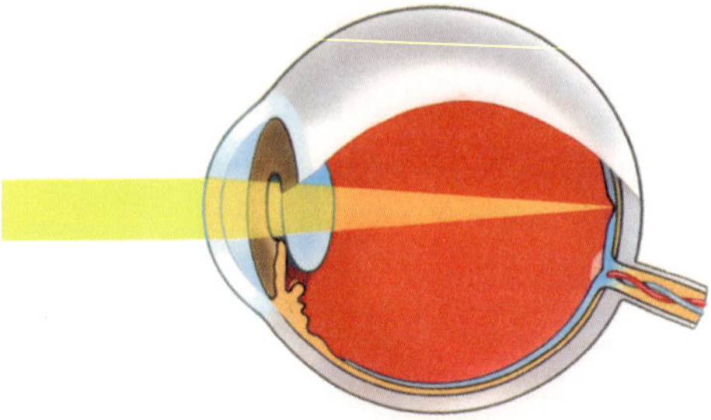

Abbildung 6: Bei einem normalen Auge werden die von einem Gegenstand ausgehenden Lichtstrahlen von der Hornhaut und der Linse so geleitet („gebrochen"), dass die Stelle des schärfsten Sehens (Makula) dem Brennpunkt des optischen Systems Auge entspricht und genau dort ein scharfes Bild entsteht.

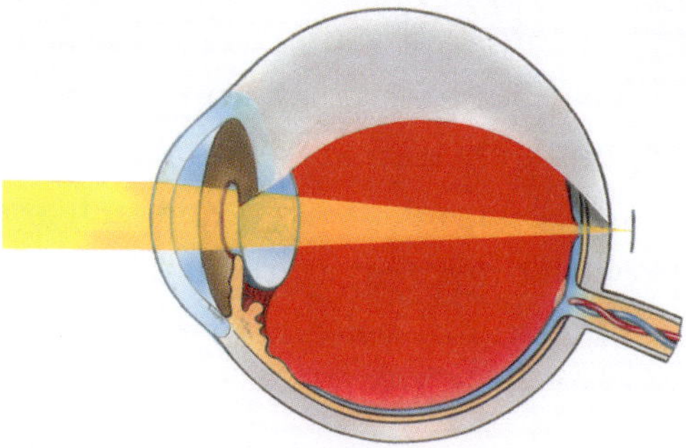

Abbildung 7: Bei der „normalen" Weitsichtigkeit (Achsenhyperopie) ist der Augapfel kürzer als normal. Der Brennpunkt des optischen Systems Auge liegt nun in einem virtuellen Punkt hinter dem Auge. Die Stelle des schärfsten Sehens (Makula) bekommt deshalb ein unscharfes Bild.

Bei einem weitsichtigen Auge sammeln sich die durch die Hornhaut und Linse gebündelten Lichtstrahlen hinter dem Augapfel (Abbildung 7). Die Stelle des schärfsten Sehens ist dann nicht im Brennpunkt des optischen Systems, und somit bekommt sie ge-

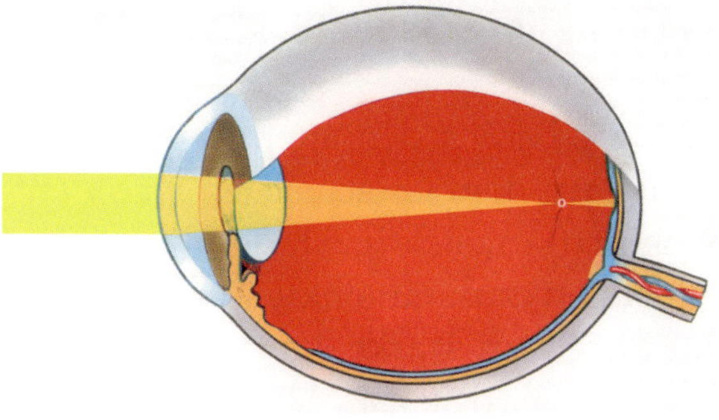

Abbildung 8: Bei der „normalen" Kurzsichtigkeit (Achsenmyopie) ist der Augapfel zu lang, etwa eiförmig. Die Abbildung eines Gegenstandes erfolgt dann vor der Netzhaut, weil der Brennpunkt des optischen Systems nicht in der Stelle des schärfsten Sehens liegt, sondern davor. Die Abbildung auf der Netzhaut selbst ist deshalb unscharf.

streutes Licht und damit eine unscharfe Abbildung. Als Brillenkorrektur muss dann eine Sammellinse (Plusgläser), d.h. eine Art Lupe, vor das Auge gebracht werden. Diese Linse bündelt die Lichtstrahlen vor dem Auge etwas, so dass schließlich der Brennpunkt der Optik in die zentrale Sehgrube der Netzhaut fällt. Dies hat aber nichts mit Altersweitsichtigkeit zu tun (siehe das entsprechende Kapitel weiter unten).

Bei Kurzsichtigkeit liegt der Brennpunkt vor der Netzhaut, d.h. die scharfe Abbildung liegt vor der Netzhaut und die eigentliche Netzhaut bekommt wiederum ein unscharfes Bild (Abbildung 8). In die Brille muss jetzt eine Streulinse (Minus-Gläser) eingebracht werden, die die Strahlen erst einmal streut, bevor sie vom Auge dann gebrochen werden und von der Netzhaut wieder scharf gesehen werden können.

Kurzsichtigkeit (Myopie) und ihre Bedeutung

Kurzsichtigkeit (Myopie) war bereits den alten Griechen bekannt. Das Wort Myopie ist aus dem Griechischen *myein* entstanden, was blinzeln heißt (kurzsichtige Menschen sehen schärfer, wenn sie die Augen zusammenkneifen). Es gibt kurzsichtige Augen, die durch zu starke Verlängerung der Längsachse des Auges entstehen, d. h. das Auge ist, meist in den Jahren der Pubertät, zu groß geworden und hat sich nach hinten ein wenig wie ein Ei ausgedehnt. Der Augapfel ist also nicht mehr rund wie ein Ball sondern nach hinten leicht verlängert, so dass eine sogenannte Achsen-Kurzsichtigkeit entstanden ist.

Warum das Auge trotz seiner ansonsten großen optischen Genauigkeit zu lang wird, ist noch nicht wissenschaftlich geklärt. Vererbung spielt wohl eine Rolle, wie man aus Familienuntersuchungen und Zwillingsstudien weiß. In Industrienationen findet man bis zu 30 % kurzsichtige Menschen, in östlichen und fernöstlichen Ländern sogar bis zu 90 %! Dort herrschen auch jene Formen der Kurzsichtigkeit vor, die mit Komplikationen wie Glaukom, oder Netzhautablösungen behaftet sind. Erstaunlicherweise beobachtet man gerade in diesen Ländern eine quasi „epidemische" Zunahme der Kurzsichtigkeit.

Forschungsergebnisse deuten darauf hin, dass intensive Naharbeit bei Kindern, wie Lesen oder Arbeiten bzw. Spielen am PC, ein Risikofaktor für das Entstehen der Kurzsichtigkeit ist. Vorbeugend wird helles Licht empfohlen. Sinnvoll sind auch große zeitliche Abstände zwischen den Arbeitssitzungen und mindestens zehn Stunden pro Woche Aufenthalt im Freien. Das Tragen von Kontaktlinsen zur Verhinderung der fortschreitenden Kurzsichtigkeit hat sich nicht bewährt.

Von der Achsenkurzsichtigkeit abzugrenzen ist die Überlastungs-Kurzsichtigkeit. Sie wird durch Veränderungen der Linsen und eine Verformung des Augapfels hervorgerufen, wenn innere und äußere Augenmuskeln durch Stress ihre Spannung (Tonus) erhöhen.

Neben der üblichen Kurzsichtigkeit ist außerdem die Alters-Kurzsichtigkeit zu nennen. Sie ist ein Phänomen, das in der Bevölkerung hoch geschätzt wird („die Oma brauchte noch mit 80 Jahren keine Brille zum Lesen") und wird als Zeichen für „gute Augen" angesehen. In Wirklichkeit wird diese Kurzsichtigkeit durch eine altersbedingte Sklerose des Linsenkerns, d.h. durch Grauen Star, verursacht. Der Betreffende kann zwar ohne Brille sehr gut in die Nähe sehen, hat aber mit der Fernsicht große Probleme.

Auf der Symbolebene steht hinter der Alterskurzsichtigkeit die Aufforderung, das ganz nahe liegende, das eigene Selbst, zu betrachten, dessen inneres Wachstum vielleicht bisher versäumt wurde.

Die „kurzsichtige Persönlichkeit"

Der Augenarzt Patrick Trevor-Roper sagt: „Ein verlängerter Augapfel ist jedoch bei keinem Individuum ein isolierter anatomischer Zufall. Kein Teil von uns ist in seiner Form und Funktion unabhängig vom Ganzen, und das kurzsichtige Auge, ursprünglich nur eine Facette der ererbten Form des menschlichen Körpers, mag dessen Entwicklung, seine Haltung und Bewegung, innerhalb eines begrenzten Rahmens, das ganze Leben lang beeinflussen. Genauer gesagt, ist der kurzsichtige Augapfel ein Teil der Persönlichkeitsstruktur, auf deren Entwicklung er Einfluss ausübt, der von größter Bedeutung sein könnte." Die Kurzsichtigkeit, das legt Trevor-Roper nahe, hat einen Einfluss auf die Persönlichkeitsstruktur, auf die Sprache und die Weltsicht des Betroffenen.

Patrick Trevor-Roper: *Der veränderte Blick.* Über den Einfluss von Sehfehlern auf Kunst und Charakter. München: dtv 2001 (vergriffen)

Die folgenden Gedanken mögen an manchen Stellen etwas plakativ sein, machen aber umso deutlicher, was gemeint ist. Die kurzsichtige Persönlichkeit ist eine andere als die normal- oder weitsichtige, auch wenn Betroffene oder ihre Umwelt das gar nicht realisieren. Wie jede Behinderung kann sich Kurzsichtigkeit positiv oder negativ auf die Persönlichkeitsentwicklung auswirken, auch wenn sie später durch Brillen, Kontaktlinsen, Laser usw. gemäßigt werden kann.

Kurzsichtige Kleinkinder fallen oft nicht auf, da der Wirkungsbereich eines Kleinkindes ganz unmittelbar vor ihm liegt. Mit zunehmendem Alter, wenn das Kind die weitere Umgebung zu erforschen beginnt, realisiert es irgendwann, dass es entfernte Gegenstände, auf die man es aufmerksam macht, nicht deutlich wahrnehmen kann. Also bevorzugt das kurzsichtige Kind den Umgang mit nahegelegenen Dingen (Spielzeug, Bücher), es malt lieber, als Aktivitäten im Freien zu entwickeln. Es ist in Kindergarten und Schule weniger abgelenkt und gelockt von den Aktivitäten außer Haus. Dafür lernt es leicht und intensiv, eignet sich Wissen an, das andere in der Altersgruppe noch nicht haben. Durch die moderne Einschulungsuntersuchung fällt heutzutage relativ frühzeitig auf, dass die Sehleistung reduziert ist. Das Kind bekommt eine Brille, eine Art von Einmischung, die seine Weltsicht völlig ändert – gleichzeitig mit dem Eintritt in den sogenannten „Ernst des Lebens“. Dennoch haftet die Kurzsichtigkeit weiter. Beim Sport hindert die Brille, beim Schwimmen wird sie abgenommen und macht den Träger zum „Trübseher“; also ist es besser, sich weiterhin aufmerksam den weisen Lehren und Büchern zu widmen. Studien haben das folgende Persönlichkeitsprofil von kurzsichtigen Menschen ermittelt:

- Sie sind in der Schule pünktlicher und aufmerksamer.
- Sie haben weniger Interesse an Sport und bevorzugen akademischere Hobbys.
- Sie sind meistens logische Denker mit analytisch-intellektuellen Fähigkeiten.
- Sie versuchen, die Welt – statt sie scharf zu sehen – lieber rational im Kopf zu begreifen.
- Sie stellen die Augen quasi auf unscharf, um belastenden Emotionen aus dem Weg zu gehen.
- Sie scheinen aus Angst schmerzhafte Erlebnisse nicht zulassen zu wollen oder zu erinnern und ziehen sich lieber von der Außenwelt zurück.
- Sie neigen zu Minderwertigkeitsgefühlen und verkriechen sich gern in sich selbst.
- Allerdings sind sie besonders einfühlsam und hilfsbereit.
- Vom Typ her sind es eher langsamere, duldsamere und weniger emotional reagierende Menschen.
- Man findet bei ihnen vermehrt Zukunftsangst oder eine Abneigung, Verantwortung zu übernehmen.

Auch wenn Betroffene im Erwachsenenalter die Kurzsichtigkeit weglasern lassen, bleiben die frühkindlichen und kindlichen Prägungen und Erfahrungen erhalten. So erleichternd das „Brille weg“ auch sein mag, die Kurzsichtigkeit als Wesensmerkmal lässt sich nicht weglasern, und der Eingriff enthebt einen auch nicht der Aufgabe, das eigene Selbst zu betrachten, dessen Weiterentwicklung ansteht. D.h. die kurzsichtige Sehweise des Lebens sollte durch Lebenserfahrung und -bewältigung in eine weise Weitsichtigkeit übergehen.

Die Welt verkleinert wahrnehmen

Wenn eine Kurzsichtigkeit mit Brillengläsern korrigiert werden soll, so müssen hier sogenannte Minusgläser vorgesetzt werden, womit erreicht wird, dass das Bild auf der Netzhaut wieder scharf abgebildet wird. Dies hat zur Folge, dass der Patient, zumindest bei sehr hohen Minuswerten, die Welt sehr verkleinert wahrnimmt, da die erforderlichen Zerstreuungsgläser ein verkleinertes Abbild auf die Netzhaut projizieren.

Aber auch die anderen Menschen nehmen den Kurzsichtigen quasi verkleinert wahr, weil die Augen, in die man schaut, durch die Minusgläser ebenfalls verkleinert werden. Der Kurzsichtige hat sozusagen eine „verkleinernde Sicht der Dinge“ und die ist ihm sogar ins Gesicht geschrieben (wenngleich die modernen Brillenglasmaterialien dies weitgehend verbessert haben). Wie oben dargestellt, werden kurzsichtige Menschen manchmal als „emotional unbeweglich“ beschrieben mit einem starken Bedürfnis nach Zustimmung, Harmonie und Kontrolle. Ihr Bewusstsein ist also „verengt“ oder „verkleinert“. Gefühle wollen bei diesen Menschen immer gesichert werden. Kurzsichtige Menschen entwickeln eine ängstliche, auf Selbstschutz gerichtete Seh- und Lebensweise. Je genauer ihre Brille, je schärfer sie dann sehen, umso mehr werden diese Eigenschaften gefördert und eventuell Kreativität und Emotionalität unterdrückt.

Der Augenarzt Robert-Michael Kaplan meint, dass Kurzsichtigkeit mit Angst vor dem Sehen in Zusammenhang gebracht werden kann, also auch mit Angst vor den Unsicherheiten der Zukunft und vor Veränderungen. Man erkennt bei kurzsichtigen Menschen die Tendenz, immer alles besonders gut und richtig machen zu wollen. Ein Kurzsichtiger sieht also in der Nähe auch ohne Brille alles scharf und gut, er konzentriert sich deshalb auf die naheliegenden Dinge im Leben. Dafür fehlt es ihm vielleicht an Weitblick.

Robert-Michael Kaplan: *Integrative Sehtherapie*. Entdecken Sie die heilende Kraft hinter Ihren Augen. Emmendingen: Arbor 2000

Das gesellschaftliche Umfeld

Bei Kurzsichtigkeit muss man auch das gesellschaftliche Umfeld mit seinen Einflüssen bedenken. Gerade die veränderten Bedingungen in unserer hochtechnisierten Zivilisation erklären die rasante Zunahme von Kurzsichtigkeit. Die in unserer industrialisierten Welt stetig steigenden intellektuellen Anforderungen erzwingen zunehmend auch stärkere Leistungen vom Sehorgan. So ist das stundenlange Arbeiten am Computer heute in vielen Berufen normal. Hinzu kommt, dass auch die Freizeit den Augen keine Entspannung mehr lässt, da in diesen Stunden das Organsystem durch Fernsehen, Computerspiele etc. ebenfalls stark belastet wird. Für die Augen und das ganze Körper-Seele-Geistsystem stellt dieses Verhaltensmuster eine enorme Stresssituation dar. Der mentale Stress wird gesteigert durch die gesellschaftliche Forderung nach Leistung, Erfolg und Effizienz. Wir leben in einer Atmosphäre ständiger Anpassungserfordernisse und in einer Gesellschaft, die den Verstand über alles bewertet und emotionale Ausdrucksfähigkeit sowie Kreativität vernachlässigt. Vor dem Hintergrund des oben entworfenen Persönlichkeitsmusters könnte man also kurzsichtige Menschen als besonders angepasst beschreiben. Die Störung kann dann als eine Reaktion von Menschen beschrieben werden, die mehr rational veranlagt sind und in dieser Richtung geschult wurden und die besonders dazu neigen, ihre Emotionen zu verdrängen. Eine Gesellschaft, die klares rationales Denken und Handeln sowie Analysefähigkeiten überbetont, wird automatisch immer mehr kurzsichtige Menschen hervorbringen.

Es gibt interessante Versuche aus den USA, bei Kurzsichtigen den Sehfehler nicht voll auszukorrigieren, sondern eine halbe bis eine Dioptrie schwächere Brillengläser anzupassen. Dann könnte es, so die These, dem Patienten erleichtert werden, Denken und Fühlen beieinander zu halten.

Eine andere und sicher probatere Lösung ist nach einer kürzlich veröffentlichten Metaanalyse von 27 Studien das Sehtraining (vom Biofeedback bis zu Verhaltensprogrammen), das eine positive Wirkung auf die Sehschärfe hat. Die Augen eröffnen dann einen Weg, das eigene Selbst zu erfahren. Augenübungen können zu einer Veränderung der Wahrnehmung führen, vermögen allerdings nur geringe Anteile der Kurzsichtigkeit zu beseitigen.

Der amerikanische Augenarzt Jakob Liberman geht davon aus, dass das Äußere immer eine Widerspiegelung des inneren Lebens ist. Er ist davon überzeugt, dass der bedeutsamste Faktor zur Verbesserung der Sehfähigkeit im Geist liegt und nicht in den Augen. In unserer hochtechnisierten Welt mit ihren hohen Leistungsanforderungen auch an die Augen, soll alles optimal auskorrigiert werden und zwar mit Brille, Kontaktlinse oder Laser. Während die Brille immerhin noch auf den Sehfehler aufmerksam macht, so wird dieses Problem durch Kontaktlinsen verschleiert. Die modernen Lasertechniken ermöglichen noch viel perfekter, die organische Unvollkommenheit zu beseitigen und damit die eigene Sehstörung zu verdrängen. Das Symptom verliert damit die Möglichkeit, auf eine Sondersituation aufmerksam zu machen. Das unklare Weltbild wird künstlich weggezaubert, die Welt wird auf der materiellen Ebene richtiger gesehen und erschwert die Innenschau. Man sollte aber nicht aus den Augen verlieren, dass funktionale Maßnahmen die Andersartigkeit nicht beseitigen, die sich als Chance darin verbirgt.

Jakob Liberman: *Natürliche Gesundheit für die Augen.* Sehstörungen beheben, die Sehkraft verbessern.
5. Auflage, München: Piper 2006

Auf der symbolischen Ebene bedeutet Kurzsichtigkeit starke Subjektivität, die erforderlich ist, um das naheliegende Ziel möglichst optimal zu erreichen. Sie ist somit vornehmlich ein Thema des jugendlichen Alters, in dem sie ja auch entsteht. In der ersten Lebenszeit geht es darum, die vordergründigen Lebensziele wie Schulabschluss und Berufsausbildung zu erreichen. Dann will eine Familie gegründet werden. Wünsche nach Besitz, Reichtum und Machteinfluss treiben den Menschen zu weiterem Handeln. Man kann jungen Menschen nicht verdenken, dass es ihnen noch an Weitblick in Bezug auf das Bewusstsein und den letzten Sinn des Daseins fehlt. Älteren Kurzsichtigen sollte man jedoch ans Herz legen, sich zunehmend mit der Sinnhaftigkeit des Daseins auseinanderzusetzen.

Ein Sonderfall: Netzhautablösungen

Hohe Kurzsichtigkeit ist ein Risikofaktor für Netzhautablösungen und Veränderungen des Sehzentrums. Daher soll an dieser Stelle auch kurz auf dieses Krankheitsbild eingegangen werden.

Hohe Kurzsichtigkeit bedeutet, dass das Auge sehr lang gewachsen und nach hinten verlängert ist, also einem Ei vergleichbar (Achsen-Kurzsichtigkeit). Es kann dann in der Netzhautperipherie* zu Lochbildungen kommen, die das Risiko einer Netzhautablösung verstärken. Gelegentlich kann es aber auch durch die starke Verdünnung der Augapfelschichten im Bereich des hinteren Augenpols zu zentralen Netzhautschäden kommen. Dieser sogenannte Fuchssche Fleck ähnelt dem Krankheitsbild der Makuladegeneration. Es ist unklar, warum manche

Patienten bei hoher Kurzsichtigkeit Netzhautlöcher bekommen, dafür aber eine relativ gut erhaltene Makula haben und andere Patienten bevorzugt Makulaveränderungen haben, dagegen aber kaum oder fast nie Löcher in der Netzhautperipherie.

*Netzhautperipherie: Sehnerv und Makula liegen im Zentrum des Auges. Geht man von dort zum Ziliarkörper, kommt man zur Netzhautperipherie. Die Löcher liegen meist vor dem Ziliarkörper.

Werden die Löcher rechtzeitig entdeckt und mit Laserstrahlen „verschweißt", kann einer Netzhautablösung vorgebeugt werden. Da Löcher aber, von gelegentlichem Blitzen abgesehen, nur selten Symptome verursachen, wissen die Patienten lange Zeit nichts von der drohenden Gefahr und gehen erst dann zum Augenarzt, wenn ein Teil der Netzhaut bereits abgelöst ist. Sie klagen dann über „Blitzen", „Rußflockensehen" oder „schwarzen Vorhang", mit entsprechenden Sehverlusten und Gesichtsfeldausfällen. Es bedarf dann unter Umständen aufwendiger Operationen, um die Netzhaut wieder anzulegen. Wie viel Sehkraft eventuell auf Dauer verloren ist, hängt dann davon ab, ob die Netzhautmitte (Makula) mit abgelöst war, aber auch davon, wie viele Netzhautteile abgelöst waren und wie lange dieser Zustand schon andauerte.

Manchmal haben auch Normalsichtige solche Netzhautlöcher. Besonders nach Verletzungen, Entzündungen, bei Diabetes und Frühgeburten muss nach Vorstufen der Ablösung gesucht werden.

Die abgelöste Netzhaut könnte in Analogie auf der seelischen Ebene bedeuten, dass man die ganze Wirklichkeit nicht mehr wahrnehmen kann und dass es seelische Teile im Leben des Patienten gibt, die unbewusst verdunkelt oder verdrängt wurden. Operativ kann man dem Auge häufig wieder zum Sehen verhelfen. Resultiert jedoch Blindheit auf dem Auge (besonders bei Diabetikern), so führt dies im übertragenen Sinn zu Einseitigkeit, wo eigentlich Einsichtigkeit gut wäre. Das Krankheitsbild auf eine höhere Ebene zu transformieren, könnte bedeuten, dass die Seele versucht, über die Krankheit den Menschen zum Nachdenken und zur Einsicht zu bringen.

Weitsichtigkeit (Hyperopie) und ihre Bedeutung

Weitsichtigkeit (Hyperopie) ist bei Neugeborenen und Kleinkindern etwas Normales. Höhergradige Weitsichtigkeit im Kleinkindalter kann aber zu Schielen führen und unter Umständen Schwachsichtigkeit eines Auges zur Folge haben. Der relativ zu kleine Augapfel zwingt die Linse zu stärkerer Krümmung, um nahegelegene Objekte schärfer zu sehen. Die Naheinstellung (Akkommodation) wird aber im Gehirn von einem Bereich kontrolliert und koordiniert, der gleichzeitig die Achsenstellung der Augen (Konvergenz) koordiniert. Erfordert das Scharfsehen eines nahegelegenen Gegenstandes vom Kleinkind eine überstarke Naheinstellungsreaktion, kann es zu einer überschießenden Konvergenz kommen, und das Auge neigt in der Folge zu Einwärtsschielen.

Bei Weitsichtigkeit ist der Augapfel relativ zu klein. Dies wächst sich aber in der Regel bis zum Schulbeginn aus, so dass dann Normalsichtigkeit entsteht. Im übertragenen Sinne entspricht das der Tatsache, dass Kleinkinder noch kein ausgereiftes Selbstbewusstsein im Sinne von Selbstreflexion haben. Sie leben noch eine Zeitlang in der paradiesischen Einheit von Körper, Seele und Geist und haben die Polarität des Lebens noch nicht in ihrem Bewusstsein. Mit der Ich-Entwicklung aber beginnt die Trennung, das Kind lernt zu unterscheiden zwischen Ich und Anderen, zwischen Ich und Welt. Mit dem Wachstumsprozess entwickeln sich auch Augen und Gehirn zu entsprechender Größe und Funktion. Weitsichtigkeiten bis zu +3 Dioptrien wachsen sich meistens aus. Haben Kleinkinder eine höhere Weitsichtigkeit, so bleibt diese in der Regel bestehen und ändert sich nur wenig. Ob die frühzeitige Anpassung einer Brille dies fördert oder behindert, ist wissenschaftlich nicht ausreichend bewiesen.

Höhergradige, bleibende Weitsichtigkeit kann durch Brillengläser ausgeglichen werden, die wie eine Lupe funktionieren. Sie sammeln die einfallenden Lichtstrahlen noch vor dem Auge und bündeln sie so, dass sie in der Stelle des schärfsten Sehens auf der Netzhaut ein gutes Bild entstehen lassen. Im Gegensatz zu den Kurzsichtigen sehen Weitsichtige alle Gegenstände etwas vergrößert. Und wer brillentragenden Weitsichtigen in die Augen schaut, sieht möglicherweise deren „Seelenfenster“ ebenfalls mit Lupeneffekt, also vergrößert.

Die „weitsichtige Persönlichkeit“

Im Gegensatz zu Kurzsichtigen sind Weitsichtige jene Menschen, die gut in die Weite sehen, also das Fernliegende zu ergründen versuchen und im übertragenen Sinne quasi „vorausleben“. Man könnte folgendes Persönlichkeitsprofil entwickeln:

- Sie sind oft eher extrovertierte Menschen, die das Leben draußen mit Aktivitäten und Sport genießen.
- Da sie (ohne Brille) Schwierigkeiten mit dem Nahsehen haben, ist ihnen Bücherlesen und in der Stube hocken eher verhasst.
- Der Weit- bzw. Übersichtige projiziert die Welt über sich hinaus, nach außen.

- Er scheut davor zurück, im Augenblick zu leben und träumt lieber in die Zukunft. So wird Weitsichtigen auch eine geniale Voraussagefähigkeit nachgesagt, da sie oft intuitiv zu wissen scheinen, was die Zukunft bringt.
- Sie wollen den Kräften der Natur jenseits ihrer selbst Aufmerksamkeit widmen. Hinter dieser seelenvermittelten Aufgabe verbirgt sich oft eine emotionsgeladene Familiengeschichte.
- So bevorzugen Weitsichtige auch emotionale und kreative Hirnleistungen und sind oft künstlerisch begabt.

Weitsichtigkeit im Alter und in der Jugend

Die Altersweitsichtigkeit ist eher eine „unechte" Weitsichtigkeit und beruht auf einer zunehmend unflexibleren Linse und einem Nachlassen der Muskeltätigkeiten, die die Brechkraft der Linse regeln. Da die Linse im Laufe des Lebens dicker wird, verliert sie an Elastizität und kann sich nicht mehr auf die Nähe einstellen. Menschen ab 40 Jahren brauchen dann eine Lesebrille. Zwischen 40 und 60 Jahren nimmt diese Altersweitsichtigkeit bis zu drei Dioptrien zu.

Diese Entwicklung vollzieht sich in der Lebensmitte und will andeuten, dass andere Lernaufgaben und Lebensaufgaben anstehen und dass es darum geht, einen klaren Blick für Wesentliches zu gewinnen. Altersweitsichtigkeit stellt sich in einem Lebensabschnitt ein, in dem man eigentlich seine „Schäfchen im Trockenen hat", und es geht mehr darum, sie auch gut dort zu bewahren und sich allmählich aus dem Sturm des Lebens zurückzuziehen. Von der elterlichen Abhängigkeit hat man sich entfernt und verfolgt seine eigene Richtung. Altersweitsichtigkeit hat offenbar eine eigene Botschaft. So gilt es, ausreichend flexibel zu sein, die eigene Zukunft zu bestimmen, in die Ferne zu sehen und doch gleichzeitig nahe bei sich zu sein. Das heißt auch, die Angst vor dieser Nähe zu sich selbst und zu anderen zu überwinden, das eigene Herz für sich und die anderen zu öffnen. Die Altersweitsichtigkeit signalisiert Weitblick und Weisheit. Und die Aufforderung dieser Lebensphase ist, Weitsicht zu entwickeln, um einsichtig zu werden.

Wenn ein Jugendlicher weitsichtig ist, könnte man das dahingehend interpretieren, dass er etwas auf der körperlichen Ebene zu verwirklichen sucht, was ihm altersmäßig noch nicht zusteht, z. B. Einsicht, Lebenserfahrung und Bewusstseinserweiterung durch Lebensbewältigung. Weitsichtig sollte man nicht sein, sondern durch Entwicklung werden.

Stabsichtigkeit (Astigmatismus) und ihre Bedeutung

Kleine Unregelmäßigkeiten der Hornhautoberfläche können dazu führen, dass ein Bildpunkt nicht als Punkt gesehen werden kann, sondern auf der Netzhaut als Strich abgebildet wird. In 90% der Fälle tritt dieses Phänomen, Stabsichtigkeit oder Astigmatismus genannt, zusammen mit Kurz- oder Weitsichtigkeit auf und kann entsprechend interpretiert werden. Je stärker die Stabsichtigkeit ist, desto stärker stützt sich der Betroffene möglicherweise auf eine bestimmte Art der Unschärfe, um bestimmte Teile der geistigen Wirklichkeit zu verzerren oder zu unterdrücken.

Mit einem eingeschliffenen Zylinderglas in der Brille, mit einer entsprechenden Kontaktlinse oder durch Lasertherapie kann Stabsichtigkeit rückgängig gemacht werden. Im übertragenen Sinne deutet die Stabsichtigkeit an, dass hier eine Persönlichkeit im Verborgenen steckt, die die Welt ohne Sehhilfe verzerrt wahrnimmt und die eventuell Schwierigkeiten mit der „Gradlinigkeit“ hat, diese aber gerade im Bewusstsein entwickeln sollte.

Die Korrektur von Sehfehlern

Wenn der Netzhaut ein unscharfes Bild geliefert wird, ist man unzufrieden und erwartet Abhilfe und Änderung. Unsere modernen Denkstrukturen, in denen logisch-analytisches Denken bevorzugt wird, verlangen maximale Sehschärfe für optimales Funktionieren. So haben die modernen Technologien viele Möglichkeiten geschaffen, um Störungen im optischen System des „Kameraauges" zu beseitigen. Korrekturen durch Brillen und Kontaktlinsen, Lasertechnologie und andere operative Eingriffe werden im Folgenden erläutert.

Korrektur von Sehfehlern durch Brillen

Die sogenannten Brechungsanomalien der Augen, d.h. Kurz-, Weit- und Stabsichtigkeit lassen sich durch entsprechende Brillengläser korrigieren.

Vorteile:
Brillengläser bewirken im optischen System des Auges, dass wieder eine scharfe Abbildung auf der Netzhaut entsteht. Brillen stören die Augenoberfläche nicht, sind also „gesünder" als andere Hilfsmittel.

Nachteile:
Die Abbildung entspricht, besonders wenn eine höhergradige Brechungsanomalie vorliegt, nicht der „Wirklichkeit". Brillengläser für hohe Weitsichtigkeit erzeugen eine vergrößerte Abbildung der Welt, die für hohe Kurzsichtigkeit eine verkleinerte Sicht der Dinge. Auch haben Brillenträger ohne ihre Korrektur, also z.B. im Schwimmbad, unter Umständen Probleme.

Korrektur von Sehfehlern durch Kontaktlinsen

Da viele Kurz- oder Weitsichtige keine Brille tragen wollen (vielleicht, weil man ihr Handicap nicht sehen soll?), greifen sie lieber zu den kleinen modernen Kunststoffscheibchen, die direkt auf die Hornhaut aufgelegt werden: den Kontaktlinsen.

Vorteile:

Die Abbildung der Sehobjekte entspricht in der Größenordnung der „Wirklichkeit". Außerdem kann man eventuelle Fehlbildungen in der Wölbung der Hornhaut (z. B. Keratokonus) beeinflussen und korrigieren, allerdings nur mit sogenannten „harten" Kontaktlinsen. Ein weiterer Vorteil ist, dass man den Sehfehler vor der Umwelt verbergen kann.

Nachteile:

Kontaktlinsen stören den Tränenfilm und damit die Benetzung, Reinigung und Ernährung der Augenoberfläche. Außerdem sind sie pflegeintensiv. Wenn sie nicht sehr sorgfältig gereinigt oder über Nacht sauber aufbewahrt werden, droht eine Infektion des Auges. Es kann aber auch zu mechanischen Verletzungen des Auges kommen (durch die Kontaktlinse selbst oder das Manipulieren beim Einsetzen und Rausnehmen). Darüber hinaus können Bestandteile der Linsen (Kunststoffe mit „Weichmachern") und der Linsenpflegemittel teilweise vom Auge aufgenommen werden. Das Tragen von Kontaktlinsen über einen langen Zeitraum führt daher oft zu trockenen Augen, Allergien und anderen Unverträglichkeiten.

Korrektur von Sehfehlern durch Lasertechnologie

In den letzten Jahren wurden immer feinere und bessere Technologien entwickelt, die mit Laserstrahlen eine Korrektur von Sehfehlern ermöglichen. Dabei wird die Hornhaut des Auges bearbeitet, d.h. in der Regel verdünnt, und damit ihre Brechkraft reduziert. Langfristig zufrieden stellende Ergebnisse gibt es bisher für kurzsichtige Augen.

Vorteile:
Man braucht kein Hilfsmittel wie Brillen oder Kontaktlinsen, um scharf zu sehen. Das kann vor allem für höhergradige Brechungsstörungen zur Verbesserung der Lebensqualität führen.

Nachteile:
Es wird ein operativer Eingriff an einem gesunden Organ vorgenommen, mit allen dazugehörigen Risiken. Allerdings muss man bedenken, dass die inneren Bilder und das Bewusstsein von Kindheit an durch die frühere Sehweise geprägt sind. Man sollte also den Eingriff nicht nur als Schönheitsoperation betrachten, sondern sich auch mit seinem Bewusstsein auseinandersetzen.

Andere operative Eingriffe

Neben den Eingriffen mit Lasertechnologie gibt es eine Reihe von Operationen, die ebenfalls zur Korrektur von Sehfehlern eingesetzt werden. Hierzu zählen z.B. Hornhauttransplantationen und Kunstlinsenimplantationen. Hornhauttransplantationen (das Spendermaterial ist Leichenhornhaut) sind erforderlich, wenn starke Ausbuchtungen (z.B. Keratokonus) oder Hornhauttrübungen vorliegen. Kunstlinsenimplantationen werden bei sehr starken Brechungsanomalien, d.h. bei starker Kurz- oder Weitsichtigkeit, durchgeführt. Dabei wird vor die eigene Linse eine Kunstlinse ins Auge eingesetzt.

Vorteile:
Optisch störende Organveränderungen werden beseitigt, die Sehschärfe wird verbessert. Eine Verbesserung der Lebensqualität ist die Folge.

Nachteile:
Operative Maßnahmen bergen immer auch das Risiko, dass etwas „schief geht".

Man muss sich immer darüber im Klaren sein, dass Korrekturen von Sehfehlern über körperliche oder seelische Schwächen hinwegtäuschen können.

Versuche haben gezeigt, dass der Verzicht auf eine Korrektur verdrängte Emotionen freisetzen kann, die ansonsten dem Bewusstsein fernbleiben. Die Korrektur hält also unter Umständen unliebsame Emotionen in Schach oder unterdrückt sie sogar. Eine Brille ist auch eine Wand gegenüber der Umwelt, hinter der man sich verstecken kann. Sie stört bei näherem Kontakt wie z. B. umarmen oder küssen und kann Nähe verhindern. Das Tragen der Brille ermöglicht scharfes Sehen und damit das Fokussieren auf das für den Patienten vordergründig Wichtigste, wie z. B. die Bewältigung der Lebensaufgaben und Leistungssteigerung, was wiederum logisches Denken fördert. Gerade bei Kurzsichtigen kommt hinzu, dass ein übermäßiges Zusammenziehen der Muskeln durch sehr genaue Brillen und Kontaktlinsen unterstützt wird, was eventuell die Abwehrhaltung des Kurzsichtigen gegenüber schmerzhaften Gefühlen fördert.

Bei manchen Menschen sollen die verdrängten Gefühle vielleicht nicht hochkommen, haben sich aber längst im Körper als Blockaden festgesetzt, bei Kurzsichtigen eben im Bereich der Augen, bei anderen Menschen eventuell in anderen Körperteilen. Ausschließlich den Brechungsfehler zu beseitigen, kann bedeuten, aus Angst vor der Konfrontation mit dem eigenen Innenleben und den eigenen Gefühlen Schmerz vermeiden zu wollen.

Wechselnde Sehstörungen

Viele Schwankungen der Sehschärfe sind, wie bereits dargestellt, auf Stress, psychische Probleme oder intensive Naharbeit zurückzuführen. Es gibt aber auch Augenkrankheiten, die mit wechselnden Sehstörungen einhergehen. Klagen Patienten über häufig wechselnde Sehschärfe, mit oder ohne Brille, so muss man nachprüfen, ob sich dahinter Diabetes verbirgt oder ein schlecht eingestellter Diabetes vorhanden ist. Eine Erhöhung der Zuckerkonzentration im inneren Augenwasser erhöht die Brechkraft des Auges, was wechselnde Sehstörungen hervorrufen kann. Bei länger bestehendem Diabetes kann auch ein sekundärer Grauer Star, der sogenannte Zuckerstar, entstehen. Es hat sich darüber hinaus in Untersuchungen gezeigt, dass viele Diabetiker besonders empfänglich für Stress sind und im Stress mit stark schwankenden Blutzuckerwerten reagieren. Hier wird ein direkter Einfluss der Psyche auf die hormonell gesteuerte Blutzuckerregulation erkennbar. Leicht erregbare Diabetiker sollten daher dringend Entspannungsmethoden nutzen.

Wechselnde Sehstörungen mit gravierenden Veränderungen der Sehkraft sind natürlich ein ernst zu nehmendes Symptom. Im Vordergrund stehen dabei rein statistisch die Entzündungserkrankungen mit mannigfachen Hintergründen und Ursachen.

So können schon Veränderungen an den Lidern das Sehen stark stören, z. B. bei Fehlstellungen oder Entzündungen. Auch krankhafte Befunde an der Bindehaut können in mannigfacher Weise die Sehkraft beeinträchtigen, wenn z.B. entzündliche Knötchen der Lidbindehaut (sogenannte Pflastersteinkonjunktivitis) auf der Hornhaut scheuern.

Auch Veränderungen der Zusammensetzung der Tränenflüssigkeit können die komplizierten Mechanismen der Klarerhaltung der Hornhaut stören (siehe weiter unten den Abschnitt zu Keratokonjunktivitis sicca). Ist die klare Hornhaut entzündet, so geht das praktisch immer mit mehr oder weniger ausgeprägten Sehstörungen einher, die manchmal zurückgehen und manchmal bestehen bleiben.

Die Entzündung der Regenbogenhaut, die Iritis genannt wird, beschränkt sich auf den vorderen Augenbereich, d.h. die vordere Augenkammer. Sie geht mit starken Schmerzen einher, mit Blendungsempfindlichkeit, Sehstörungen und hochrotem Auge und sichtbar verengter Pupille. Ist die Lederhaut des Auges von Entzündungen betroffen, so sind Schmerz und Rötung die Leitsymptome*. In schweren Fällen kommt es auch zu Sehstörungen.

*Leitsymptom nennt man das führende oder Hauptsymptom einer Erkrankung. Bei der Regenbogenhautentzündung ist z. B. die enge Pupille ein Leitsymptom, es leitet zur richtigen Diagnose. Dieses Leitsymptom unterscheidet die Regenbogenhautentzündung von der Bindehautentzündung oder dem Glaukomanfall. Diese verursachen zwar auch ein rotes Auge aber keine enge Pupille.

Auch Veränderungen des Augeninneren führen zu Sehstörungen. Hier kommen besonders alle Formen der sogenannten Uveitis (sprich Uve-itis) in Betracht. Eine Entzündung der hinteren Augenabschnitte, die sogenannte Uveitis posterior, verursacht in der Regel keine Schmerzen, aber deutliche Sehstörungen durch die Ansammlung von Entzündungszellen im Augeninnenraum.

Reine Aderhaut- oder Netzhautentzündungen als Ursache von Sehstörungen sind immer schmerzfrei, da die Netzhaut keine schmerzempfindlichen Nervenfasern besitzt. Hier ist die Sehstörung das Leitsymptom der ansonsten verborgenen Krankheit.

Im Augeninneren wird schließlich auch die Sehnervenscheibe häufig in die Entzündungsprozesse des Gehirns oder der Augen einbezogen. Sie kann aber auch eigenständig von Entzündungs- oder Gefäßprozessen betroffen sein oder anschwellen, wenn etwa ein zu hoher Hirndruck vorhanden ist. Sehnervenerkrankungen können von leichten Sehstörungen bis hin zur Erblindung verschieden stark ausgeprägt sein.

Über wechselnde Sehschärfe klagen auch Patienten mit Makuladegeneration. Es ist anzunehmen, dass die im Tagesverlauf wechselnde Blutfülle der unter der Netzhaut gelegenen Aderhaut sowie andere Kreislauffaktoren dabei eine Rolle spielen.

Sehstörungen verschiedenster Art können natürlich auch durch gutartige oder bösartige Tumoren im Augen- und Hirnbereich ausgelöst werden.

Verlust der Sehschärfe und Blindheit

Das Wort „Blindheit“ wird allgemein mit totaler Finsternis und „gar nicht mehr sehen können“ assoziiert und ruft bei vielen Menschen tief empfundene Ängste wach. Auch bei kleinen Sehstörungen wird diese Angst aktiviert und bringt den Patienten relativ schnell zum Augenarzt. Eigentümlicherweise ist für die meisten Menschen die Vorstellung, das Augenlicht zu verlieren, weitaus schlimmer als die Vorstellung vom Verlust eines anderen Sinnesorgans oder eines Körperteils.

Der Gesetzgeber zahlt Blindengeld, wenn die Sehkraft des besseren Auges 2% oder weniger beträgt. Für gut sehende Menschen ist das unvorstellbar wenig, aber Sehbehinderte oder fast Blinde können mit dieser Restsehschärfe sehr viel anfangen, und sie bewegen sich teilweise unglaublich selbstverständlich in ihrer Umgebung, beinahe wie voll Sehende. Dieser Sehrest bedeutet für sie unendlich viel, denn er erlaubt ihnen relative Unabhängigkeit. Auch alte Menschen, die an Makuladegeneration (siehe weiter unten) quasi erblindet sind, können mit ihrem Restgesichtsfeld noch sehr viel anfangen, so dass sie sich in gewohnter Umgebung frei und gut bewegen können. Auch vielen Diabetikern, die länger als 20 bis 30 Jahre Diabetes haben, geht es ähnlich: die Sehschärfe geht allmählich verloren, aber die Anpassung des Gehirns an diese Bedingungen ist erstaunlich gut.

Völlige Blindheit entsteht, wenn gar keine Lichtenergie mehr zum Gehirn weitergeleitet wird, oder wenn die für das Sehen zuständigen Gehirnareale, z. B. durch einen Schlaganfall, nicht mehr funktionieren.

In Bezug auf Blindheit besteht ein großer Unterschied, ob jemand seit Geburt blind ist und noch nie gesehen hat, oder ob er erst im Laufe seines Lebens erblindet ist. Die Späterblindeten hatten die Möglichkeit, eine normale „visuelle Intelligenz“ zu entwickeln und haben eine innere Bilderwelt geschaffen, die ihnen nicht verloren geht. Sie wissen z. B., wie eine rote Rose aussieht oder wie ein Adler fliegt. Sie kennen die Höhen der Berggipfel und die Weiten des Ozeans. Sie haben eine ganz andere Vorstellung von der Welt als die Geburtsblinden. Letztere haben z. B. keinen Zugang zu Malerei und sind auch eingeschränkt in der Wahrnehmung anderer Menschen; so fehlt ihnen z. B. der Zugang zur Körpersprache.

Generell sind Blinde auch bezüglich ihres Hormon- und Immunsystems anders „programmiert". Da Licht ein wichtiger Impulsgeber für die Produktion für Melatonin* in der Hirnanhangdrüse ist, findet man bei Blinden häufig einen gestörten Schlafrhythmus. Die Ungleichgewichte im Hormon- und Immunsystem bedingen zudem eine höhere Anfälligkeit für Krankheiten, besonders, wenn Stress diese Funktionssysteme des Körpers zusätzlich strapaziert.

*Melatonin ist ein Botenstoff (Hormon), der in der an der Gehirnbasis gelegenen Zirbeldrüse gebildet wird. Melatonin ist für den Schlaf-Wachrhythmus zuständig und wird nur nachts ausgeschüttet. Je länger die Nacht, desto länger die Ausschüttung. Eine geringe Ausschüttung führt zu Schlafstörungen (z.B. bei Schichtarbeit, Zeitumstellung nach Überseeflügen etc.).

Blinde sind vom Schicksal gezwungen, nach innen zu sehen, da ihnen die Möglichkeit, in die Welt zu schauen und dort ihre Projektionsflächen zu nutzen weitgehend genommen ist. Sie haben somit eine andere Weltsicht und eine andere Art von Innenschau. Dies ermöglicht ihnen, die Blindheit des Körpers zu überwinden, indem sie die Sehstörungen ihres Bewusstseins vermehrt bearbeiten. Die Blindheit gibt ihnen eine größere Chance als Sehenden, zu höherer Einsicht zu gelangen. St. Exupéry formulierte es im *Kleinen Prinz* so: „Man sieht nur mit dem Herzen gut, das Wesentliche ist für die Augen unsichtbar."

Menschen mit Symptomen im Augenbereich sind sozusagen seelenblind, da sie ihre eigenen Konflikte, die häufig im Unterbewusstsein verborgen sind, nicht erkennen können. Erst das Augensymptom macht sie auf die seelische Not aufmerksam.

Blind im übertragenen Sinne ist ein Mensch, der das Sehen verlernt hat, der orientierungslos geworden ist.

In der Bibel gibt es eine Therapiegeschichte zur Heilung von Blindheit: die Geschichte von „Jesus und der Heilung des Blinden“. Jesus machte den Blinden wieder sehend, was bedeutet, dass er dem Blinden mit seiner Liebe und dem vollen Annehmen und Akzeptieren die innere Sehkraft zurückgeben konnte. So konnte der Blinde sich selbst wieder richtig sehen und damit zu sich selbst finden. „Selbstfindung und Gottfindung ist ein und derselbe Vorgang“, sagt Eugen Drewermann. Wer sich also selbst gefunden hat bzw. sein Selbst im Leben stehend entwickelt hat, der ist nicht (mehr) blind.

Leitsymptom Augapfelbewegungsstörungen

Schielen bei Kindern

Die beiden Augäpfel werden von je sechs äußeren Muskeln bewegt und erlauben dadurch das Sehen in verschiedene Blickrichtungen. Die Koordinierung dieser Bewegungsabläufe wird durch eine komplizierte Steuerung des Gehirns möglich. Treten in der frühkindlichen Hirnentwicklung (z. B. im Mutterleib durch körperliches oder seelisches Leid der Mutter) Störungen auf, so kann sich das nach der Geburt irgendwann in Form von Schielen bemerkbar machen. Es gibt aber auch eine erbliche Veranlagung zum Schielen. Die Augäpfel werden dann nicht mehr koordiniert bewegt. Schielen (Strabismus) ist also die Unfähigkeit, die Blicklinien beider Augen auf einen Punkt zu richten. Es tritt häufig zusammen mit Brechungsanomalien, meistens Weitsichtigkeit, auf.

Schielen wird zu verschiedenen Zeiten in verschiedenen Kulturen anders bewertet. Bei den Inkas galten schielende Menschen als Gottessöhne. In unserer Zeit und Kultur wird Schielen eher als störend empfunden und frühzeitig operiert. Wenn man sich mit einem schielenden Menschen unterhält, hat man das Problem, ihm nie konkret in beide Augen schauen zu können; man muss sich entscheiden, in welches der beiden Augen man sehen will. Das führt zu Verunsicherungen des schielenden Menschen und seines Gegenübers. Von Sartre wissen wir, dass er sich als Schielkind immer als Außenseiter fühlte. Er hielt sich im Hintergrund, um den feindseligen Blicken der anderen auszuweichen.

Augapfelbewegungsstörungen als Ursache kindlichen Schielens sind relativ häufig anzutreffen und müssen rechtzeitig, d.h. so früh wie möglich, behandelt werden, da sich sonst im Gehirn wichtige Vernetzungen nicht bilden können und die Sehrinde sich nicht richtig ausdifferenziert. Dies gilt umso mehr, wenn infolge eines vorhandenen Schielwinkels ein Auge zum Sehen bevorzugt wird, und der Seheindruck des anderen Auges im Gehirn unterdrückt wird. Bei bestimmten Formen des Schielens müssen eventuell die Augen wechselseitig abgeklebt werden, damit auch beide Augen am Sehakt teilnehmen können und die Sehfähigkeit jedes einzelnen Auges trainiert wird. Eventuell muss aber auch operiert werden.

Trotz Abkleben oder Operation werden aber bestimmte Sehfähigkeiten nicht mehr voll entwickelt. Selbst wenn die Sehachsen richtig zu stehen scheinen und ein befriedigendes kosmetisches Ergebnis erreicht wurde, fehlt schielenden oder ehemals schielenden Menschen auch bei voller Sehschärfe oft das beidäugige Sehen mit räumlicher Wahrnehmung. Das Gehirn gleicht das zwar teilweise aus – so schaffen es auch ehemals Schielende gut, einen Faden in die Nadel zu fädeln – doch können sie keine dreidimensionalen Bilder sehen. Sie können aber Tennis spielen, weil sie aufgrund ihres hervorragenden peripheren Gesichtsfeldes den Ball treffen können.

Es gibt eine interessante Theorie, nach der kindliches Schielen mit Partnerschaftsproblemen der Eltern zusammenhängt. In frühkindlicher Phase, so die Theorie, war durch die Probleme der Eltern der Prozess des Fixierenlernens gestört. Schielt dann das rechte Auge (das „Vaterauge", assoziiert mit der linken = logischen Gehirnhälfte) scheint die Beziehung zum Vater gestört, schielt das linke Auge (das „Mutterauge", assoziiert mit der rechten = gefühlsbetonten Gehirnhälfte) scheint eine Mutterproblematik vorzuherrschen. Der Betroffene ist gespalten: Mit dem geradeaus sehenden Auge sieht er sozusagen die gesellschaftlich gewünschten Tatsachen, mit dem anderen versucht er, seine persönlichen Bedürfnisse zu unterdrücken.

Schielen und Doppelbilder bei Erwachsenen

Wenn Erwachsene plötzlich anfangen zu schielen, kann es daran liegen, dass ein Auge nicht mehr gut sieht und in eine Schielstellung abweicht oder dass eine Hirnnervenlähmung vorliegt, meistens als Folge einer Gehirnerkrankung. Sehen beide Augen gut, geraten aber in eine Schielstellung, so entstehen Doppelbilder. Doppelbilder als Begleitsymptom bei neurologischen oder internistischen Erkrankungen bedürfen dringender Abklärung und Therapie entsprechend der zugrundeliegenden Grunderkrankung (z. B. bei Multipler Sklerose, nach Schlaganfall, bei Schilddrüsenerkrankungen etc.). Da bei der Grunderkrankung häufig seelische Belastungen als Hintergrund erkennbar sind (z. B. Verlusterlebnisse bei der Basedowschen Erkrankung), bedürfen diese, zusätzlich zur schulmedizinischen Behandlung der Grunderkrankung, dringend einer psychologischen Betreuung.

Es gibt auch Doppelbildwahrnehmungen, die von einem Auge entstehen, so genannte monokulare Doppelbilder. Sie sind eher selten, erfordern jedoch ebenfalls eine Abklärung.

Manchmal ist eine schlechte Kontaktlinse oder ein verzerrendes Brillenglas die Ursache, in Frage kommen aber auch Hornhautveränderungen, Linsentrübungen, Irisveränderungen oder Netzhautveränderungen (Entzündungen, Narben, Ablösungen, Blutungen etc.).

Bei Menschen, die eine Neigung zum Schielen haben, kann durch Stress oder zu lange Naharbeit am PC ihr schwaches beidäugiges System plötzlich zusammenbrechen. Die gestörte Koordination der Muskeltätigkeit führt dann zu Doppelbildwahrnehmungen. Durch Stressminderung und Augenübungen ist dieses Problem oft sehr gut zu beheben.

Um unsere Welt dreidimensional wahrnehmen zu können, brauchen wir zwei Augen, die einen Gegenstand aus zwei unterschiedlichen Perspektiven sehen; nur so können wir die räumliche Tiefe eines Gegenstandes beurteilen. Bei schielenden Menschen ist die erforderliche Koordination der Augen gestört, sie können – selbst wenn beide Augen eine hundertprozentige Sehkraft haben – niemals dreidimensional sehen (was die Betroffenen oft selbst nicht merken oder wahrhaben wollen). Ihr Sehen ist flach und ohne Dimension. Manche Schieler wechseln ständig zwischen dem rechten und linken Auge und dem jeweiligen Seheindruck hin und her, können aber nie mit beiden Augen gleichzeitig wahrnehmen, haben also zwei wechselnde Sichtweisen und betonen im übertragenen Sinn die Polarität des Lebens.

Bei manchen Schielern ist ein Auge sehschwach, so dass sie funktionell einäugig sind und sozusagen die volle Dimension des Daseins nicht erkennen können. Wer auf einem Auge blind ist, ist einseitig, will vielleicht etwas nicht sehen, sieht nur seinen eigenen Standpunkt und nicht gleichzeitig auch dessen Gegenteil. Im übertragenen Sinne könnte man dieses Symptom so deuten, dass Schieler mit zweierlei Maß messen und häufig einäugig statt einsichtig sind.

Leitsymptom Gesichtsfeldausfall

Chorioretinitis centralis serosa

Wenn ein Patient plötzlich Dunkelfelder in seinem Gesichtsfeld bemerkt oder gar spürt, dass ihm nach rechts oder links oder in der Mitte ein Teil seines Sehfeldes fehlt, so ist das immer ein sehr ernst zu nehmendes Zeichen. Es gibt viele Augenerkrankungen oder auch Hirnerkrankungen, die ursächlich in Betracht kommen, aber es gibt auch allein durch Stress ausgelöste Gesichtsfeldausfälle. Sind diese im Sehzentrum, so sieht man häufig ein Krankheitsbild, das besonders jüngere Männer unter erheblichem Leistungsdruck entwickeln, die sogenannte Chorioretinitis centralis serosa, auch Retinopathia centralis serosa genannt. Als Folge einer Membranstörung tritt unter der Netzhaut an einem Punkt in der Nähe der Makula Flüssigkeit aus und verursacht entsprechende Sehstörungen wie z. B. verzerrt sehen und Gesichtsfeldausfälle.

Schulmedizinisch ist das Phänomen nicht zu erklären, aber psychosomatisch orientierte Augenärzte nennen es „die Träne unter der Netzhaut". Sie entspricht als Symptom den unterdrückten, nicht geweinten Tränen. Neue Forschungsergebnisse haben gezeigt, dass diese Patienten erhöhte Werte des Stresshormons Endothelin im Blut haben. Gerade Männer werden auch heute noch besonders darin geschult, ihre Emotionen zu unterdrücken, statt sie nach außen zu leben; ein Junge soll nicht weinen, muss seinen Mann stehen, erfolgreich sein und nicht jammern, auch wenn es ihm seelisch oder körperlich schlecht geht. So sind es meistens besonders sensible Männer, die ihre unterdrückten Gefühle mit der Chorioretinitis zum Ausdruck bringen; die durchlässig gewordene Membran unter der Netzhaut soll sie ersatzweise durchlässig machen für ihre Gefühle. Das Symptom will sie auf einen unterdrückten Konflikt und eine unglückliche Lebenssituation aufmerksam machen. Sie deutet auf zu starke Belastung und zu hohen Anpassungswillen hin.

Amaurosis fugax („flüchtige Erblindung")

Eine weitere Erkrankung, die typischerweise zu Gesichtsfeldausfällen und Sehstörungen bis zur vorübergehenden Erblindung führt, ist die sogenannte Amaurosis fugax, die „flüchtige Erblindung". Hier führt zumeist Stress zur Ausschüttung von Stresshormonen (z.B. Adrenalin, Endothelin) und in der Folge zu krampfartigen Gefäßverengungen, besonders in den zentralen, winzig kleinen Augenarterien mit ihren Ästchen. Es kommt zu einer Durchblutungsstörung und damit zu einem Sauerstoffmangel der Netzhaut, der zu Sehstörungen und Gesichtsfeldausfällen führt. Löst sich die Verkrampfung, kommt die Sehschärfe zumeist komplett wieder, löst sie sich nicht, entstehen unter Umständen bleibende Gesichtsfeldausfälle.

Häufig findet man bei Patienten mit dieser flüchtigen Erblindung bereits durch Stress verursachte Grunderkrankungen, wie z.B. hohen Blutdruck, hohe Blutfettwerte und vieles andere mehr. Auch eine Arteriosklerose der Hauptschlagadern, von denen sich letztendlich die kleinen Hauptaugenarterien abzweigen, kann zur Mangeldurchblutung des Auges mit Gesichtsfeldausfällen führen. Das Symptom der Amaurosis fugax ist ein drastischer „Wink mit dem Zaunpfahl", ein Alarmzeichen hoher Dringlichkeitsstufe; löst sich die Verkrampfung nicht mehr, ist das Auge unwiederbringlich geschädigt. In Extremfällen kann Blindheit die Folge sein.

Der Patient ist möglicherweise so blind für seine eigenen seelischen Konflikte, dass ihn erst die drohende Erblindung aufwachen lässt und nach innen führt, um ihn dort erkennen und sehen zu lassen.

Andere Ursachen für Gesichtsfeldausfälle

Gesichtsfeldausfälle gibt es aufgrund verschiedener Ursachen im Auge oder im Gehirn. Im Auge selbst kommen z. B. Blutungen, Netzhautablösungen, Netzhautlöcher, Tumoren, Glaskörperabhebungen, Glaskörperzusammenfall und Entzündungen in Betracht. Die Blutungen sind oft Folge eines Allgemeinleidens, besonders häufig Diabetes. Lange bestehender Diabetes (10 bis 20 Jahre oder mehr) führt praktisch immer irgendwann zu Blutungen im Augeninneren. Aber auch hoher Blutdruck und Gefäßverschlüsse, Thrombosen oder Infarkte können Blutungen im Auge auslösen.

Gesichtsfeldausfälle aufgrund von neurologischen Erkrankungen können mannigfache Ursachen haben, so dass man hier ein eigenes Nervenheilkundebuch aufführen müsste, um die ganzen Differentialdiagnosen* zu erläutern. Sehr häufige Grunderkrankungen sind aber Multiple Sklerose, Schlaganfall oder Tumoren. Jeder Gesichtsfeldausfall bedarf also ganz dringend einer Abklärung; es handelt sich grundsätzlich um ein ernst zu nehmendes Symptom.

i

*Differentialdiagnose: Ein Symptom kann durch verschiedene Krankheiten verursacht werden, so dass nicht nur eine Diagnose dazu passt, sondern viele verschiedene. Verschiedene neurologische Erkrankungen können z. B. zu Gesichtsfeldausfällen führen, die dann „differentialdiagnostisch“ abgeklärt werden müssen.

Halbseitenblindheit und Verlust des zentralen Gesichtsfeldes

Bei der Halbseitenblindheit, der sogenannten Hemianopsie, fallen beide Gesichtsfeldhälften aus, entweder beide nach rechts oder nach links oder beide nach außen. Sie zeigen damit eine Schädigung der Sehbahn an. Ursache sind meistens Entzündungen.

Die Deutung von Halbseitenblindheit liegt auf der Hand. Da das linke Auge der rechten intuitiven Hirnhälfte zugehörig ist und das rechte Auge der linken Hirnhälfte, in der logisches Denken bevorzugt wird, könnte man im übertragenen Sinne darüber nachdenken, was der rechts- oder linksseitige Ausfall bedeutet.

Bestimmte Tumoren der Hirnanhangsdrüse können ebenfalls zu halbseitigen Gesichtsfeldausfällen führen, z. B. so, dass beide Außenteile des Gesichtsfeldes fehlen und man wie mit Scheuklappen durch die Welt geht.

Bogenförmige Gesichtsfeldausfälle

Bogenförmige Gesichtsfeldausfälle findet man charakteristischerweise bei Patienten mit Grünem Star (siehe Kapitel 4 weiter unten). Eine gestörte Augeninnendruckregulation in Kombination mit Durchblutungsstörungen im Sehnerv führt zum Untergang von Sehnervenfasern, was sich an typischen Ausfällen im Gesichtsfeld erkennen lässt. Der Grüne Star ist in besonderem Maße eine „Stresskrankheit".

Leitsymptom gestörte Augeninnendruckregulation

Ein zu hoher Augeninnendruck wird Grüner Star oder Glaukom genannt. An dieser Stelle soll nur darauf hingewiesen werden, dass Stress nicht nur bei Glaukomkranken zur Erhöhung des Augeninnendruckes führen kann, sondern auch bei augengesunden Kurzsichtigen. Dies war in sehr einfachen Testanordnungen überprüfbar, indem man gesunde kurzsichtige Menschen unter wiederholbaren Laborbedingungen definiertem Stress ausgesetzt hat.

Die Versuchspersonen mussten z. B. unter starker Geräuschbelastung Rechenaufgaben lösen. Dieser Stress wurde als so belastend empfunden, dass unmittelbar danach signifikant erhöhte Augeninnendruckwerte gemessen wurden. Viele kurzsichtige Menschen wissen nicht um diese Anfälligkeit. Wenn Sie also besonders schnell auf Stress reagieren, sollten Sie darüber informiert sein.

In einer weiteren Studie konnten diese Ergebnisse für eigentlich normalsichtige Menschen bestätigt werden. Bei augengesunden Patienten wurde unmittelbar vor einer Operation der Augeninnendruck gemessen: Er war signifikant höher als sonst.

Erhöhter Augeninnendruck kann auch als Begleiterscheinung anderer Augenerkrankungen (sogenanntes Sekundärglaukom) auftreten, besonders bei Entzündungen, Blutungen, Tumoren, Linsenveränderungen oder auch postoperativ. Auch Allgemeinerkrankungen wie z. B. Diabetes können zu einem erhöhten Augeninnendruck führen. Zu bedenken ist zudem, dass verschiedene Medikamente als Nebenwirkung erhöhten Augendruck verursachen können. Auch ein zu niedriger Augeninnendruck kann zu Funktionsstörungen bis hin zur Erblindung führen (ausführliche Besprechung des Grünen Stars siehe weiter unten).

Leitsymptom Farbsinnstörungen

Farbsinnstörungen führen dazu, dass die Welt in der Fülle ihrer scheinbar grenzenlosen Farbschattierungen nicht mehr wahrgenommen werden kann. Teile von ihr werden ausgeblendet, das Leben wird dadurch eintönig und farblos. Wenn die Störung nicht angeboren, sondern später erworben ist, handelt es sich um ein ernst zu nehmendes Warnsymptom. Es gilt zu forschen nach Diabetes, Grünem Star, Sehnervenerkrankungen oder Makulaprozessen. Auch unerwünschte Nebenwirkungen von Medikamenten kommen ursächlich in Betracht. Zusätzlich wird man auch bei Farbsinnstörungen wieder auf zahlreiche durch Stress verursachte Grunderkrankungen treffen.

Leitsymptom Schmerz

Bemerkenswerterweise verlaufen die meisten Augenerkrankungen relativ schmerzfrei oder ganz ohne Schmerzen als Warnsignal. Das Auge bevorzugt eher einen organtypischen Hinweis, nämlich die Sehstörung, um auf sich aufmerksam zu machen. Es will auffordern hinzusehen, nicht hinzufühlen (Schmerz zwingt zum Hinfühlen), zu erkennen, wo im Bewusstsein oder Unterbewusstsein Konflikte und seelische Not verborgen sind.

Die Oberfläche des Auges allerdings, die der Außenwelt zugewandt und somit schutzbedürftiger ist, ist sehr reichhaltig mit sensiblen Nervenfasern ausgestattet. Ein kleiner Fremdkörper, Wind, Wetter und Sonne rufen sofortige Reaktionen hervor und zwingen zu Schutzmaßnahmen. Ein einziges Sandkorn könnte unter Umständen gefährlich werden, deshalb werden auch alle Beeinträchtigungen der Oberfläche sofort durch heftigen Schmerz signalisiert.

Da Stress über den Weg einer geschwächten Immunabwehr auch zu Bindehaut- und Hornhautentzündungen führen kann, ist in diesen Fällen der Schmerz ein wichtiges Signal und Leitsymptom. Er veranlasst die Betroffenen zu rascherem Handeln als es z.B. eine sich allmählich entwickelnde Sehstörung tun würde. Im Augeninneren sind Iris und Ziliarkörperentzündungen mit Schmerzwahrnehmung verbunden, ebenfalls ein zu hoher Augeninnendruck. In diesen Fällen ist der Schmerz ein Hilferuf des Organs mit sehr hoher Dringlichkeit. Erforderlich ist primär rasches schulmedizinisches Handeln, sekundär aber auch das Hinterfragen des Symptoms Schmerz. Der äußere Schmerz entspricht unbewusst einem seelischen Schmerz. Das wo und warum zu ergründen, wäre notwendig und hilfreich.

Das Wichtigste in Kürze:
Funktionsstörungen der Augen äußern sich in verschiedenen Symptomen, die ihren jeweils eigenen Aussagewert haben und zum Hinsehen auch der sich darin ausdrückenden Seelenproblematik auffordern wollen. So liegt z. B. der Asthenopie (kraftloses Sehen) eine fast ausschließlich psychosomatische Stressproblematik zugrunde. Kurzsichtige Menschen haben ein anderes Charakterprofil und andere Seh- bzw. Lebensgewohnheiten als Weitsichtige. Das Beseitigen dieser Augenzustände verändert die beteiligte Seelenstruktur meistens nicht. Blindheit hat ihre ganz eigene Bedeutung, ermöglicht den Betroffenen, andere Wahrnehmungsqualitäten und eine vertiefte Innenschau zu entwickeln. Menschen mit Doppelbildern oder Schielende können die „Wirklichkeit" nicht so wahrnehmen, wie sie ist, sie blenden oft einen Teil aus. Gesichtsfeldausfälle sind ernste, oft neurologische Symptome, deuten aber auch eine ebenso ernste seelische Problematik an. Farbsinngestörte blenden einen Teil der Farbigkeit der Welt aus. Schmerz, besonders Augenschmerz, ist ein Alarmsymptom hoher Dringlichkeitsstufe, oft auch ein verborgener Schrei der Seele.

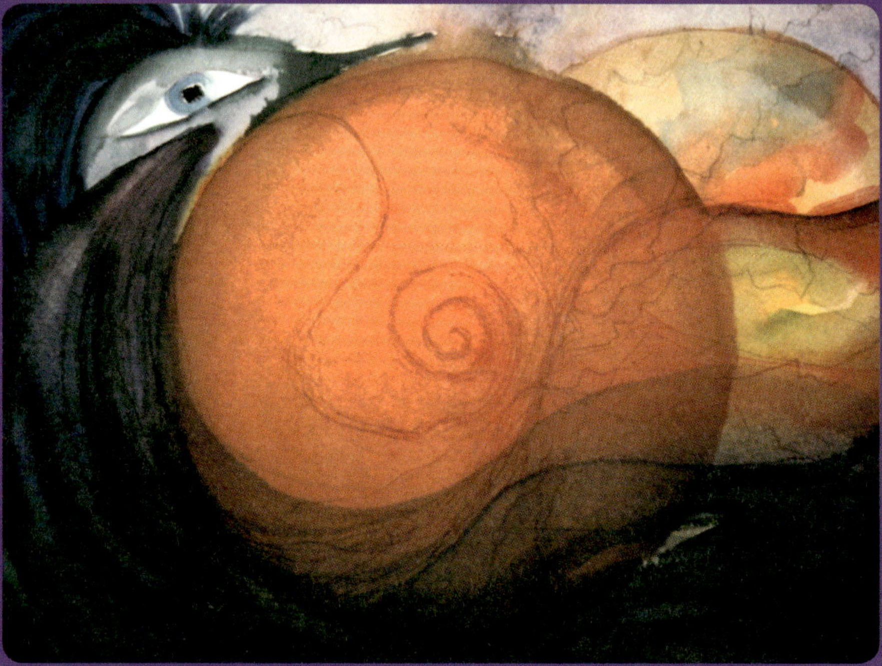

Geburt von Selbst (Irene Bollig)

KAPITEL 4:
SPEZIELLE AUGENERKRANKUNGEN
(in anatomischer Reihenfolge von außen nach innen)

Worum es in diesem Kapitel geht:
- Erkrankungen der Lider
- Tränensack- und Tränendrüsenentzündung
- Erkrankungen der Augenoberfläche – Bindehautentzündungen
- Erkrankungen der Hornhaut und der Lederhaut
- Augeninnenentzündung
- Erkrankungen der Netzhaut
- Augeninnendruck und Augendurchblutung

Erkrankungen der Lider

Lidrandentzündung – Blepharitis

Eine chronische Lidentzündung (in der Fachsprache: Blepharitis) mit Rötung und Schuppung der Lidkanten ist häufig bei Menschen mit generellen Hautproblemen zu finden. Gerade bei Atopikern, also Menschen mit einer Neigung zu allergischen Reaktionen, sind Haut und Schleimhäute besonders empfindlich gegen Umweltallergene, ihr Immunsystem reagiert über das normale Maß hinaus. Zu dieser Gruppe gehören besonders Patienten mit einem atopischen Ekzem und mit Neurodermitis. Etwa bei der Hälfte dieser Patienten sind regelmäßig auch die Augen, zumeist die Lidhaut oder Bindehaut, beteiligt. Die Symptome verschlechtern sich besonders im Herbst und Frühjahr deutlich, da sich das Immunsystem dann in einer jahreszeitlichen Umstellungsphase befindet.

Hautärzte haben mittlerweile erkannt, dass nicht nur allergieauslösende Stoffe Reaktionen hervorrufen, sondern dass Probleme in der sozialen Umgebung und Stress einen erheblichen Einfluss auf die Erkrankung ihrer Patienten haben. Darüber hinaus haben viele Menschen eine angeborene Schwachstelle im Bereich der Haut, so dass sie schnell mit Ausschlägen, Ekzemen etc. reagieren.

Während eines akuten Schubs findet man häufig Lid- und Bindehautschwellungen, rote Augen und vermehrtes Tränen. Typische Zeichen sind ausgefallene Wimpern und Pigmentverlust der Lider: Diese weisen auf die Veranlagung des Patienten hin. Mitunter werden die Entzündungen auch chronisch und führen dann zu ausgeprägt trockenen Augen und knötchenförmigen Verdickungen unter dem Oberlid (Konjunktivitis vernalis oder Pflastersteinkonjunktivitis). Viele atopische Patienten haben auch typische Hornhautveränderungen oder pathologische Hornhautwölbungen.

Bei etlichen Betroffenen treten früher oder später auch Linsentrübungen auf, eine sogenannte Cataracta syndermatotica oder complicata, mit spezifischen Trübungsformen unter der hinteren Linsenkapsel. Da bei diesen Patienten die immunologische Abwehrfunktion der Lider, der Augenoberfläche und der Tränendrüse gestört ist, neigen sie häufig zu Herpesinfektionen oder Gesichtsrose. Bekanntermaßen flackern die Entzündung und Symptome im Lid- und Augenbereich auf, wenn es dem Patienten seelisch und körperlich schlecht geht. Patienten mit Neurodermitis und Schuppenflechte (Psoriasis) können gerade davon „ein Lied singen", weil ihre Krankheitsschübe direkt proportional zu ihrer emotionalen Situation auftreten.

Die allergischen Reaktionen an den Lidern, die zahlenmäßig sehr zunehmen, sind eine Kampfreaktion und Auseinandersetzung zwischen Antigenen und Antikörpern. Hier werden normale Bestandteile des Lebens (Allergene sind für gesunde Menschen harmlose Normalstoffe) oder im übertragenen Sinne auch bestimmte Geschehnisse nicht mehr vertragen. Man möchte am liebsten die Augen davor verschließen, den Kampf vermeiden.

Lidkrampf – Blepharospasmus

Der Lidkrampf, in der Fachsprache Blepharospasmus genannt, ist eine für Patienten äußerst unangenehme und für die Umwelt eigentümliche Erkrankung. Es kann sich um einen „Tic" handeln, manchmal stecken aber gravierende neurologische Grunderkrankungen dahinter. Das krampfhafte Blinzeln verursacht Schmerzen, lässt die Augen tränen und macht sie lichtempfindlich, letzteres besonders durch die aus dem Lidkrampf resultierenden Hornhautveränderungen. Häufig sind auch Veränderungen an der Bindehaut zu beobachten, in schweren Fällen entsteht sogar aus unerklärlichen Gründen eine Augeninnenentzündung (Uveitis). Manchmal können Medikamente einen Lidkrampf verursachen, z.B. Chemotherapeutika aus der Krebsbehandlung, Medikamente gegen Epilepsie (Neuroleptika), gegen Magersucht (Anorektika) oder Sympathikus stimulierende Medikamente (Sympaticomimetika).

Wird keine bestimmte Ursache gefunden, nennt man diese Störung „essentiell". Es fällt dann aber auf, dass die Patienten, besonders wenn sie aufgeregt und im Stress sind, den Lidkrampf verstärken, wogegen er in Entspannung völlig aufgehoben sein kann.

Auf der Grundlage von Erfahrungen und psychologischen Erkenntnissen kann man sagen, dass der Körper hier einen feindseligen und aggressiven Impuls umsetzt, der nicht gesehen, also unterdrückt werden soll, aber dennoch an die Oberfläche kommt (Konversionssymptom). Man hat herausgefunden, dass Menschen, die an einem Lidkrampf leiden, häufig eingeschränkt wurden, ihre motorisch-aggressiven Impulse auszuleben (z. B. mit der Faust auf den Tisch hauen). Auch unterdrückte sexuelle Triebanteile können sich dahinter verbergen. In der Familie wurde vielleicht wenig oder kein Körperkontakt gepflegt, und wenn Geschwister da waren, bestand eine Rivalitätsproblematik. Die Betroffenen sind oft zwanghaft autoritätsgebunden, sehr leistungsorientiert und neigen zu Schuldgefühlen. Sie greifen mit der Verkrampfung ihres Gesichtes auf eine frühe Gebärdensprache zurück und verlegen den inneren Kampf nach außen. Das Symptom ist dann ein besonders ausdruckstarkes Mittel, der Welt zu zeigen, dass sie nicht mehr anzusehen ist. Der Kampf und Krampf im Inneren drückt sich hier sichtbar aus, bleibt aber den meisten Betroffenen selbst unbewusst.

Als Therapie des Lidkrampfes wird in der Schulmedizin ein sehr starkes Gift in die verkrampfte Muskulatur gespritzt: Botulinustoxin*. Mit äußerem Gift wird dann versucht, gegen eine innere Unterdrückung und Vergiftung der Seele anzugehen. Besser wären Entspannungsmethoden, eine Hypnosetherapie, auch EMG-Biofeedback* oder eine Psychotherapie.

*Botulinustoxin ist ein Pilzgift, das z. B. in verdorbenen Konservendosen entsteht. Je nach Menge ist es durch eine Lähmung der Muskulatur (z. B. der Atemmuskulatur) tödlich. In der Medizin wird es in starken Verdünnungen genutzt, um Muskeln schlaff zu machen.

*EMG-Biofeedback: EMG steht für Elektro-Myo (Muskel)-Graphie. Biofeedback-Geräte werden am Körper (z. B. mit Elektroden) angeschlossen und können verschiedene körperliche Reaktionen wie z. B. Puls, Blutdruck, Hautleitwert, Atmung oder Hirnwellenmuster messen. Durch bestimmte Übungen (meist Entspannungsübungen) kann man bestimmte Körperfunktionen verändern. Das Gerät zeigt dies durch optische oder akustische Signale an. Man erhält ein „feedback", d.h. eine Rückinformation über die biologischen Funktionen. Man übt dann z.B., den erhöhten Blutdruck zu reduzieren. Das Gerät zeigt den Erfolg an und fördert dadurch weitere Änderungen im Sinne des angestrebten Ergebnisses.

Gerstenkorn

Das Gerstenkorn ist eine Lidrandentzündung, bei der sich Entzündungsreaktionen in einem Übergangsbereich von der Haut (äußerer Körperteil) zur Schleimhaut (inneres Körperteil) abspielen. Zu bemerken ist allerdings, dass die Bindehaut des Auges als Schleimhaut relativ weit außen liegt, normalerweise liegen die Schleimhäute im Inneren des Körpers. Entzündungen in diesem Übergangsbereich drücken häufig einen inneren Spannungsaspekt aus.

Ein Gerstenkorn wird durch Eindringen von Bakterien in die Ausführungsgänge der kleinen Lidranddrüsen hervorgerufen und ist eine schmerzhafte (!) Entzündung. Sie tritt besonders auf, wenn das Immunsystem geschwächt ist. Stress verschiedener Ursachen, aber auch hormonelle Störungen, z.B. Diabetes, können sich dahinter verbergen.

Da die Entzündung sich im Augenbereich abspielt, fordert sie zum Hinsehen auf. Hier steht offensichtlich jemand unter Druck (sichtbar am Eiterdruck). Starker Leistungsdruck oder Anspannung durch familiäre Probleme sind oft im Hintergrund zu finden. Vielleicht gilt es aber auch, bestimmten Tatsachen oder jemandem einmal direkt bzw. ernsthaft in die Augen zu sehen.

Hagelkorn

In den Lidern gibt es Drüsen, die Fett produzieren, welches die äußere Schicht des Tränenfilms bildet. Wenn sich der an der Lidkante gelegene Ausführungsgang einer dieser Drüsen verschließt, staut sich das Sekret, und es kommt zu einer Fremdkörperreaktion um das gestaute Fett. Das bedeutet, dass das Auge wie nach Eindringen eines Fremdkörpers reagiert und Abräumzellen des Gewebes losschickt. Diese Zellen verschmelzen zu Fremdkörperriesenzellen, um das gestaute Fett aufzufressen und zu beseitigen. Viele dieser Riesenzellen und begleitende andere Entzündungszellen bilden ein kleines hartes, in der Regel schmerzfreies (!) Knötchen, das nur noch operativ beseitigt werden kann. Dieses Knötchen heißt Hagelkorn.

Sieht man auf die seelische Ursache für den oben beschriebenen Prozess, so könnte bei diesen Patienten vielleicht eine Verhärtung im seelischen Bereich vorhanden sein. Oder sie sind vielleicht nicht fähig, sich gegen das Aufgefressenwerden im Leben zu wehren. Vielleicht ist auch das „Herauslassen“ von Worten behindert.

Tränensackentzündung – Dakryozystitis

Die von der Tränendrüse gebildeten Tränen spülen zunächst das Auge und werden dann durch die Tränenkanälchen der Lider weitergeleitet in den Tränensack, der dem Nasenrücken unter der Haut aufliegt. Dieser ist ein Sammelbecken für die Tränen, die wiederum in die Nase weitergeleitet werden. Kommt es durch bakterielle Infektionen zu einem Verschluss des Tränensacks, führt dies zu schmerzhaften und eitrigen Schwellungen unter dem nasenwärtigen Lidwinkel. Wenn das Eitersäckchen nicht spontan aufplatzt, muss wegen der Nähe zu den Nasennebenhöhlen und Stirnhöhlen dringend ein Antibiotikum gegeben werden, um die akute Entzündung in Schach zu halten.

Möglicherweise wird hier der Schmerz auf der seelischen Ebene auf die körperliche Ebene verlegt. Stau von Tränen entspricht im übertragenen Sinne dem Stau von Gefühlen. Die eitrige Entzündung ist ein Alarmzeichen und verlangt nach Druckentlastung. Oft platzt das Säckchen spontan nach außen auf und der Eiter entleert sich. Andernfalls muss auch chirurgisch nachgeholfen werden. Eine Operation soll hier wieder flüssig und durchgängig machen. Patienten mit einer Tränensackentzündung können überlegen, welches Problem sie im wahrsten Sinne des Wortes drückt.

Tränendrüsenentzündung – Dakryoadenitis

Die Tränendrüse liegt außen oben dem Augapfel auf. Sie ist ein wichtiges Organ zur Produktion von Tränen und immunologisch wichtigen Substanzen.

Die Tränenflüssigkeit ist zur Nahrung, Reinigung und Infektabwehr der Augenoberfläche da, ein Nachlassen ihrer Wirkung kann fatale Folgen haben. Bei vielen immunologischen oder autoaggressiven* Erkrankungen (besonders bei Rheuma, M. Boeck etc.) ist die Tränendrüse mitbeteiligt. Aber auch durch direktes Eindringen von Infektionserregern können schmerzhafte Schwellungen entstehen.

*Autoaggressiv: Der Begriff kommt von lateinisch *autos* = selbst und *aggredere* = angreifen, übersetzt bedeutet es also: selbstzerstörerisch. Bei autoaggressiven Erkrankungen kommt es zu bestimmten immunologischen Entzündungsreaktionen, die zerstörerisch wirken und Zell- bzw. Gewebeuntergang bewirken.

Tränen sind ein wichtiger Faktor emotionaler Ausdrucksmöglichkeit. Bei einer Erkrankung der Tränendrüse ist auch das Gefühl gestört. Stress kann die immunologische Wirkung und Kraft der Tränendrüse schwächen; das erhöht die Infektanfälligkeit der Augen. Auch auf dem Boden veränderter psychischer Muster (z.B. Depressionen) kommt es zu einer schmerzhaften Störung der Tränendrüse. Die Tränendrüsenerkrankung zeigt einen Konflikt um das Weinen an, die Seelenenergie kann sich nicht entladen (die Seele ist wie „ausgetrocknet"). Die seelischen Hintergründe zu erkennen und zu bearbeiten, wäre hilfreich, gerade wenn Autoaggression im Hintergrund steht (etwa bei Erkrankungen des rheumatischen Formenkreises).

Erkrankungen der Augenoberfläche

Wie unsere Haut ist auch die Augenoberfläche der Außenwelt zugewandt und hat daher erhebliche Schutz- und Abwehraufgaben zu leisten. Bindehaut und Tränendrüsen sind bekannte Immunorgane. Nach neueren Forschungen scheinen auch die oberflächlichen Zellen der Hornhaut immunologisch aktiv zu sein.

Bindehautentzündung (Konjunktivitis) durch Bakterien, Viren oder Chlamydien

Die Bindehaut ist ein Bindeglied zwischen der Haut der Lider und der Augapfeloberfläche. Sie reicht von den Lidkanten bis zum Hornhautrand und gewährt dem Auge Schutz und Beweglichkeit. Erkrankungen der Bindehaut können andeuten, dass man es vermeidet, seine inneren Konflikte mit der äußeren Wirklichkeit zu verbinden (ein Verbindungsproblem).

Die infektiöse Bindehautentzündung wird oft durch Bakterien verursacht und ist durch Eiter im Bindehautsack leicht erkennbar. Sie sollte unbedingt mit Antibiotika behandelt werden, damit ein Übergreifen auf die Hornhaut vermieden werden kann.

Wenn allgemein Grippezeit ist, kann auch an den Augen eine hochansteckende, durch Viren hervorgerufene Binde- und Hornhautentzündung auftreten, die man Konjunktivitis epidemica nennt und die sozusagen der „Schnupfen des Auges“ ist. Die Diagnose ist in der Regel einfach zu stellen, weil die Bindehaut besonders im nasenwärtigen Augenwinkel hochrot und geschwollen ist. Die Hornhaut bekommt meistens einige Tage später spezielle fleckförmige Trübungen, die die Sehkraft sehr stark beeinträchtigen können und oft viele Monate bestehen bleiben.

Wie bei einer Grippe „holt“ man sich diesen Erreger besonders dann, wenn man seelisch in schlechtem Allgemeinzustand ist und eine Auszeit braucht. Da es sich hier um eine hochansteckende Krankheit handelt, erzwingt sie eine Quarantäne und Vermeidung aller Außenkontakte. Der betroffene Mensch verschafft sich damit die Möglichkeit zur Besinnung und hält sich unliebsame Situationen vom Leib.

Verschiedene infektiöse Kinderkrankheiten wie z. B. Röteln, Viruswarzen (Mollusken) oder Windpocken können ebenfalls mit einer Bindehautentzündung einhergehen. Kinder fangen sich diese Erreger meist ein, wenn sie in einem schlechten Allgemeinzustand sind und ihr Immunsystem geschwächt ist. Windpockenviren können sich zeitlebens im Körper verstecken und auch bei immungeschwächten Erwachsenen zu einer Erkrankung führen, die man Gürtelrose nennt. Wenn diese Erkrankung im Augenbereich auftritt, bezeichnet man sie als Gesichtsrose. Sie kann eine schwere Bindehautentzündung hervorrufen, aber auch das ganze Auge betreffen. Infektionen der Lider mit Herpes simplex-Viren können ebenfalls begleitende Bindehautentzündungen hervorrufen.

Chlamydien sind sehr kleine bakterienähnliche Erreger, die nur durch spezielle Untersuchungsmethoden nachgewiesen werden können. Sie rufen vor allem Entzündungen im Genitaltrakt hervor und werden beim Geschlechtsverkehr übertragen. Durch Schmierinfektionen können Chlamydien auch an die Augen gelangen und dort eine Bindehautentzündung hervorrufen, die sehr hartnäckig und langwierig ist, aber durch Antibiotika beseitigt werden kann. Eine Sondervariante dieser Erreger, die vor allen Dingen in den Tropen vorkommt, heißt Chlamydia trachomatis. Gerade in unterentwickelten, armen und heißen Ländern sind sie die häufigste Ursache für Erblindung. Die zunächst harmlos aussehende Bindehautentzündung führt dabei zu Schrumpfungen und Festwachsen der Lidbindehaut an den Augäpfeln. Zusätzlich rollen sich die Lider nach innen und Wimpern scheuern auf der Hornhaut. Austrocknung und Superinfektion der Hornhaut führen schließlich zum Verlust des Sehens. Mit rechtzeitiger lokaler Antibiotikatherapie, die in den Entwicklungsländern aber meistens nicht zur Verfügung steht, könnte diese Erkrankung leicht und ohne großen finanziellen Aufwand beseitigt werden.

Allergische Bindehautentzündung

Bei einer Allergie hat der Körper eine veränderte Reaktionsweise entwickelt; bei wiederholtem Kontakt mit einer bestimmten, sonst eigentlich harmlosen Substanz (Allergen) reagiert er mit einer Entzündung. Bekanntermaßen haben Allergien in den letzten Jahrzehnten rapide zugenommen. Umweltfaktoren verbunden mit veränderten Arbeits- und Lebensbedingungen, zunehmenden Belastungen in einer schnelllebigen Gesellschaft, Verlust von familiären Bindungen und emotionaler Geborgenheit werden als mögliche Ursachen diskutiert.

Psychologen beobachten, dass Allergiker häufig Personen sind, die eine eher ängstliche Grundhaltung haben. Gefühle von Unsicherheit und Bedrohung lassen sie verstärkt nach Schutz suchen. Unter seelischen Belastungen verstärkt sich die allergische Reaktionsbereitschaft des Körpers, bei Stress blühen die Symptome geradezu auf. Dänische Wissenschaftler fanden in Experimenten mit freiwilligen Versuchspersonen heraus, dass Traurigkeit stärkere Immunreaktionen in der Haut auslöst (mit Prick-Test und Histamin getestet) als ärgerliche oder glückliche Situationen. Man kann auch beobachten, dass allergische Reaktionen unter Hypnose völlig ausbleiben – ein Hinweis auf den enormen seelischen Anteil von Allergien.

Stressbewältigungsstrategien, Entspannungsmethoden, Hypnose oder auch sportliches Abreagieren, eventuell auch Psychotherapie können als Begleittherapie von Allergien jeglicher Art hilfreich sein.

Das trockene Auge – Keratokonjunktivitis sicca

Die Keratokonjunktivitis sicca (KCS), das sogenannte „trockene Auge“, ist keine echte Entzündung (-itis). Sie wird hier etwas ausführlicher behandelt, da sie eine häufige Ursache für Augenprobleme ist. Nach statistischen Analysen leidet bereits jeder fünfte Patient einer augenärztlichen Praxis unter einer KCS.

In Marburg haben wir die Bedeutung von Stress für verschiedene Krankheiten und KCS erforscht, so dass uns dieses Krankheitsbild gut bekannt ist. So konnten wir z. B. nachweisen, dass 80 % aller Diabetiker, sogar schon Kinder, eine KCS haben. Patienten mit Schilddrüsenerkrankungen oder schwerer Nierenfunktionsstörung leiden etwa genauso häufig darunter.

Eine besonders häufige, autoaggressive Systemerkrankung*, die mit KCS einhergeht, ist die rheumatoide Arthritis. Eine Forschergruppe aus München hat nachgewiesen, dass mit Entspannungsverfahren wie Hypnose diese Krankheit im Verlauf und Schmerzcharakter wesentlich beeinflusst werden kann. Hier liegt der Schluss nahe, dass Entspannungsverfahren auch die KCS günstig beeinflussen.

*Autoaggressiv bedeutet selbstzerstörerisch (siehe Kasten weiter oben). Systemerkrankung bedeutet, dass sich der Prozess nicht nur an einer Körperstelle abspielt, sondern den ganzen Körper betreffen kann.

Die Betroffenen leiden unter einer Tränenfilmstörung, das Auge reagiert mit Rötung der Bindehaut und manchmal Zelldefekten der Bindehaut und Hornhaut. Daher leitet sich auch der Begriff für dieses Krankheitsbild ab: Keratokonjunctivitis sicca = trockene Hornhaut-Bindehautentzündung. Typische Symptome von KCS sind Jucken, Brennen, Rötung, Fremdkörpergefühl, besonders in der Nacht und am Morgen, Sehstörungen und teilweise Schmerzen, manchmal auch verstärkter Tränenfluss. Um die Vorgänge, die zu einer KCS führen, besser verstehen zu können, müssen wir zunächst einen Blick auf den Tränenfilm werfen (Abbildung 9).

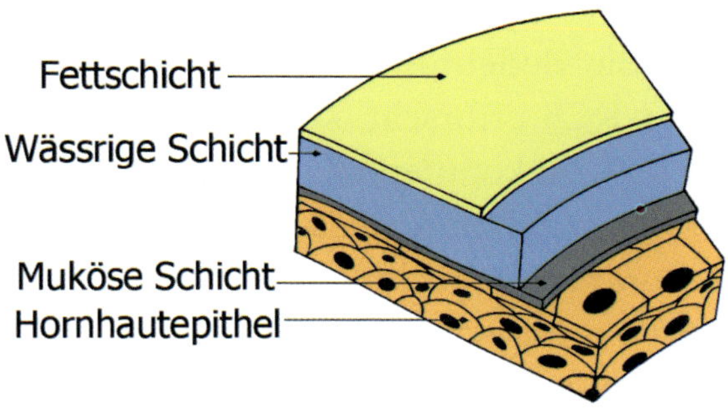

Abbildung 9: Aufbau des Tränenfilms

Der Tränenfilm ist ein hochkompliziertes Gebilde, das eine wichtige Schutz- und Ernährungsfunktionen für das Auge und ein eigenes Immunsystem zur Abwehr äußerer Eindringlinge hat. Er besteht aus drei Schichten, einer eiweißhaltigen Mucin-Schleimschicht*, einer mittleren wässrigen Schicht und einer äußeren, der Luft zugewandten Fettschicht.

i *Mucine (oder Muzine) sind Schleimstoffe, die von der Haut und den Schleimhäuten als Schutz und Antikörper abgesondert werden.

Die eiweißhaltige Mucin-Schleimschicht wird von den sogenannten Becherzellen der Bindehaut gebildet. Sie werden in Stresssituationen durch humorale Antikörper im Blut, aber auch durch die Stresshormone Adrenalin und Kortison direkt beeinflusst. Die Becherzellen werden durch Augeninfektionserkrankungen, Operationen oder Allgemeinerkrankungen (z.B. Diabetes, Schilddrüsenerkrankungen oder Nierenerkrankungen), aber auch durch Stress in ihrer Funktion minderwertig und produzieren zu wenig Schleim (Eiweiße). Somit können auch die nächsten Schichten und folglich das Gesamtsystem nicht mehr funktionieren.

Die mittlere, wässrige Schicht wird von den Tränendrüsen gebildet, die in der Augenhöhle außen oben dem Augapfel aufliegen. Die Tränendrüsen sind wichtige Immunorgane, sie geben ständig Antikörper und auch Abwehrzellen in die wässrige Flüssigkeit ab. Ihre Produktion wird zentral vom Gehirn aber auch vom peripheren vegetativen Nervensystem gesteuert. Wie stark gerade ihre Funktion von seelischen Faktoren abhängt, weiß jeder aus eigener Erfahrung, wenn er z.B. Freudentränen lacht oder Trauertränen weint. Interessanterweise ist die Zusammensetzung dieser Tränen ganz unterschiedlich, je nachdem, ob sie durch Freude, Wut, Trauer oder Zwiebeln hervorgerufen werden.

Man prüft die Menge der Tränensekretion mit Hilfe von kleinen Papierstreifen, die in das Unterlid eingehängt werden (sogenannter Schirmer-Test). Eine Unterfunktion der Tränendrüse bedeutet, dass die mittlere, wässrige Schicht zu wenig Flüssigkeit hat. Die Ursachen können mannigfaltig sein:

- Hormonumstellungen in und nach der Menopause sowie altersbedingter Drüsenschwund (sogenannte Altersinvolution der Tränendrüse)
- Äußere Einflüsse wie Infektionskrankheiten der Lider, der Bindehaut und der Hornhaut
- Allgemeinerkrankungen des Immun- oder Hormonsystems (z. B. rheumatische Erkrankung, Diabetes, Schilddrüsenerkrankung, hormonelle Störungen bei Frauen etc.), bei denen die Tränendrüse beteiligt ist
- Nebenwirkungen von Medikamenten, z. B. bei den sehr häufig verschriebenen Beta-Rezeptorenblockern, bei Blutdrucksenkern, weiblichen Hormonen (insbesondere Pille), Psychopharmaka u.v.a.m.
- Langjähriges Tragen von Kontaktlinsen führt sehr häufig zu trockenen Augen (die Benetzung wird gestört! Fremdmaterial der Kontaktlinsen- und Pflegemittel werden aufgenommen, mechanische Schädigung der Oberfläche).
- Langandauernder Stress kann auch bei der Tränendrüse dazu führen, dass sie streikt.

Die äußere, der Luft zugewandte Schicht des Tränenfilms ist ein dünner Ölfilm, der von den kleinen Fettdrüsen des Lides gebildet wird. Mit jedem Lidschlag werden diese Drüsen ausgepresst, und Fett wird in den Tränenfilm abgegeben. Die Regulierung erfolgt vegetativ, kann aber auch durch Kortison und Stresshormone verändert werden. Eine Störung dieser Schicht führt dazu, dass der Tränenfilm nicht auf dem Auge gehalten wird, die Tränen „kullern" ständig heraus. Als Ursache kommen altersbedingte Veränderungen der Lidkante, Störungen des Immun- und Hormonsystems (die krankheits- oder stressbedingt sein können), aber auch Lidrandentzündungen in Frage.

Wenn in diesem hochkomplizierten System auch nur eine der drei Schichten gestört ist, bricht der Tränenfilm zusammen (ähnlich wie eventuell die Psyche des Betroffenen es bereits getan hat) und verursacht die entsprechenden Symptome.

Auf der Gefühlsebene kann KCS z.B. als Folge eines Partnerschaftsproblems auftreten: „Dem wein' ich doch keine Träne nach." Die Tränen als Ausdrucksmittel der Gefühle sind versiegt, Emotionen werden oder wurden unterdrückt, typischerweise bei depressiven Menschen. Zur Therapie der KCS werden äußerlich sogenannte künstliche Tränen als Flüssigkeitsersatz angewandt. Auch die Beachtung von Ernährungsgewohnheiten ist wichtig. Die Stärkung des Körpers durch Lebensmittel, besonders Vitamine und Omega-3-Fettsäuren (z.B. Fischöl) ist dabei von besonderer Bedeutung. Innerlich kann es wichtig sein, die psychodynamischen Prozesse in Gang zu bringen, wieder flüssig zu werden und aus der seelischen Erstarrung herauszukommen.

Erkrankungen der Hornhaut

Virale Hornhautentzündungen

Die Hornhaut ist sozusagen die Fensterscheibe des Auges, die Einblick, Ausblick und Durchblick ermöglicht. Wird sie durch eine Erkrankung trüb, ist die Sicht behindert.

Die Hornhautentzündung ist im Vergleich zur Bindehautentzündung eine schwerer wiegende Erkrankung, da sie zu bleibenden Narbenbildungen oder gar völligem Verlust der Sehkraft oder des ganzen Auges führen kann. Eine häufige Ursache der Entzündung sind z. B. Herpesviren. Beobachtungen über die Stressabhängigkeit wiederkehrender Hornhautentzündungen durch Herpesviren zeigen sehr deutlich, wie stark die Schübe vom seelischen Zustand des Patienten und dem entsprechenden körperlichen Gegenstück, nämlich dem Immunsystem, abhängen. Stress lässt die Erkrankung immer wieder aufflackern. Bei der Herpesinfektion der Hornhaut gibt es ein hohes Risiko, dass bleibende Narben entstehen, die sogar zur Erblindung führen können. Oft wird die Entzündung auch chronisch oder ruft starke immunologische Reaktionen hervor, die dann auf das Augeninnere einwirken.

Neben der antiviralen Therapie sind alle stressreduzierenden Begleitmaßnahmen (sehr zu empfehlen ist Autogenes Training) sinnvoll, da sie die Abwehrkraft des Immunsystems stärken.

Bakterielle Hornhautentzündungen

Bakterielle Hornhautentzündungen sind fast immer fatal, wenn sie nicht rechtzeitig, d. h. sofort, behandelt werden. Es entsteht dann ein Hornhautgeschwür, das die Hornhaut stark verdünnt. Es kann aufplatzen, und das Auge, wie man im Volksmund sagt, „läuft aus". Eine schnelle Rettung durch Antibiotika ist erforderlich, unter Umständen sogar eine eilige Hornhauttransplantation.

Solche Entzündungen können nur entstehen, wenn die Abwehrfunktion der Augenoberfläche bzw. das Immunsystem des Körpers gestört ist. Im übertragenen Sinn steht hier ein Mensch unter Druck wie ein Dampfkessel, der gleich platzt.

Trophische Hornhautentzündungen

„Trophisch" heißt „ernährungsbedingt" und bedeutet in diesem Zusammenhang „durch Mangelversorgung des Gewebeteils hervorgerufen". Eine trophische Hornhautentzündung entsteht also, wenn die Hornhaut über einen gewissen Zeitraum schlecht versorgt wurde. Dies kann z.B. bei Lähmungen des Gesichtsnervs (Facialisparese) oder Störungen des 1. Trigeminusastes (3. Hirnnerv) entstehen. Hier liegt die Grunderkrankung im Gehirn, das Auge ist nur sekundär betroffen. Trophische Hornhautentzündungen erfordern eine dringliche Behandlung, um das Augenlicht zu retten. Zumeist ist eine Deckung des Hornhautdefektes durch Bindehaut oder eine Hornhaut-Transplantation erforderlich.

Degenerative Erkrankungen der Hornhaut

Aufgrund von bestimmten Stoffwechselstörungen in verschiedenen Schichten der Hornhaut kommt es zumeist auf dem Boden erblicher Vorbelastung zur Einlagerung von unterschiedlichen Substanzen in die Zellen oder die umgebenden Gewebsschichten der Hornhaut. Daraus resultieren zumeist Trübungen, die medikamentös nicht beseitigt werden können, sondern einen operativen Eingriff erforderlich machen. Wie bei allen Erkrankungen mit familiär gehäuftem Vorkommen und Erbanlage wäre als therapeutischer Prozess evtl. eine Familienaufstellung nach Hellinger zu empfehlen, um die familiär belastenden Beziehungsmuster über Generationen aufzudecken und das Krankheitsbild verstehen zu helfen.

Lederhautentzündung – Skleritis

Die Lederhautentzündung (Skleritis) ist gekennzeichnet durch ein hochrotes und schmerzhaftes Knötchen unter der Bindehaut. Man rechnet diese Veränderung zu den rheumatischen Erkrankungen und kann häufig spezielle Autoantikörper* im Blut nachweisen. Wie Rheuma ist auch die Lederhautentzündung eine Erkrankung, die in Schüben verläuft und dem Formenkreis der autoaggressiven Krankheiten zuzurechnen ist.

*Autoantikörper: Normalerweise haben Antikörper die Aufgabe, sogenannte Antigene (z. B. Bakterien) zu beseitigen. Autoantikörper aber wenden sich gegen eigenes Körpergewebe, sehen es als fremd an und wollen Teile davon zerstören. Das führt zu Autoaggressionskrankheiten (z. B. Krebs oder Rheuma).

Seitdem immer feinere Untersuchungstechniken besonders der Immunologen die Kenntnisse über die Entstehung von Krankheiten verbessert haben, stellt man fest, dass sehr viele Erkrankungen autoaggressiven Charakter haben und diesem Formenkreis zuzurechnen sind. Was heißt das aber?

Auto heißt selbst und Autoaggression bedeutet Selbstaggression, Selbstzerstörung. Aggressionen, die nicht nach außen getragen werden können und permanent unterdrückt werden, spielen sich bei entsprechender erblicher Veranlagung jetzt auf der körperlichen Ebene ab. Körpereigene Zellen werden als fremd interpretiert und vom Immunsystem entsprechend als „Feinde" angesehen und bekämpft. Dann werden plötzlich Zellen, die normalerweise der Körperabwehr dienen, rebellisch und wollen dem Gesamtkörper nicht mehr zu Nutzen sein; sie reagieren chaotisch. Hier bricht „Anarchie auf zellulärer Ebene" aus, und nackte Zerstörungswut ist die Folge.

Im übertragenen Sinne könnte man sagen, dass der Betroffene seine aufgestauten Aggressionen nicht ausleben kann oder will und lieber sich selbst zerstört, als durch Konfliktauslebung andere zu belasten

Augeninnenentzündung – Uveitis

Die Uveitis (gesprochen Uve-itis) ist ein Sammelbegriff für viele verschiedene entzündliche Erkrankungen des Augeninneren, die ihren Beginn in Strukturen der sogenannten Uvea, d.h. der Gefäßhaut haben. Mit einem Vorkommen von etwa 38 pro 100 000 Einwohner in westlichen Ländern hat die Uveitis einen zehnprozentigen Anteil an den Erblindungsursachen.

Die Uvea bildet drei verschieden benannte anatomische Strukturen, und zwar die Regenbogenhaut (Iris), den Strahlenkörper (Ziliarkörper) und die Aderhaut (vgl. Abbildung 1). Geht man aber von einer anatomischen Zoneneinteilung des Auges aus, so kann man bezüglich der Entzündungserkrankung die vordere, mittlere (intermediäre) und hintere (posteriore) Uveitis unterscheiden. Betrifft die Entzündung alle Bereiche, spricht man von einer Panuveitis (Pan = alles).

Man weiß relativ wenig über Ursache und Entstehung (in der Fachsprache Pathogenese) dieser Erkrankung, und nur in etwa 50% der Fälle findet man einen wirklich gesicherten Zusammenhang. Sicher ist, dass ein Teil der Uveitiden durch Bakterien, Viren oder Parasiten hervorgerufen wird, z.B. durch die Erreger von Tuberkulose, Borreliose, Herpes und AIDS.

Sehr häufig steht die Uveitis im Zusammenhang mit rheumatischen Erkrankungen. Bei Kindern mit Uveitis muss man nach einer kindlichen Gelenkentzündung (juvenile chronische Arthritis) forschen, bei Erwachsenen (meist Männern) nach dem sogenannten Morbus Bechterew, einer Erkrankung, bei der es zur Versteifung der Wirbelsäule kommt. Bei ausländischen, meist süd- oder osteuropäischen Mitbürgern, sollte man auch an Morbus Behçet denken. Morbus Behçet ist eine Erkrankung, die mit Geschwüren der Schleimhäute (besonders im Mund und im Genitalbereich) einhergeht. Auch eine Sarkoidose kann im Auge

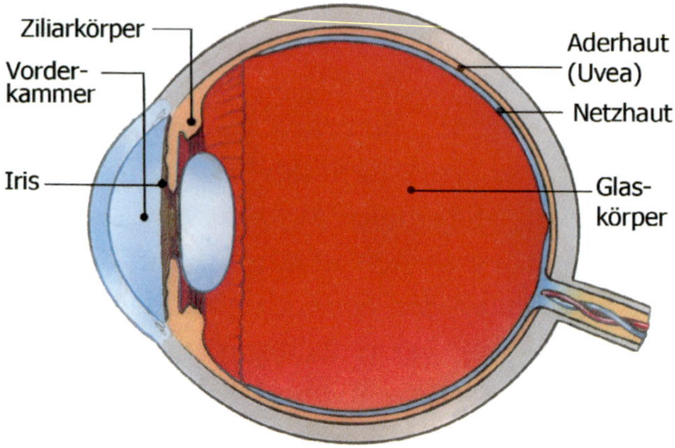

Abbildung 10: Die vier Formen der Uveitis:
Vordere, Beteiligung von Iris und Ziliarkörper,
Mittlere, Beteiligung von Ziliarkörper und Glaskörper,
Hintere, Beteiligung von Netzhaut und Aderhaut,
„Panuveitis", alle Teile sind betroffen.

eine Uveitis hervorrufen (siehe weiter unten das Kapitel „Augenstörungen und Allgemeinerkrankungen").

Die Formen der Uveitis haben unterschiedliche Erscheinungsbilder. Die vordere Uveitis ist meistens gekoppelt mit einer Regenbogenhautentzündung (Iritis). Sie geht einher mit Sehstörungen und starken Schmerzen (was ja bei Augenerkrankungen selten ist), mit Lichtscheu, enger Pupille und massiven Entzündungszellen in der vorderen Augenkammer. Sie zwingt die Betroffenen geradezu, die Augen zu schließen. Die Mitbeteiligung des Ziliarkörpers im Sinne einer Ziliarkörperentzündung (Zyklitis) ist vor allem von erhöhtem Augeninnendruck (Glaukom) begleitet. Bei Iritis und Ziliarkörperentzündung enthält das innere Augenwasser viele Entzündungszellen und Eiweiße, die das innere Kanälchensystem (Trabekelwerk) verstopfen. Der Abfluss ist behindert, und es kommt zu einer Steigerung des Augeninnendruckes (sekundäres Glaukom).

Bei der mittleren (intermediären) Uveitis sind Glaskörper und Ziliarkörper beteiligt. Sie macht wenige Symptome, wenn sie leicht ist. Manche Patienten bemerken sie kaum, und der Augenarzt stellt sie nur zufällig bei einer Brillenkontrolle fest. Bei schwerer mittlerer Uveitis ist auch die Sehschärfe beeinträchtigt, weil der Glaskörper des Auges sich trübt.

Bei der hinteren (posterioren) Uveitis sind oft die Aderhaut und die Netzhaut beteiligt. Sie geht in der Regel mit Sehverschlechterung, Blendungsgefühl und Verschwommensehen einher und kann bis zur Erblindung führen, besonders, wenn die Netzhautmitte betroffen ist oder wenn sich später Membranen im Auge bilden. Eine besonders schwere Form ist die Panuveitis, bei der das ganz Auge beteiligt ist.

Die akute vordere Uveitis klingt bei entsprechender Therapie (Kortisontropfen und Pupillenweitstellung mit Atropin) relativ gut ab, es kann jedoch immer wieder zu einem Aufflackern der Entzündungen kommen. Bestehen die Entzündungen länger als drei Monate oder flackern häufig auf, spricht man von einer chronischen Uveitis, die mit entsprechenden Komplikationen (z. B. sekundärem Grauen Star) einhergehen kann.

Diagnosestellung und Komplikationen

Obwohl die Ursachen der Uveitis oft nicht zu finden sind, macht die Feststellung der Diagnose im Grunde wenige Probleme. Meistens deutet die Krankengeschichte des Patienten schon auf diese Erkrankung hin. Erforderlich sind auch Begleituntersuchungen bei anderen Fachärzten als sogenannte „Herdsuche". Auch sollte unbedingt nach einer Sarkoidose oder Tuberkulose gesucht werden. Über die Blutanalysen werden virale, bakterielle oder rheumatische Erkrankungen ausgeschlossen oder sogenannte Autoantikörper bestimmt. Auch lässt sich eine eventuelle erbliche Veranlagung feststellen. Ganz besonders wichtig und vordringlich ist jedoch eine schnelle Behandlung, um die Spätfolgen zu vermeiden.

Typische Komplikationen der vorderen Uveitis (Iritis und Zyklitis) sind:

- Entzündliche Verwachsungen zwischen Regenbogenhaut und Linse, die sich später nicht mehr lösen lassen und zu erhöhtem Augeninnendruck führen können („Synechien“)
- Grauer Star (Cataracta complicata) (siehe weiter unten das eigene Kapitel zum Grauen Star)
- Augeninnendruckerhöhung (sekundäres Glaukom, siehe weiter unten das Kapitel zum Grünen Star)
- Einlagerung von Kalzium in die Hornhaut, die zu ausgeprägten Sehstörungen führt und nur sehr schlecht beseitigt werden kann
- Entwicklung von Wassereinlagerungen im Bereich der Stelle des schärfsten Sehens der Netzhaut (Makulaoedem) mit starkem Sehverlust

Die Komplikationen der mittleren und hinteren Uveitis sind zusätzlich:

- Glaskörpertrübung mit Beeinträchtigung der Sehschärfe
- Netzhautblutungen oder Gefäßverschlüsse
- Netzhautablösungen
- Netz-Aderhautnarben
- Neugebildete Membranen im Augeninneren
- Sehherabsetzung bis zur Erblindung

Behandlung

Die Behandlung der Uveitis wird zunächst mit Medikamenten versucht, die das Immunsystem hemmen und unterdrücken (Kortison, Methotrexat, Imurek etc.). Ein neues Medikament

(Mycophenolat-Mofetil/Cell-cept®) wird heute mit Erfolg eingesetzt. Es hat etwas weniger Nebenwirkungen als andere, das Immunsystem hemmende Substanzen. Inzwischen werden gentechnisch hergestellte Medikamente (vor allem Eiweißstoffe) angewendet, die in die fehlregulierten Abwehrmechanismen des Körpers eingreifen sollen (TNF-Inhibitoren/Interleukin-1-Rezeptorantagonisten, Anti-T-Zell-Therapie).

Da alle genannten Medikamente starke Nebenwirkungen haben, werden auch Maßnahmen zur Stärkung der Immunabwehr (z.B. Kuren am Toten Meer) mit Erfolg eingesetzt, um die Rezidive (Wiederaufflackern der Krankheit) zu minimieren. Häufig wird aber eine operative Entfernung des Glaskörpers nötig, eine sogenannte Vitrektomie.

Chronisches Kranksein

Eine Krankheit, die nicht ausheilen kann, „heilt ein", sagt man, d.h. sie wird chronisch. Da die Uveitis in sehr hohem Prozentsatz dazu neigt, eine chronische Erkrankung zu werden, soll an dieser Stelle etwas über die Folgen chronischen Krankseins gesagt werden.

Die immer wieder aufflackernden Entzündungen des Augeninneren mit Sehherabsetzung unterschiedlichen Ausmaßes lösen Angst aus. Sie bedrohen den Betroffenen in seiner bisherigen Identität, erschweren seine Lebensabläufe und Lebensgewohnheiten und besonders seine Lebensentwürfe. Das Hauptsymptom der Uveitis, die Sehstörung, ruft zusätzlich Angst hervor, Erblindungsangst, welche die Krankheit nun ihrerseits verschlimmern kann. Folgen sind:

- Facharztkarussell mit Inanspruchnahme aller nur möglichen diagnostischen und therapeutischen Möglichkeiten bis hin zu Medikamentenabhängigkeit oder -missbrauch
- Verlust an Vertrauen in die Regenerations- und Heilungskräfte des erkrankten Organs und der eigenen Psyche

- Rückzug aus sozialem Bezugsrahmen oder Rolle des Kranken zur Stabilisierung der sozialen Abhängigkeit
- Störung der Selbstwahrnehmung
- Verlust an Selbstwertgefühl
- Übertreibung / Untertreibung

Die Krankheit zwingt den Patienten zur Auseinandersetzung mit den bedrohlich empfundenen Aspekten. Wie er aber die Krankheit und ihre Folgen bewältigt, hängt von individuellen Vorbedingungen wie Persönlichkeitsstruktur, Umwelt und Sozialfaktoren (Bildungsstand, Familie, Arbeit, finanzieller Status) ab. Ob Annahme und Bewältigung der Krankheit gelingen, ist immer eine Arbeit, die der Betroffene allein leisten muss.

Patienten mit Uveitis leiden unter einem Verlust, zumeist des Sehvermögens, aber auch der eigenen Identität, der Umweltbeziehung und der Lebensqualität. Verlusterlebnisse sind aber bekanntermaßen die größten Stressoren überhaupt und rufen die intensivsten immunologischen und hormonellen Reaktionen im Körper hervor, die ihrerseits Rezidive begünstigen und die Krankheit chronisch werden lassen.

Die Krankheit betrifft nicht nur den Patienten, sondern auch seine Familie, die für den Betroffenen vermehrt sorgen muss. Partnerschaften können daran zerbrechen. Auch das Arbeitsumfeld verändert sich: Manchmal brauchen die Patienten Arbeitsplätze mit vergrößernden Sehhilfen und Spezialcomputern, da die Lesefähigkeit eingeschränkt ist. Viele Wunschberufe können nicht mehr realisiert werden, viele Hobbys und sportliche Aktivitäten müssen eingeschränkt oder ganz abgeschrieben werden. Die Gesellschaft begegnet dem Kranken zunächst und in Unkenntnis der Erkrankung mit Missmut, z. B. „der grüßt ja nicht mehr“ oder „der leistet nicht, was er sollte“ oder „er wird zur sozialen Belastung“.

Das alles wirkt sich auf das Selbstbild und das Selbstwertgefühl der Erkrankten aus. Daraus ergibt sich für Uveitispatienten, dass sie besondere Zuwendung und Anerkennung brauchen. Man sollte ihnen vermitteln, dass sie es wahrhaftig wert sind, gesund zu werden und sich wohl zu fühlen und zwar nicht, um dem Arzt/der Ärztin oder nahen Angehörigen zu gefallen, sondern weil es für sie persönlich bedeutungsvoll ist. Sie sollten sich selbst wert genug sein, gesund zu werden. Dieses Selbstwertgefühl ist ein Antrieb für viele Heilungsprozesse.

Der Zusammenhang zwischen Stress und Aufflackern der Erkrankung liegt auf der Hand. Die betroffenen Patienten berichten, dass ihre Schübe immer dann auftreten, wenn sie im seelischen Ungleichgewicht sind.

Mögliche Ursachen und Hintergründe

Was könnte sich aber hinter dem Krankheitsbild der Uveitis verbergen?

Wenn man viel mit Uveitispatienten zu tun hat und sich für ihr Leben, ihre Familie, ihr soziales Umfeld, ihre Sorgen interessiert, dann entdeckt man auch tiefliegende Ängste, Konflikte, nicht bewältigte oder geführte Auseinandersetzungen, uneingestandene und ungelebte Aggressionen und Trauer.

In ihrem Persönlichkeitsprofil neigen die Patienten oft zu Perfektionismus, der sie unter Stress setzt, nervös und unruhig macht. Gezieltes Hinterfragen zeigt zudem, dass nicht verarbeitete Verlusterlebnisse dem Ausbruch der Erkrankung vorausgegangen sind. Das hat die Uveitis mit anderen psychosomatischen Erkrankungen oder schweren Erkrankungen des Immunsystems gemeinsam (siehe weiter unten das Kapitel zur Basedowschen Erkrankung = Endokrine Orbitopathie).

Wie kann man sich erklären, dass seelische Belastungen – Stress im weitesten Sinne – krankmachen und eine Uveitis auslösen? Gerhard Uhlenbruck, Immunbiologe an der Universität Köln, unterstreicht die Parallelen zwischen dem Auge und dem Immunsystem. Beide dienen dem Erkennen und Abtasten von Strukturen, dem Verarbeiten und Speichern dieser Informationen und leiten entsprechende Reaktionen auf diese Information ein.

Bezüglich der Abhängigkeit von Stress und Krankheit ist vor allem Langzeitstress, der z. B. durch ungelöste seelische Konflikte hervorgerufen wird, gefährlich. Dieser verändert das Immunsystem so nachhaltig, dass es einem Aggressor gegenüber (z. B. Bakterien) nicht stark genug ist und eine Entzündung ausbrechen kann. Patienten mit Uveitis reagieren auch auf vorübergehenden Stress (z. B. Prüfungen) mit einem Aufflackern der Entzündungen. In Japan wurde in einer Studie die Beziehung zwischen Stress und Uveitis belegt: Nach dem Erdbeben in Kobe 1995 (6 300 Tote, 310 000 schwer Verletzte) stellte man z. B. einen signifikanten Anstieg von neu aufflackernden Uveitiden fest.

Will man nun die Botschaft dieser Krankheit nicht überhören, so gilt es, nicht nur nach der vordergründigen Ursache zu suchen (z. B. nach Erregern oder danach, welches Antibiotikum oder Immunsuppressivum benötigt wird), sondern auch zu fragen: Was will die Krankheit zeigen, worauf deutet sie hin?

Empfehlenswert ist es, zusammen mit der notwendigen klassischen Therapie den seelischen Hintergrund zu sehen. Sonst kann es vorkommen, dass im Sinne einer Symptomverschiebung ein anderes Organ krank wird.

Eine Forschergruppe aus München hat bei der Analyse ihrer Uveitis-Patienten unter anderem folgende seelische Hintergründe festgestellt:

- Manche Patienten haben seelische Verletzungen erfahren, besonders in der frühkindlichen Phase, verursacht durch ihre Bezugspersonen und ihre Umwelt.

- Besondere Empfindsamkeit haben Uveitispatienten gegenüber Trennungs- und Verlusterlebnissen.
- Verluste sind mit einer starken Beeinträchtigung des Selbstwertgefühls verbunden. Menschen mit Uveitis suchen krampfhaft nach Bestätigung, Annahme, Zuwendung und Liebesbeweisen.

Es gilt also: Kranke Sinne erfordern eine Rückbesinnung, die Sehstörung soll stören und zur Einsicht führen.

Therapie der Uveitis

Da die meisten Uveitiden zum weiten Spektrum der rheumatischen Krankheiten zu rechnen sind, benutzt die schulmedizinische Augenheilkunde die entsprechenden Medikamentengruppen zur Behandlung. Zusätzlich zur klassischen Therapie rheumatischer Erkrankungen sind inzwischen aber auch große Kliniken dazu übergegangen, die Rezidivhäufigkeit von rheumatischen Schüben mit Hilfe von Entspannungsmethoden wie Autogenem Training oder Hypnose effektiv zu reduzieren. Hier hat man erkannt, dass man die aus den Gleisen geratenen Körperfunktionen mental beeinflussen kann. Für die Patienten ist es wichtig, die gegen sich selbst gerichteten Energien zu erkennen und die in den seelischen Schatten verdrängten Aggressionen zu sehen. Autoaggression entspricht auf der seelischen Ebene Flucht vor ausgelebter Aggression. Lieber zerstört man sich selbst, ist überangepasst, freundlich und lieb, bevor man die Aggressionen an anderen abreagiert.

Da Leben aber immer auch Auseinandersetzung heißt, wäre es sinnvoller, diese auf der bewussten Ebene zu verwirklichen, statt den Körper sich selbst zerstören zu lassen. Empfehlenswert ist es dann, sich Uveitis- Selbsthilfegruppen anzuschließen.

Kontakt und Information gibt es bei der Deutschen Uveitis-Arbeitsgemeinschaft DUAG.

Wichtige Adresse:
Deutsche Uveitis Arbeitsgemeinschaft (DUAG)
Forsthausstraße 6, 35792 Löhnberg
Montag bis Freitag 11:00–13:00 Uhr und
19:30–20:30 Uhr
Tel.: (06471) 98057
www.duag.org

Fallbeispiele

Fallbeispiel zu Iritis

Einem 40-jährigen Physiotherapeuten war aufgefallen, dass er immer zur selben Zeit seine Iritis rechts bekommt. Er war sehr ehrgeizig und überforderte sich beruflich völlig, nebenher hielt er auch noch Vorlesungen. Zusätzlich hatte er eine nette Familie mit kleinen Kindern, um die er sich sehr bemühte. Kurz vor Mitternacht konnte er sich dann seinen Bedürfnissen widmen, allerdings nur kurz. Bei seiner nächsten Weiterbildung flackerte seine Regenbogenhautentzündung des rechten Auges kurz auf, es besserte sich jedoch auch ohne Kortison, weil er verstanden hatte, was sie ihm mitteilen wollte. Dieser Patient bemühte sich, die Hektik in seinem Leben abzubauen und freut sich über die Ruhe in seinem Auge und in seinem Leben.

Fallbeispiele zu Uveitis

Manche chronischen „Uveitiker" bemerken gar nicht, dass Stress der Auslöser eines neuen Schubes ist.
So stellt eine Betroffene beim DUAG-Meeting 2002 in Marburg ihre Krankengeschichte dar und erwähnt nur beiläufig: „Und der nächste Schub kam während der Abiturvorbereitungen" und im weiteren Verlauf: „Der nächste Schub kam beim Vorphysikum."
Ein anderer Patient schaltete sich beim selben Meeting in die heiße Debatte bezüglich des Nutzens oder Unsinns einer Therapie am Toten Meer ein und erwähnte ebenfalls nur beiläufig, dass jedes Mal bei den Vorbereitungen (Stress) für die Reise an das Tote Meer seine Uveitis akut heftig aufflackerte.

Netzhautentzündung – Retinitis

Die reine Netzhautentzündung ohne Beteiligung der anderen Augenschichten kommt eher selten vor und kann sowohl infektiöse als auch immunologische Ursachen haben. Da die Netzhaut entwicklungsgeschichtlich einem in das Auge verlagerten Gehirnteil entspricht, sind ihre Erkrankungen mit denen des Gehirns vergleichbar. Die Netzhaut ist der lichtaufnehmende Teil des Auges und eine Projektionsfläche für die Bilder der Außenwelt, die vom Auge aufgenommen werden. Sie wandelt diese dann mittels biochemischer Prozesse in elektrische Potentiale um, die über die Sehbahn bis zur Sehrinde im hinteren Seitenlappen des Gehirns weitergeleitet werden. Erst dort entsteht dann das eigentliche Bild.

Entzündungen der Netzhaut führen praktisch immer zum Untergang dieses hochdifferenzierten Gewebes und zu entsprechenden Ausfällen, besonders bezüglich Sehschärfe und Gesichtsfeld, das heißt sie führen zur Verdunkelung oder ganz ins Dunkle. Hier könnte sich ein dringender Appell des Körpers äußern, mehr Licht ins Leben und die Seele zu lassen (spirituelles Licht?).

Eine Sonderform der Netzhautentzündung, die sehr häufig vorkommt, ist die bereits weiter oben erwähnte Chorioretinitis centralis serosa. Betroffen sind davon meist junge Männer um die 30, die chronisch überlastet und innerlich sehr stark angespannt sind, dies aber verbergen wollen. Die klinischen Symptome dieses Krankheitsbildes sind unter anderem Sehstörungen und Gesichtsfeldausfälle, verkleinert und verzerrt sehen. Bei der Gefäßdarstellung des Auges (Angiogramm) sieht man eine typische Undichtigkeit der Membran unter der Netzhaut, die nun Flüssigkeit durchlässt und die Netzhaut an diesem Fleck blasenartig abhebt. Außerdem fand man bei Patienten mit Chorioretinitis im Blut erhöhte Werte des Stresshormons Endothelin. Weitere Blutwerte deuten darauf hin, dass das Immunsystem der Patienten aktiviert ist und sich also ein entzündlicher Prozess abspielt.

Eine befriedigende schulmedizinische Therapie gibt es nicht, in der Regel heilt diese Veränderung von alleine aus, neigt jedoch zu Rezidiven. Daher wird den Patienten hauptsächlich Stressabbau empfohlen (z.B. durch Autogenes Training und andere Entspannungsmethoden). Zusätzlich ist die Einnahme von Magnesiumcitrat als Gegenspieler des Endothelins sinnvoll (1–2 x täglich 300 mg).

Psychologische Studien haben gezeigt, dass Patienten mit einer Netzhautentzündung einen besonderen Hang zum Perfektionismus haben. Sie neigen zu Nervosität, Besorgtheit, Unruhe, Angst und unterdrückter Aggressivität. Sie sind häufig sehr arbeitswütig und ständig unter Zeitdruck. Insgesamt findet man eine neurotische Persönlichkeitsstruktur. Eine sogenannte „psychoangiospastische“ Krankheitsursache ist zu vermuten, d.h. der psychische Stress führt zur Verkrampfung der Gefäße.

In Gesprächen zeigen sie sich häufig sehr einsichtig und erkennen ihre Überlastung an. Da sie jedoch meist nicht in der Lage sind, die Menge des Stresses zu reduzieren, kann man ihnen nur empfehlen, Strategien zu entwickeln, mit dem Stress besser umzugehen. Besonders bewährt haben sich Autogenes Training und andere Entspannungsmethoden.

Sekundärer Grauer Star – Cataracta complicata

Im Gegensatz zur altersabhängigen Eintrübung der Linse, die man Grauer Star oder Katarakt nennt (siehe weiter unten das Kapitel „Augenveränderungen und Alter“), ist die Cataracta complicata immer im Zusammenhang mit anderen Augenerkrankungen zu finden. Aber auch Allgemeinerkrankungen (z.B. Diabetes) oder unerwünschte Nebenwirkungen von Medikamenten (z.B. Kortison) können dazu führen. Die Grunderkrankungen bewirken Stoffwechselstörungen der Linse und immunologische Reaktionen, die das Linseneiweiß degenerieren lassen, so dass die Linse sich allmählich trübt.

Der Graue Star lässt die Welt grau erscheinen, sie verliert ihr klares Aussehen, wird neblig. Mit dem vernebelten Sehen wird Scharfsehen verhindert, und die Farbe weicht aus dem Leben. Es entsteht eine Welt der „grauen Schatten“, die den Betroffenen zur Innenschau zwingt. Außenaktivitäten werden automatisch eingeschränkt, Abhängigkeit von der Hilfe anderer entsteht, was vielen Menschen sehr schwer fällt.

Natürlich verschafft die moderne operative Augenheilkunde schnelle Abhilfe, eine Staroperation hilft dem Patienten, wieder klar zu sehen. Aber gerade bei der Cataracta complicata treten häufig Folgekomplikationen auf, z.B. kann eine zugrunde liegende Augeninnenentzündung wieder aufflackern, oder die Stelle des schärfsten Sehens (Makula) entwickelt Flüssigkeitseinlagerungen (Ödeme). Postoperativ können Schwankungen des Augendruckes entstehen.

So bleibt eine Cataracta complicata, was ihr Name ausdrückt, etwas Kompliziertes und Komplizierendes. Der betroffene Patient ist nach der Operation nicht von seinen Problemen befreit und weiter gezwungen, sich mit seiner Krankheit und deren Hintergründen auseinanderzusetzen.

Tumoren des Auges

Tumoren des Auges können, wie auch sonst im Körper, gutartig und bösartig sein. Man findet sie in allen Augenabschnitten, in der Augenumgebung (z.B. an den Lidern) und in der Augenhöhle. Auch Hirntumoren haben häufig retrograd absteigende Wirkung auf die Augenfunktionen.

Manchmal ist vom klinischen Aussehen keine direkte Aussage über die Gut- oder Bösartigkeit des Tumors zu machen, und erst eine entnommene Gewebeprobe oder die totale Entfernung des Tumors erlauben eine feingewebliche Untersuchung unter dem Mikroskop und deren Beurteilung. Davon hängen dann Therapie und Prognose sowie die Zukunft des Organs und des Patienten ab. Es soll an dieser Stelle nicht auf die ungeheure Vielfalt der Tumoren im Augenbereich eingegangen werden, sondern um grundsätzliche Überlegungen zum Tumorgeschehen gehen.

Die häufigste Variante des Krebses, der primär im Auge entsteht, ist der sogenannte schwarze Krebs (Melanom), was natürlich daran denken lässt, dass hier die Schattenproblematik des Menschen in Kombination mit seiner Polarität repräsentiert ist. Das lichtvollste Organ hat als schattenhaften Gegenpol den schwärzesten aller Krebse, der Leib und Leben bedroht. Die Symptome dieser Erkrankung können sehr unterschiedlich sein, je nachdem, an welcher Stelle er im Auge auftritt und wie groß er ist. Klassische schulmedizinische Therapie bezieht im Wesentlichen Strahlungstherapie und operative Maßnahmen mit ein.

Jeder Krebserkrankung liegt ein multifaktorielles krankmachendes Geschehen zugrunde, das am schwächsten Punkt im Organismus ausbricht. Stress kann einer dieser Faktoren sein, er begünstigt die Krankheitsentwicklung, ohne selbst primär karzinogen (Krebs auslösend) zu sein. Weitere begünstigende Faktoren können Ängste oder Depressionen sein. Über durch sie ausgelöste hormonelle oder immunologische und epigenetische Veränderungen schwächen sie das Abwehrsystem des Körpers, so dass es die karzinogenen Einflüsse nicht mehr abwehren kann. Stress und Depressionen können auch bewirken, dass sich Menschen vermehrt Krebs auslösende Substanzen (Zigaretten oder Alkohol) zuführen. Bei echten Karzinogenen besteht in der Regel eine Wechselwirkung aus schädigenden Substanzen, erblichen Faktoren, psychosozialen Faktoren und Verhaltensweisen.

Wissenschaftliche Studien haben gezeigt, dass Patienten den Krebs am besten bewältigen, wenn schulmedizinische Methoden und psychische Betreuung (einschließlich religiöser und spiritueller Ausrichtung) sich ergänzen. Berichte über Langzeitüberlebende zeigen, dass sozialer Halt, Stress reduzierende Maßnahmen wie Meditation und Zugang zum inneren Kern der eigenen Persönlichkeit ebenso förderlich sind wie eine adäquate medizinische Therapie.

Grüner Star – Glaukom

Der Grüne Star (in der Fachsprache Glaukom genannt) liegt weltweit an dritter Stelle der Erblindungsursachen. Deshalb habe ich mit dem Verlag der Karl und Veronica Carstens-Stiftung ein gesondertes Buch veröffentlicht, das sehr detailliert auf dieses Krankheitsbild und seine verschiedenen Therapiemöglichkeiten eingeht. Dem Buch liegt eine Entspannungs-CD bei, die von den Patienten auch selbst eingesetzt werden kann. Für Betroffene empfehle ich deshalb diese ausführlichere Lektüre. An dieser Stelle wird nur eine kurze Zusammenfassung des Buches gebracht.

Ilse Strempel: *Keine Angst vor Grünem Star*. Ein Buch für Patienten: Ursachen – Hintergründe – Begleittherapie, mit Entspannungs-CD. 3. Auflage. Essen: KVC 2009

Ilse Strempel: *Autogenes Training und andere Entspannungsmethoden in der Augenheilkunde,* dargestellt am Beispiel des Glaukoms. Heidelberg: Kaden 2006

Entstehung und Bedeutung des Grünen Stars

Im Augeninneren wird eine Flüssigkeit, das sogenannte Kammerwasser, gebildet und auf verschiedenen Wegen wieder abgeleitet. Bei einem Missverhältnis zwischen Produktion und Abfluss, vor allem, wenn der Abtransport nicht schnell genug geht, wird das Auge hart, es hat dann einen hohen Augeninnendruck. Dieser zu hohe Wasserdruck schädigt den hoch empfindlichen Sehnerv. Das hat Sehverlust, Gesichtsfeldausfälle und evtl. Erblindung zur Folge. Aufgrund dieses Geschehens wurde der Grüne Star bis vor kurzem als die Hochdruckkrankheit des Auges bezeichnet.

Nun konnten aber Augenärzte schon lange beobachten, dass auch Patienten mit normal erscheinendem Augeninnendruck die gleichen, für Glaukom sehr typischen, Schäden entwickeln. Die neuen Forschungsergebnisse haben gezeigt, dass außer dem Augeninnendruck die Durchblutungssituation des Auges ein wesentlicher Faktor für die Entstehung der typischen Schäden ist. So definiert man den Grünen Star heute eher als eine chronisch fortschreitende Sehnervenerkrankung.

Verschiedene Arten des Grünen Stars

Es gibt verschiedene Arten des Grünen Stars, die manchmal nicht einfach voneinander zu unterscheiden sind. Vorab grenzt man die primären von den sekundären Glaukomen ab. Die sekundären sind Folgeerscheinungen von den anderen Augenveränderungen oder auch von anderen Krankheiten wie Uveitis oder von Operationen. Aber auch lokal (d.h. am Auge direkt) oder systemisch (d.h. im Körper wirkend) angewandte Medikamente wie Kortison können einen sekundären Grünen Star hervorrufen.

Besonders hinzuweisen ist auf das PEX-Glaukom. Bei dieser immer häufiger zu beobachtenden Sonderform wird im Auge ein feinfibrilläres Material gebildet (Pseudo Exfoliation). Dieses verstopft die Abflusskanälchen, und dadurch steigt der Augendruck. Es handelt sich allerdings um eine Systemstörung, denn dieses Material wird auch im Herzen, der Aorta und den Gehirngefäßen gebildet.

Hier soll es im Folgenden hauptsächlich um die eigentlichen, die sogenannten primären Formen des Grünen Stars gehen. Da unterscheidet man – und das ist für betroffene Patienten sehr wichtig zu wissen – je nach der sogenannten Kammerwinkeltiefe in der vorderen Augenkammer ein Engwinkelglaukom von einem Weitwinkelglaukom.

Abbildung 11: Bei einem normalen Kammerwinkel hat das Wasser ungehindert Zugang zum abfiltrierenden Schwammwerk.

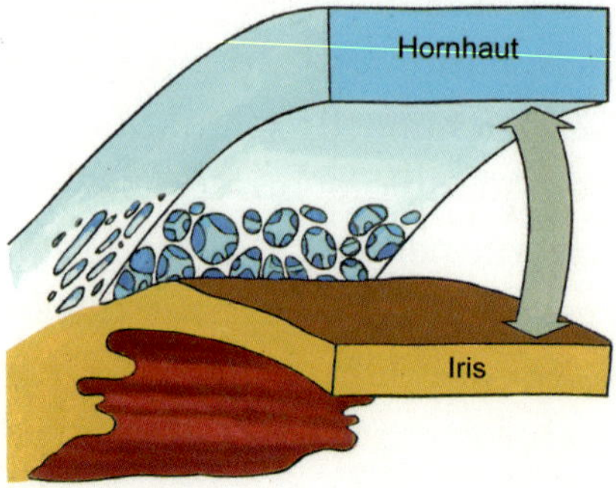

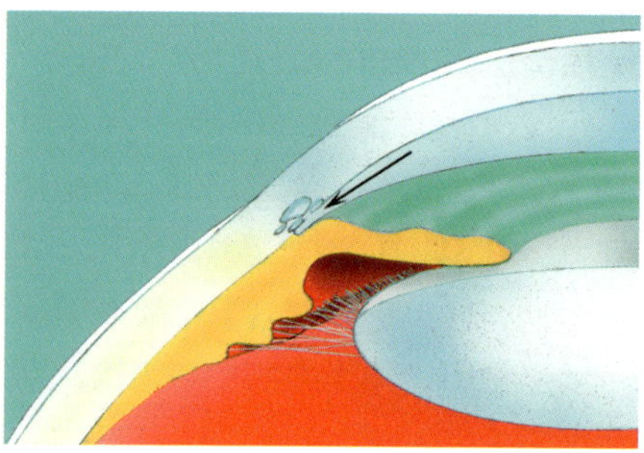

Abbildung 12: Regenbogenhaut (Iris; hier braun) und Hornhaut (blau) bilden einen Winkel, den sogenannten Kammerwinkel der vorderen Augenkammer. Er ist hier normal tief. Das Kammerwasser hat gute Abfluss-möglichkeiten in die dort gelegenen Trabekel und den Kanal.

Abbildung 13: Sogenannter spitzwinkeliger Kammerwinkel. Die Iris ist etwas vorgebuckelt, die vordere Augenkammer wird dadurch flacher und der Kammerwinkel enger. Je dicker die unterste Irisrolle ist, desto problematischer ist der Kammerwasserabfluss.

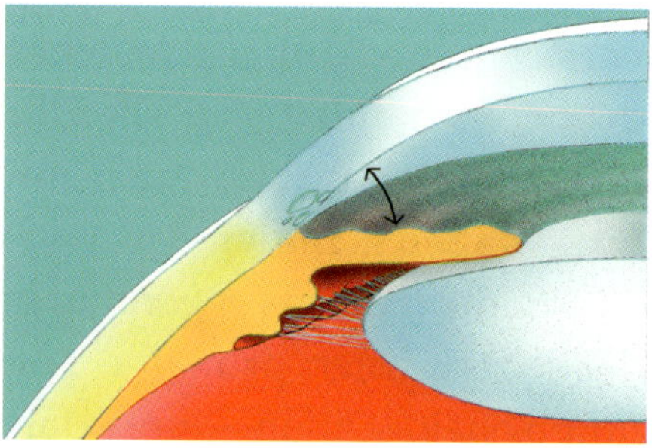

1. Engwinkelglaukome

Als Kammerwinkel bezeichnet man einen Teil der vorderen Augenkammer (siehe auch Kapitel „Aufbau und Funktion des Auges“). Er wird von der Hornhaut und der Regenbogenhaut gebildet. In der Tiefe des Kammerwinkels befindet sich ein schwammartiges Filtersystem, das das innere Augenwasser (Kammerwaser) ableitet (Abbildung 11).

Ein normal tiefer Kammerwinkel wird in Abbildung 12 gezeigt. Ist der Kammerwinkel verengt (Abbildung 13), kann ein Abflusshindernis entstehen, und das Kammerwasser fließt nicht schnell genug ab. Als Folge steigt der innere Wasserdruck des Auges (Augeninnendruck). Wenn der Abfluss total blockiert ist, entstehen ein Kammerwinkelblock und ein Glaukomanfall (siehe Kasten auf S. 136).

Da ein Glaukomanfall sehr dramatisch verläuft und zu den absoluten Notfallsituationen gehört, sollten Patienten mit verengtem Kammerwinkel davon wissen. Auch müssen sie ganz anders behandelt werden als Glaukompatienten mit offenem oder weitem Kammerwinkel. Disponierende Faktoren für diese eher seltenere Glaukomvariante sind z. B. höhere Weitsichtigkeit mit flacher vorderer Augenkammer. Letzteres kann auch durch eine zu dicke Linse (Altersstar) hervorgerufen werden.

2. Weitwinkelglaukom

Bei den Weitwinkelglaukomen, die übrigens nie mit einem solchen dramatischen Anfall einhergehen, steigen die Druckwerte oft schleichend an, so dass die Patienten gar nicht bemerken, dass sie ein Glaukom haben. Das ist besonders heimtückisch, da die Diagnose manchmal zu spät gestellt wird. Deshalb gehört die Augeninnendruckmessung beim Augenarzt zu den absolut notwendigen Vorsorgeuntersuchungen.

Eine einmalige Messung reicht allerdings nicht aus, denn der Augeninnendruck schwankt im Tagesverlauf. Außerdem gibt es viele Patienten, die trotz eines normalen Druckwertes einen Grünen Star haben, ein sogenanntes „Normaldruckglaukom". Der Augenarzt erkennt das Glaukom daher nicht nur am Wert des Augeninnendruckes, sondern auch am Sehnerv und am Gesichtsfeld des Patienten.

Glaukomanfall:
Bei einem Glaukomanfall kommt es zu folgenden Symptomen:

am Auge:	Rötung, starke Schmerzen, Sehherabsetzung, fühlbar hartes Auge
allgemein:	Kopfschmerzen, Erbrechen, Herzschmerzen (es können Angina pectoris ähnliche Beschwerden auftreten), Bauchschmerzen (Symptom: „akuter Bauch").

Frühsymptome:
Oft sehen die Patienten „Farbringe" um Lichtquellen. Das ist ein Zeichen für erhöhten Augeninnendruck. Solche passageren (vorübergehend auftretende) Druckspitzen gehen den Anfällen oft voraus.

Notfallsituation:
Bei einem Glaukomanfall müssen Sie notfallmäßig zum nächsten Arzt, möglichst Augenarzt. Dieser tropft Pilocarpin-Augentropfen zur Engstellung der Pupille, spritzt Diamox zur Augeninnendrucksenkung und gibt Schmerz- und Beruhigungsmittel. Sofern er einen Laser hat, wird er versuchen ein Loch in die Regenbogenhaut zu lasern und damit den Anfall zu stoppen. Meistens ist später eine Operation mit Irisausschneidung (Iridektomie) erforderlich. Sie wird in der Regel vorbeugend auch am anderen Auge durchgeführt. Augendruck senkende Tropfen müssen später zumeist als Dauertherapie (besonders für nachts) weitergegeben werden.

Im Folgenden werden die wichtigsten Fragen, die von Patienten immer wieder gestellt werden, kurz beantwortet.

Welche Risikofaktoren gibt es, und wann sollte man sich augenärztlich untersuchen lassen?

- Wenn in der Familie Grüner Star bekannt ist
- Wenn eine stärkere Kurz- oder Weitsichtigkeit vorliegt
- Wenn ein „höheres" Lebensalter erreicht ist (ab 40 Jahren gilt Vorsorge!)

Gehäuft beobachtet man auch Glaukom bei

- Menschen mit dunkler Hautfarbe
- Stoffwechselerkrankungen (z. B. Diabetes)
- Herz- und Kreislauferkrankungen
- Patienten mit sogenanntem „vasospastischem Syndrom" (kalte Hände, kalte Füße, wenig Durst etc.)

Gibt es Vorstufen des Grünen Stars?

Ja, man nennt das „okuläre Hypertension", d. h. es liegt ein erhöhter Augendruck vor, doch sind noch keine erkennbaren Schäden wie Veränderungen am Sehnerv oder Gesichtsfeldausfälle vorhanden. Nicht alle Patienten mit dieser okulären Hypertension entwickeln später einen „echten" Grünen Star, aber doch sehr viele. Ob man schon mit drucksenkenden Augentropfen behandeln sollte, hängt von den begleitenden Risikofaktoren (Herz-Kreislauferkrankungen, Stoffwechselerkrankungen, familiäre Glaukombelastung, vasospastisches Syndrom) ab. Neueste wissenschaftliche Studien belegen aber, dass es sinnvoll ist, sofort mit der Therapie zu beginnen.

Ist der Grüne Star eine isolierte Augenerkrankung?
In der Regel: Nein! 70–90% aller Glaukompatienten leiden auch unter anderen Erkrankungen. Oft sind es Herz- und Kreislaufstörungen (zu hoher oder zu niedriger Blutdruck, verschiedene Herzerkrankungen, Durchblutungsstörungen) oder Stoffwechselerkrankungen (Diabetes, Fettstoffwechselstörung). Diese bedürfen dringend der Mitbehandlung, die alleinige Augentherapie ist nicht genug! Manchmal sind es gerade die Begleiterkrankungen, die den Verlauf des Glaukoms fatal gestalten, da sie zu einer schlechten Durchblutung des Sehnervs führen. Dann kommt es zu schweren Schäden, auch wenn der Augeninnendruck quasi normal erscheint. Alle Glaukompatienten müssen sich deshalb dringend beim Allgemeinarzt vorstellen und Begleiterkrankungen abklären lassen. Eine 24-Stunden-Blutdruckmessung hat sich als unabdingbar herausgestellt, da gerade nächtliche Blutdruckschwankungen, die der Patient selbst nicht bemerkt, dem Sehnerv großen Schaden zufügen können!

Eine Besonderheit ist das Glaukom bei gleichzeitigem „vasospastischem Syndrom“, in der Fachsprache „vaskuläre Dysregulation“ genannt. Überlegen Sie selbst einmal: Neigen Sie zu Durchblutungsstörungen? Sind Sie ein Mensch, der

- oft kalte Hände oder Füße hat?
- wenig Durst hat bzw. mit wenig Flüssigkeit auskommt?
- wenig schwitzt?
- zu Migräne neigt?
- zu Ohrgeräuschen (Tinnitus) neigt?
- eher niedrigen Blutdruck hat (oder in der Jugend hatte)?
- zu Herzbeschwerden (Angina pectoris) neigt?

Trifft eines dieser Symptome auf Sie zu? Dann könnte bei Ihnen ein vasospastisches Syndrom vorliegen. Beim sogenannten „cold-pressure-Test“ (Hände in kaltes Wasser halten, vgl. Kapitel „Stress und

Krankheit“ weiter oben) hat man festgestellt, dass es bei diesen Glaukompatienten sofort zu einer schlechten Durchblutung der Augeninnenarterien kommt. So erklären sich die oft fortschreitenden und ausgedehnten Gesichtsfeldausfälle bei diesen Patienten, auch bei scheinbar „gutem“ Augeninnendruck. Folgende Empfehlungen sind wichtig für Menschen mit vasospastischem Syndrom:

Was Sie vermeiden sollten:

- Baden in kaltem Wasser von Schwimmbädern, Badeseen oder Meer (auch Vorsicht mit Tauchbecken in der Sauna)
- Radikales Fasten (Nulldiät)
- Starke Stressbelastung

Was Sie tun sollten:

- Unbedingt immer für warme Hände und Füße sorgen (angepasste Kleidung, aufsteigende Fußbäder etc.)
- Hände in warmem Wasser waschen, nicht zu kalt duschen
- Achtung im Haushalt: auch Gemüseputzen und Salatreinigen mit warmem Wasser!
- 1–2 x 300 mg Magnesiumcitrat täglich (Patienten mit vaskulärer Dysregulation haben zu wenig intrazelluläres Magnesium). Achtung: Bei niedrigem Blutdruck Magnesium nur morgens und mittags nehmen, da es leicht blutdrucksenkend wirkt, was nachts nicht erwünscht ist!
- Immer ausreichend trinken (mindestens 2 Liter pro Tag)
- Abends immer etwas Salzhaltiges essen (z. B. warme Suppe), da bei Menschen mit vasospastischem Syndrom nachts ein besonders starker Natriumverlust eintritt (Achtung: vorher Blutdruckkontrolle!)
- „Radikalfänger“ zu sich nehmen (Vitamin C + E, Selen, Ubichinon Q10 etc.), das schützt den Sehnerv (als Fertigprodukt z. B. Orthomol Glaukom®).

- Auf den Blutdruck achten
- Ginkgo-Bilobapräparate einnehmen (führen zu verbesserter Durchblutung im Sehnerv)
- Glaukomtropfen sorgfältig anwenden (ganz wichtig!!)
- Häufige Kontrollen beim Augenarzt und zwar immer mit Gesichtsfeldkontrolle. Für jeden Patienten mit gesichertem Glaukom gibt es einen ganz persönlichen „Zieldruck", den es zu erreichen gilt. Dieser hängt von der Glaukomart, Gesichtsfeldausfall, Sehnervenbefund und Allgemeinerkrankungen ab. Wird dieser Zieldruck nicht erreicht, wird das Gesichtsfeld schlechter, bis hin zur Erblindung.
- Entspannungsmethoden zur Stressreduzierung lernen, besonders Autogenes Training, da hier gezielt die Durchblutung von Händen und Füßen und anderen Körperteilen (auch Augen) verbessert wird
- Bei Patienten mit nächtlichen Blutdruckabfällen oder ausgeprägtem niedrigen Blutdruck ist Sport (z. B. Fahrradergometertraining) sehr wichtig.

Was wird die Zukunft an Therapiemöglichkeiten bringen?
Einige neue drucksenkende Augentropfen, die auch die Durchblutung verbessern oder den Sehnerv schützen, werden zur Zeit mit guten Ergebnissen getestet und kommen bald auf den Markt. Systemisches Anti-Endothelin (Bosentan) wird derzeit in den USA getestet (Patienten mit vasospastischem Syndrom haben zu hohe Endothelinwerte im Blut), hat sich allerdings beim Glaukom nicht bewährt.

Welche Therapie wird normalerweise beim Glaukom durchgeführt?
- Augentropfen: Es gibt sehr viele verschiedene Medikamentengruppen, die den Augeninnendruck senken. Sie alle haben Haupt- und Nebenwirkungen. Ihr Augenarzt wird

die richtige Therapie für Sie finden. Dazu muss er Ihre individuelle Augensituation, aber auch viel über Ihr Allgemeinbefinden (internistische Erkrankungen, vasospastisches Syndrom etc.) wissen und berücksichtigen, um ein individuelles Behandlungskonzept zu erarbeiten.

- Operation: Sollten die Augentropfen nicht vertragen werden (manche lösen Allergien aus) oder auch die Kombination von mehreren verschiedenen Tropfensorten keine ausreichende Drucksenkung erbringen, dann muss bei einem operativ tätigen Augenarzt eine der verschiedenen Operationstechniken für Sie ausgesucht und eine Operation durchgeführt werden.

Ist Glaukom auch eine psychosomatische Erkrankung?
„Nicht nur, aber auch!“ Schon vor 100 Jahren bemerkten die Augenheilkundler, dass Glaukomanfälle unter psychischer Belastung auftraten. Ob freudige oder dramatische Situationen, beide können durch den in Erregung erhöhten Adrenalinspiegel im Blut, der eine Weitstellung der Pupille bewirkt, einen Anfall auslösen. Deshalb galt der Glaukomanfall schon immer als psychosomatisches Ereignis und gehört in der Augenheilkunde zu den anerkannten psychosomatischen Erkrankungen.

Wie ist das aber bei den ca. 90 % aller Glaukompatienten mit weitem Kammerwinkel?
Auch Glaukompatienten mit weitem Kammerwinkel reagieren unter Stress mit Erhöhung des Augeninnendruckes! Wir konnten dies in eigenen Studien belegen. Unsere Ergebnisse decken sich mit denen anderer Forschungsgruppen. Man findet immer wieder, dass es sich bei Glaukompatienten um Menschen handelt, die „unter Druck stehen“, die sich selbst unter Druck setzen, was sich in erhöhtem Augendruck widerspiegelt. Oft sind

es hochsensible Menschen, die besonders angstbesetzt sein können und erhöhte Neigung zu Depressionen haben.

Was kann man für die psychische Begleitkomponente tun?
Unsere Arbeitsgruppe erforscht schon seit über 20 Jahren erfolgreich Entspannungstechniken als Begleittherapie bei Glaukom. Besonders gute Erfahrungen haben wir mit Autogenem Training gemacht. Regelmäßiges Autogenes Training führt zu verbesserter Durchblutung, verbessertem Wohlgefühl und senkt signifikant den Augeninnendruck.

Für Patienten, die nicht in der Lage sind, Autogenes Training effektiv zu erlernen oder durchzuführen, arbeiteten wir ebenso erfolgreich mit Hypnose. Hier wird die Entspannung über Hypnose eingeleitet, anschließend werden die gleichen Visualisierungsübungen wie im Autogenen Training („Reise durch das Auge") suggeriert.

Für die vielen Glaukompatienten, die weder Autogenes Training noch Hypnose für sich als Begleittherapie möchten, entwickelten wir eine wissenschaftlich fundierte Entspannungs-CD, die den Augeninnendruck ebenfalls effektiv senkt.

Wir halten die Musikmedizin als Ergänzungstherapie für sehr wichtig, da hier die seelische Ausgeglichenheit des Patienten auf das Auge zurückwirkt. Wir konnten in unseren Studien beweisen, dass allein die Musiktherapie den Augeninnendruck signifikant senkt und bei manchen Patienten sogar ebenso effektiv ist wie Augentropfen. Zusätzlich ist die Musiktherapie in der Lage, die Augendurchblutung signifikant zu verbessern, was bisher keine andere Glaukomtherapie leistet. Wir empfehlen sie daher unbedingt als Begleitbehandlung. Sie ersetzt allerdings nicht die augenärztlichen Kontrollen und eventuell zusätzlich erforderlichen Augentropfen. Musiktherapie bei Glaukom tut gut, sehr gut sogar. Aber nur Ihr Augenarzt kann die Wirkung überwachen und beurteilen, ob und wie viele Augentropfen sie eventuell zusätzlich benötigen.

Ilse Strempel: *Glaukom – mehr als ein Augenleiden.* Handbuch für Ärzte und Patienten. Marburg: Kilian 2010

Durchblutungsstörungen am Auge

Die Blutversorgung des Auges hat gegenüber anderen Organen eine Besonderheit. Da entwicklungsgeschichtlich das gute Sehen zum Überleben wichtig war, entwickelte das Auge Schutzmechanismen, um z. B. bei plötzlichem Blutdruckabfall oder Blutdruckanstieg eine gute Durchblutungssituation unabhängig von der Körpersituation zu garantieren. Die Folge sind zwei Gefäßnetze mit unterschiedlichen Regelmechanismen.

Die Aderhaut, eine Schicht des Auges, die zu den am besten durchbluteten Organteilen des ganzen Körpers gehört, hat ein reichhaltiges Gefäßnetz, dessen Durchblutung u.a. vom vegetativen Nervensystem geregelt wird. Die Netzhaut hat eigene Arterien und Venen, deren Durchblutung relativ unabhängig vom übrigen Körper eigenständig reguliert wird (über Stoffwechselprodukte, Neurotransmitter etc.); man nennt das Autoregulation.

Eine Besonderheit der Durchblutung ist im Sehnervenkopf, der als Sehnervenscheibe im Augeninneren zu sehen ist. Die oberflächlichen Teile werden von den Netzhautgefäßen mitversorgt, die tieferen jedoch von Abzweigungen des Aderhautgefäßnetzes, so dass hier eine teilweise eigenständige und eine teilweise vegetative Regulation vorliegt. Aus der Aderhaut können gefäßverengende oder -erweiternde Substanzen zum Sehnervenkopf gelangen und so dessen Durchblutung beeinflussen. Das erklärt einerseits, warum in diesem Bereich häufig Durchblutungsstörungen oder Gefäßverschlüsse auftreten, andererseits aber auch, wie sehr die Durchblutung durch Stress beeinflusst wird.

Stress kann nun auf verschiedene Weise einwirken und zwar einmal durch die Stresshormone Adrenalin und Noradrenalin, die eine Gefäßverengung bewirken, durch Kortison und andere Stresshormone, besonders aber durch das sogenannte Endothelin. Endothelin ist eine Substanz, die von den Innenzellen (Endothelien) der Gefäße produziert wird und eine Gefäßverengung hervorrufen kann. Die Endothelzellen reagieren auf zirkulierende Hormone (z. B. Stresshormone), auf Medikamente oder auf physikalische Reize wie Kälte. Dies gilt für den ganzen Körper, mit Unterschieden für manche Organe, zeigt sich aber besonders im Auge. Nun gibt es manche Menschen, die anlagebedingt besonders hohe Endothelinspiegel im Blut haben und dann auf Stress und Kälte mit Erhöhung dieses Stresshormons im Blut reagieren. Man nennt das ein vasospastisches Syndrom (siehe Ausführungen weiter oben im Zusammenhang mit dem Grünen Star). Interessant ist, dass es sich häufig um eher schlanke Menschen handelt, übrigens mehr Frauen als Männer, die sehr ehrgeizig sind und beruflich erfolgreich sein wollen. Da kann es dann unter Stressbelastung zur Minderdurchblutung im Sehnervenkopfbereich kommen, was sich als Sehstörung oder Gesichtsfeldausfall bemerkbar macht. Diese Symptome gehen meist von selbst zurück und hinterlassen keinen bleibenden Schaden. Es gibt allerdings auch Augenkrankheiten, die mehr oder weniger bleibende Effekte hinterlassen, immer wiederkehren oder chronisch werden. Dazu gehören – soweit man bisher weiß – folgende Erkrankungen:

- Grüner Star (Glaukom)
- Chorioretinitis centralis serosa

- Gefäßverschlüsse (auch bei jungen Leuten)
- Anteriore ischämische Optikusneuropathie (AION) – vordere, durch Durchblutungsmangel bedingte Sehnervenerkrankung

Fast immer lässt sich bei diesen Patienten im Zusammenhang mit der akuten Erkrankung eine besondere seelische Belastung erkennen. Unterdrückte Ängste, seelische Blockaden, aber auch erhöhter Leistungsdruck sind oftmals im Hintergrund zu finden. Das Unterbewusstsein oder der Körper vergessen aber nichts, auch wenn seelische Probleme aus dem Bewusstsein verdrängt wurden. Sie drücken sich dann eben auf der körperlichen Ebene aus.

Das Wichtigste in Kürze:
Alle Teile der Augen und ihrer Umgebung, von den Lidern über das Augeninnere bis zur Netzhaut, dem Sehnerv und der Augenhöhle können erkranken. In vielen Fällen verursachen Entzündungen die Symptome, manchmal entstehen sie in Begleitung der Erkrankung eines anderen Organs (z. B. der Haut) oder eines Organsystems (z. B. Herz-Kreislaufsystem). Erhöhungen des Augeninnendruckes und Durchblutungsstörungen des Sehnervs oder des Auges allgemein zeigen auf der seelischen Ebene Belastungen oder Leistungsdruck an sowie nicht verarbeitete Konflikte, Verluste oder Ängste, die die Patienten nicht ansehen können oder wollen. Entspannungsmethoden können dabei helfen, innere Blockaden zu lösen. Nur so kann man erwarten, dass bei besonders schweren oder chronischen Erkrankungen Gesundung eintritt.

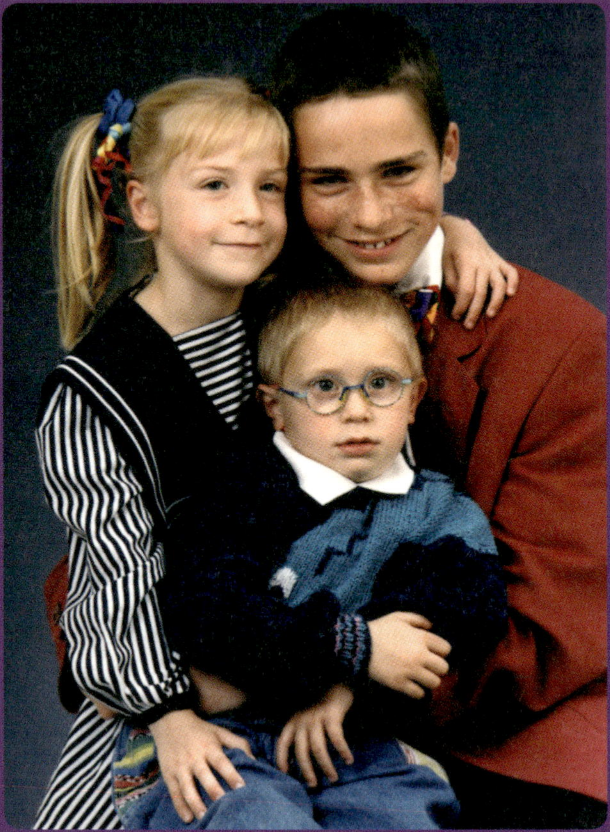

KAPITEL 5:
AUGENKRANKHEITEN IM KINDESALTER

Worum es in diesem Kapitel geht:
- Angeborene und ererbte Störungen
- Infektionserkrankungen während der Schwangerschaft
- Erkrankungen von Früh- und Neugeborenen
- Störungen des beidäugigen Sehens
- Augeninnenentzündungen

Augenkrankheiten im Kindesalter sind ein sehr umfangreiches medizinisches Fachgebiet, so dass Universitäts-Augenkliniken meist eine eigene Kinderabteilung haben. Deshalb soll der folgende Streifzug durch die Kinderaugenheilkunde nur einige Besonderheiten herausgreifen und grundsätzliche Erwägungen darstellen, soweit sie für Kinder spezifisch sind.

Was bedeuten also Kinderkrankheiten im Augenbereich, wo sind die seelischen Hintergründe, die auf den Körper wirken? Bei angeborenen oder frühkindlichen Symptomen kann ja wohl kaum ein seelischer Hintergrund gefunden werden, oder doch?

Die moderne vorgeburtliche Forschung zeigt, dass das Kind bereits im Mutterleib am Außenleben beteiligt ist. So werden Stresssituationen der Mutter bzw. ihre seelische Konstellation (z.B. Depression) dem Ungeborenen über die veränderten Blutwerte (Stresshormone, Botenstoffe etc.) mitgeteilt. Interessant sind z.B. die Ergebnisse einer Untersuchung an rauchenden Schwangeren: Bereits der Gedanke an eine Zigarette bei den Müttern führte beim ungeborenen Kind zu einer Pulsbeschleunigung!

Ab der 16. Woche ist die Hörbahn der Kinder bereits ausgebildet, laute und dissonante Geräusche erschrecken sie. Aber auch das soziokulturelle Umfeld beeinflusst das Ungeborene. So geschützt, wie man immer meint, ist es gar nicht. Eine unruhige Familiensituation muss das Kind schon vor, erst recht aber nach der Geburt miterleben und verarbeiten. Auch sein noch unreifes Gehirn, seine kleine Seele, sein noch nicht gereiftes Immun- und Hormonsystem werden mannigfach beeinflusst. Seine Persönlichkeit wird schon jetzt nachhaltig geprägt, und es ist entscheidend für sein späteres Leben, ob es nach der Geburt in eine liebevolle Beziehung zu Menschen treten kann oder nicht. Die Persönlichkeitsstruktur und die Umgebung prägen den weiteren Lebensweg und entscheiden somit auch über Krankheit und Gesundheit.

Angeborene und ererbte Störungen

Während der verschiedenen vorgeburtlichen Entwicklungsphasen des Auges können zahlreiche mehr oder weniger ausgeprägte Augenmissbildungen entstehen. Mitunter ist es schwer, direkte Ursachen dafür zu finden. Nur in manchen Fällen sind die Veränderungen eindeutig auf Gendefekte oder Infektionserkrankungen zurückzuführen.

Oft betreffen die Störungen nur ein Auge, manchmal beide. Bei Störungen des Größenwachstums sind meist beide Augen betroffen. Dabei können sich zu kleine Augen (Mikrophthalmus) oder zu große Augen (Makrophthalmus) entwickeln.

Manchmal entstehen sogenannte Spaltbildungen, „Kolobome“ genannt. Dies ist z.B. der Fall, wenn sich in einer bestimmten Phase der Embryo-Entwicklung, etwa in der 6. Schwangerschaftswoche, der sogenannte Augenbecher nicht richtig schließt. Je nachdem, wie stark sich diese Entwicklungsstörung auswirkt, kommen nur leichte Symptome, z.B. Blendung beim Iriskolobom, oder sogar vollkommen sehuntüchtige Augen, z. B. beim Sehnervenkolobom, vor.

Es kommt auch vor, dass sich die Netzhaut nicht richtig entwickelt (retinale Dysplasie), oder die Glaskörperreifung bleibt aus. In der Regel geht dies mit Blindheit einher. Auch die einfache Kurz- oder Weitsichtigkeit oder Farbsinnstörungen werden oft vererbt (siehe weiter unten).

Der angeborene, kindliche bzw. jugendliche Grüne Star basiert auf einer genetischen Störung, die zu Entwicklungshemmungen im Bereich des vorderen Augenabschnittes führt, besonders im Kammerwinkel. Durch die Missbildung des vorderen Augenabschnittes kann das im Augeninneren gebildete Kammerwasser nicht ausreichend abtransportiert werden. Das führt zu einer enormen Drucksteigerung im Augeninneren. Die noch weichen, unausgereiften kindlichen Augapfelhüllen werden dadurch gedehnt, das betroffene Auge wird unproportional größer. Früher wurde ein Auge mit angeborenem Grünen Star daher auch Ochsenauge (Buphthalmus) genannt. Heute nennt man das Krankheitsbild Hydrophthalmie (Wasserkrankheit des Auges). Da dieses Phänomen stark auffällt, wird der Arzt das Kind bereits bei der ersten Untersuchung (U1, in der Regel noch in der Klinik) umgehend in eine Augenklinik einweisen. Ein sofortiger operativer Eingriff ist unerlässlich, damit wenigstens noch eine Restsehschärfe erhalten werden kann. Andernfalls wird das Auge rasch vollblind.

Bei angeborenen Linsentrübungen kommt das Kind mit mehr oder weniger ausgeprägtem Grauen Star (Katarakt) auf die Welt. Während man früher mit der Operation eines solchen Auges gewartet hat, um dem Neugeborenen eine Narkose zu ersparen, weiß man heute, dass eine Entfernung der Linse in den ersten Lebenswochen erfolgen muss, damit das Auge „sehen lernt“, was unabdingbar zur Reifung und Entwicklung der Sehbahn gehört. Eine spätere Operation verzögert diese Reifung. Trotz Beseitigung des optischen Hindernisses – die getrübte Linse – bleiben das Auge und die zugehörige Sehbahn dann funktionell minderwertig.

Aus diesem Grund werden heute schon Neugeborenen Kunstlinsen implantiert. Früher hat man sich lange davor gescheut, weil man nicht absehen konnte, wie weit dieser Fremdkörper im Augeninneren vertragen wird und das Wachstum des Auges beeinflusst. Heute haben sich die operativen Techniken und Kunstlinsenmaterialien so weit verbessert, dass die Ergebnisse zufriedenstellend sind.

Manchmal kommt es vor, dass ein Kind blind geboren wird, weil Sehnerv oder Sehbahn sich nicht entwickelt haben. Eine Therapie ist dann nicht möglich.

Zum Umgang mit ererbten Krankheiten

Wenn Augenkrankheiten familiär gehäuft auftreten, was gelegentlich vorkommt, kennt die Familie meist die damit verbundenen Probleme und hat gelernt, damit umzugehen.

Tritt eine ererbte Krankheit aber zum ersten Mal auf, kann es passieren, dass sowohl die Familie selbst, als auch das betroffene Kind nicht wahrhaben wollen, dass eine Sehstörung vorliegt, die nicht heilbar und behandelbar ist. Die betroffenen Kinder und die Familien sind dann versucht, das Problem zu verharmlosen, wollen es nicht wahrhaben oder reagieren mit tiefer Verzweiflung. Der „Makel“ einer Behinderung lastet schwer, denn nun kann das Kind die Erwartungen, die seine Eltern bezüglich seiner Zukunft haben, nicht erfüllen. Die betroffenen Kinder fühlen sich oft von der Medizin und den Ärzten allein gelassen. Dazu kommt die Angst vor einem Leben mit Blindheit.

Alle oben genannten angeborenen Augenstörungen bedeuten natürlich für das betroffene Kind eine große Herausforderung: Es muss lernen, das Mitbekommene als Schicksal anzunehmen und zu meistern. Es ist nicht nur eine körperliche, sondern auch und besonders eine seelische Aufgabe, mit der Behinderung fertig zu werden.

Auch die mitbetroffene Familie muss eine weit größere Aufgabe meistern und viel mehr Verantwortung übernehmen, als bei einem augengesunden Kind. Sehbehinderten- oder Blindenfrühförderung von Kindern ist dringend erforderlich und oft mit großen Anstrengungen für alle Beteiligten verbunden. Manchmal werden Trennungen von Kind und Familie im beginnenden Schulalter vorgeschlagen, um dem Kind eine optimale Schulausbildung zu ermöglichen.

Leider wird von Seiten der betreuenden Ärzte mitunter ein einfühlsames Gespräch vermieden, das den Eltern die Art der Erkrankung, Prognose und Therapiemöglichkeiten erklärt und Perspektiven aufzeigt. Manchmal wissen Eltern auch nicht, dass es für Kleinkinder hervorragende Frühförderungsprogramme gibt, dass es sehr gute Sehbehinderten- und Blindenschulen gibt, in denen Kinder eine optimale Schulausbildung und berufliche Ausbildung erfahren. Eltern wissen oft nicht um die neuesten technischen Möglichkeiten, die Sehbehinderten ein weitgehend „normales" oder zumindest angepasstes und vor allem lebenswertes Leben ermöglichen.

Auch wenn es derzeit noch wenige echte Therapien gibt, so sind die Aussichten für die Zukunft durch neue gentechnische Möglichkeiten besser als je zuvor, so dass auch in dieser Hinsicht Hoffnung berechtigt ist.

Retinopathia pigmentosa: Eine Erbkrankheit

Manche Krankheiten werden mit dem Erbgut auf die Kinder übertragen. Sie können aber auch gelegentlich spontan entstehen, z.B. die Retinopathia pigmentosa, bei Insidern kurz RP genannt. Früher wurde sie als Retinitis pigmentosa bezeichnet. Mittlerweile weiß man, dass sie keine normale Entzündung (mit der Endung -itis) ist.

Bei der Retinopathia pigmentosa kommt es aufgrund eines genetischen Defektes zu einer Stoffwechselstörung in der Pigmentschicht der Netzhaut (siehe Abbildung 14). Die Rezeptoren der Netzhaut, d.h. die Stäbchen und Zapfen, die die Lichtenergie aufnehmen und in elektrische Miniimpulse umwandeln, stehen in einer regen Wechselwirkung mit den Zellen der Pigmentschicht. Wenn diese Zellen nun bei der RP minderwertig sind oder werden, können auch die darüber liegenden Stäbchen und Zapfen nicht mehr funktionieren. Durch Verklumpung der Pigmentzellen entstehen verästelte schwarze Streifen, die dem Augenarzt die Diagnose ermöglichen. Typischerweise beginnt diese Erkrankung im Jugendalter und betrifft zuerst die Netzhautperipherie.

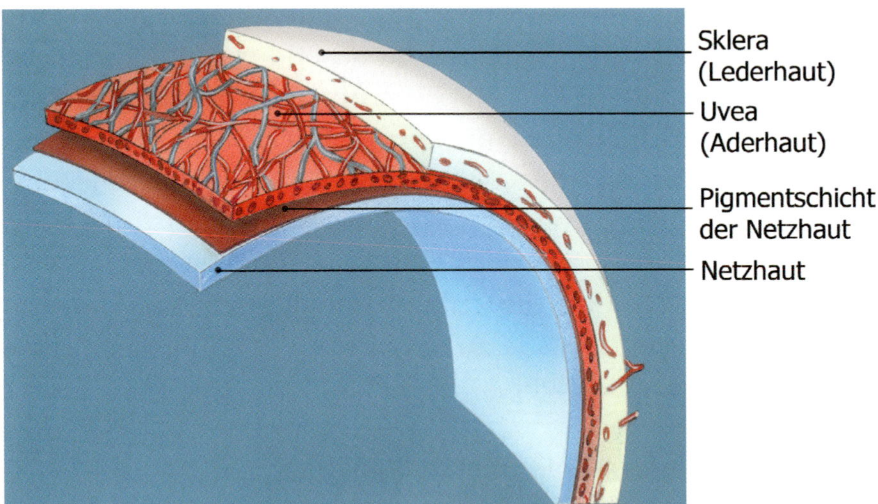

Abbildung 14: Aufbau der Augapfelwände

Die Erscheinungsformen der RP können ebenso unterschiedlich sein wie ihre Verläufe. So gibt es ältere Patienten, deren Gesichtsfeld bis auf einen zentralen Rest ein Leben lang soweit erhalten bleibt, dass sie damit recht gut leben können, andere Patienten dagegen werden schon in der Jugend vollblind. Ein besonders charakteristisches Zeichen dieser Erkrankung, die von der Netzhautperipherie bis zum Zentrum hin fortschreitet, ist das sogenannte Flintenröhrengesichtsfeld. Der Begriff Flintenröhrengesichtsfeld wurde geprägt, weil man bei dieser Art von Gesichtsfeldverlust den Eindruck hat, durch eine enge Röhre zu sehen. Die Patienten gehen dann wie „mit Scheuklappen" durch die Welt und können immer nur kleine Ausschnitte von ihr wahrnehmen, müssen sich die Welt und ihr Weltbild mosaikartig zusammensetzen. Manchmal gesellen sich andere Komplikationen hinzu, wie z. B. eine Makuladegeneration, Grüner oder Grauer Star, und oft resultiert frühe Vollerblindung.

Bisher gibt es keine geeignete Vorbeugung oder Therapie für RP. Mit zunehmenden Erkenntnissen im Bereich der Gentherapie hofft eine sehr große Zahl von Patienten auf diese zukünftigen Möglichkeiten. Vor allem für ihre Kinder und Enkelkinder, die die Erbanlage und somit die Veranlagung zum Ausbruch der Erkrankung in sich tragen und für die es derzeit noch keine Vorbeugung gibt, könnte die Gentherapie einmal interessant werden.

RP tritt relativ häufig auf. Daher ist aus einer kleinen Selbsthilfegruppe betroffener Patienten inzwischen eine starke Gesellschaft geworden, die früher Retinitis-pigmentosa-Gesellschaft hieß und sich heute Pro Retina nennt. Pro Retina vertritt auch Menschen mit anderen Netzhauterkrankungen (z. B. mit Makuladegeneration) und allgemein sehbehinderte oder erblindete Menschen. Die Gesellschaft informiert ihre Mitglieder über neueste Forschungsergebnisse, organisiert Treffen oder Reisen und arbeitet mit internationalen Forschungszentren und Augenkliniken zusammen. Dank vieler Fördergelder kann auf dem Gebiet der RP und im Bereich ähnlicher Erkrankungen heute intensiv geforscht werden.

! **Wichtige Adresse:**
Pro Retina Deutschland e.V.
Geschäftsstelle
Vaalser Str. 108, 52074 Aachen
Tel.: (0241) 870018
Fax: (0241) 873961
www.pro-retina.de

Retinoblastom

Auch ein sehr bösartiger Krebs der Netzhaut, das Retinoblastom, kann vererbt werden. Wegen seiner relativen Seltenheit soll hier nur kurz darauf eingegangen werden. Die Symptome können je nach Größe der Tumoren sehr unterschiedlich und verwirrend sein. Hat sich z.B. eine weiße Tumorkugel im Augeninneren gebildet, so entsteht ein Symptom, das von Augenärzten „amaurotisches Katzenauge" genannt wird. Amaurotisch bedeutet blind und das Phänomen des „Katzenauges" entsteht, wenn das betroffene Auge zufällig seitlich beleuchtet wird und aus dem Inneren ein gelblich-weißer Reflex zurückscheint (wie bei einer Katze in der Dunkelheit). Manchmal weicht das am Tumor mehr oder weniger erblindete Auge auch in Schielstellung ab und veranlasst die Eltern oder den Kinderarzt, eine Augenuntersuchung durchführen zu lassen.

Oft tritt das Retinoblastom an beiden Augen gleichzeitig auf, zumeist aber in unterschiedlich fortgeschrittenen Stadien. Früher führte ein Retinoblastom fast unweigerlich zum Tode. Heute ist die Medizin durch Operationen, Bestrahlung oder Chemotherapie fast immer in der Lage, das Leben des Kindes zu retten. Leider scheint aber eine allgemeine Tumorneigung bestehen zu bleiben, da diese Kinder als junge Erwachsene oft an anderen Krebsarten erkranken, die dann ihrerseits entsprechend behandelt werden müssen.

Infektionserkrankungen während der Schwangerschaft und Geburt

Durch Infektionserkrankungen der Mutter während der Schwangerschaft können bei Kindern Augendefekte entstehen. Dabei kommt es auf die Art der Krankheitserreger und auf das Stadium der Schwangerschaft an. So können sich verschiedene Störungen im Auge des Embryos während der ersten zwei Schwangerschaftsmonate entwickeln. Manche Erreger haben die Fähigkeit, die spezielle Schutzschranke des Mutterkuchens (Plazenta) zu überwinden und mit dem Blut durch die Nabelschnur zum Kind und damit auch zum kindlichen Auge zu gelangen.

Während früher häufig Augenmissbildungen durch Röteln auftraten, ist dies mittlerweile eher selten geworden, da die Rötelnimpfung gerade bei Mädchen zu den Standardimpfungen gehört.

Heute beobachtet man eher angeborene Netz-Aderhautnarben, die vor allem durch Toxoplasmen hervorgerufen werden. Toxoplasmen sind bakterienähnliche Parasiten, die bei erwachsenen Menschen eine relativ harmlose, manchmal kaum bemerkte Infektion, die sogenannte Toxoplasmose, hervorrufen. Während die Mutter dabei nur eine Art grippalen Infekt durchmacht, führen die Erreger im kindlichen Auge zu einer Netz-Aderhautentzündung in der Netzhautmitte (Makula). Wenn das Kind dann geboren ist, hat es schon Narben im Sehzentrum, die zu einer deutlichen Sehherabsetzung führen. Da die Toxoplasmen am häufigsten durch Katzenkot übertragen werden, empfiehlt man Schwangeren, im Umgang mit Katzen vorsichtig zu sein.

Es gibt auch Augenkrankheiten, die durch Infektionen der Mutter vor der Geburt entstehen, sich aber erst später auswirken. Hierzu zählt z.B. Syphilis (Lues). Eine an Lues erkrankte Mutter infiziert das Ungeborene, indem die Erreger durch die Plazenta (Mutterkuchen) in die Blutbahn des Kindes gelangen und dort noch vor der Geburt eine Hornhautentzündung, einen Grauen Star und andere Missbildungen hervorrufen.

Es gibt drei typische Erreger, die während der Geburt durch Schmierinfektionen von der Mutter auf das Kind übertragen werden können: Tripper-Erreger, Chlamydien und Herpesviren. Eine Tripper-Erkrankung (Gonorrhoe) der Mutter führt beim Neugeborenen am 1. bis 3. Lebenstag zu einer schweren eitrigen Entzündung der Augen. Da diese sehr gefährlich ist, werden die Augen von Neugeborenen direkt nach der Geburt von der Hebamme mit einem Antibiotikum gespült (sogenannte Crédésche Prophylaxe).

Auch die bakterienähnlichen Chlamydien werden beim Geschlechtsakt übertragen. Während der Geburt gelangen sie durch Kontakt der Babyaugen mit dem infektiösen Vaginalschleim der Mutter in den Bindehautsack des Kindes. Dort rufen sie nach fünf bis 14 Tagen eine hartnäckige Bindehautentzündung hervor, die mit entsprechenden Antibiotika behandelt werden muss.

Auch Herpesviren im Genitalbereich zum Zeitpunkt der Geburt können zu einer frühen Infektion des Kindes führen. Der Erkrankungsbeginn ist meist um den 5. bis 7. Lebenstag (Herpes-Hornhautentzündung).

Frühgeborenenretinopathie

Dank moderner technischer Möglichkeiten haben heutzutage schon Frühgeborene unter 300 g Geburtsgewicht Überlebenschancen. Frühgeborene werden in Brutkästen versorgt, bis sie lebensfähig sind. Da dieser technische Uterusersatz aber keineswegs den biologischen Bedingungen im Mutterleib entspricht – von den seelischen ganz zu schweigen –, hat dies für die Augen oft fatale Folgen. Die noch unreifen und in Entwicklung befindlichen Augen vertragen den Sauerstoff nicht, der aber zur Beatmung des Kindes wegen seiner noch unreifen Lungen erforderlich ist. Es entsteht dann – je nachdem, in welcher Schwangerschaftswoche und mit welchem Gewicht das Kind geboren wurde –, eine mehr oder weniger ausgeprägte Netzhauterkrankung, die sogenannte Frühgeborenenretinopathie. Diese Gefahr ist durch die moderne Medizin inzwischen deutlich geringer geworden.

Von Störungen der Netzhautentwicklung und des Augengrößenwachstums bis zur totalen Netzhautablösung und Blindheit können verschiedene Stadien beobachtet werden, die u. U. auch frühzeitige operative Eingriffe erfordern, um eine Minimalsehkraft des Auges zu erwirken oder zu behalten. Viele „Frühchen“ werden also ihr Leben mit Blindheit oder starker Sehbehinderung meistern müssen.

Diese Behinderung mag die Eltern und betroffenen Kinder manchmal zur Verzweiflung bringen, sie kann aber auch als „positiver Auftrag“ gewertet werden; manche Menschen entwickeln dadurch ungeahnte Kräfte. Ihre Chance liegt darin, besondere Wahrnehmungsfähigkeiten zu entwickeln, die anderen Sinne zu schärfen und besonderes Einfühlungsvermögen und „inneres Sehen“ zu nutzen, um damit den meisten Sehenden überlegen zu sein. Das gelingt natürlich nur durch Annahme des Schicksals und konstruktives Umformulieren. Nur so kann die Organschwäche auf der einen Seite mit besonderen Fähigkeiten auf anderen Ebenen ausgeglichen werden.

Das zeigen etwa die Parolympics, bei denen auch Schüler der Marburger Blindenstudienanstalt Preise gewonnen haben. Blinde Künstler und Wissenschaftler sind ebenfalls ein Beweis dafür, dass es möglich ist, mit dieser Behinderung außergewöhnliche Fähigkeiten zu entwickeln. Ausschlag geben natürlich die individuelle seelische Konstitution der Betroffenen und ihr Umfeld, das sie entweder förderte oder hemmte.

Tränennasenwegsstenose

Wenn beim Neugeborenen bzw. einem Kleinkind in den ersten Lebenswochen und Monaten auffällt, dass die Augen stark tränen oder Eiter im Bindehautsack ist, kann ein Verschluss des Tränennasenwegs vorliegen. Normalerweise öffnet sich der Tränennasengang zum Zeitpunkt der Geburt automatisch. Gelegentlich bleibt jedoch eine kleine Membran in der Höhe des Naseneingangs verschlossen, und Tränen können dann nicht abfließen. Durch Massage des oberen Nasenrückens kann man eine Öffnung bewirken. Funktioniert das nicht, ist beim Augenarzt eine Spülung der Tränennasenwege oder gar eine Sondierung erforderlich, die dann die kleine Membran aufstößt.

> Nicht zu lange warten! Ab einem bestimmten Alter des Babys muss das Sondieren unter Narkose erfolgen.

Kinderkrankheiten und Augenprobleme

Bei verschiedenen typischen Kinderkrankheiten kann auch eine Augenbeteiligung auftreten. Dies ist aber wegen der fast generellen Durchimpfung der Bevölkerung eher selten geworden. Nur gelegentlich sieht man noch eine Mitbeteiligung der Augen bei Masern oder Mumps. Windpockenviren befallen nicht primär das Auge, können aber im späteren Leben zu Gesichtsrose disponieren, die dann auch gefährlich für das Auge wird. Warzenviren können sogenannte Dellwarzen an den Lidern (Molluscum contagiosum) hervorrufen. Diese führen zu einer chronischen Bindehautentzündung, da die mit Viren befallenen Zellen von den Lidern in die Bindehaut gelangen. Sie sollten dann von einem Facharzt (Haut- oder Augenarzt) abgeschabt werden.

Störung des beidäugigen Sehens (Schielen)

Wenngleich Schielen familiär gehäuft vorkommt und dann einen genetischen Defekt vermuten lässt, können sich manche frühkindlichen Schielformen auch spontan entwickeln. Es wird diskutiert, ob vielleicht frühkindliche Hirnschäden als Ursache in Frage kommen.

In der Psychoanalyse wird Schielen als Vater-Mutter-Konflikt des Kindes gedeutet, der schon im Uterus vom Ungeborenen gespürt wird. Darauf hat auch Schultz-Zehden hingewiesen. Schielt z. B. das rechte Auge, das zur linken Hirnhälfte gehört, liegt eventuell eher ein Vaterkonflikt vor, schielt das linke Auge vielleicht eher ein Mutterkonflikt. Bei Wechselschielern kann sich das Kind möglicherweise nicht zwischen beiden entscheiden. Im übertragenen Sinne heißt das, dass diese Menschen im späteren Leben Schwierigkeiten haben, dem Leben eine bestimmte Richtung zu geben. Weil oft ein Auge sehschwach (amblyop) wird, entsteht eine einseitige Sicht der Dinge. So fehlt der zweite Pol, die Gegenseite, d.h. die Welt wird einseitig erfahren und vielleicht auch einseitig gelebt.

Wenn ein Kind schielt, bedarf es dringend einer entsprechenden speziellen Behandlung. Diese ist für die betroffenen Kinder und Eltern eine Herausforderung. Oft verweigern Kinder das Abkleben eines Auges, zumal ausgerechnet das besser sehende Auge mit einem Spezialpflaster abgedeckt wird, um das schlechte Auge zu schulen. Die Kinder mögen diese Tortur nicht, und der Kampf zwischen den Eltern, die die Notwendigkeit der Therapie verstehen, und dem Kleinkind geht los. Pflaster kleben, Brillen tragen und die häufig notwendigen Augenarztbesuche können das Familienklima sehr belasten und für die Kinder auch seelische Folgen haben. Viel hängt dabei von folgenden Faktoren ab:

- Gehen die Eltern liebevoll auf ihr Kind ein, oder ist das Schielen für alle lästig oder gar unerträglich?
- Sind die Eltern konsequent in der Durchführung der Therapie?
- Können die Eltern ihr Kind vor Hänseleien schützen oder sein Selbstbewusstsein so stärken, dass es durch diese spezielle Behandlung keine seelischen Schäden davonträgt?
- Sind der behandelnde Augenarzt und die Schieltherapeutin (Orthoptistin) liebevoll, einfühlsam, kinderfreundlich, oder entwickelt das Kind eine Arztphobie?
- Wie verkraftet das Kind eine evtl. erforderliche Schiel-Operation?

Auf alle Fälle sind Schielkinder immer besondere Kinder! Bei den Azteken wurden sie als besonders „göttliche Wesen“ verehrt.

Heute wird Schielen eher als ein Makel angesehen, dessen mehr oder weniger gelungene Bewältigungskonzepte das spätere Seelenleben wie auch die beruflichen Wege des Kindes prägen.

Augeninnenentzündung – Uveitis

Die Uveitis im Kindesalter stellt ein besonderes Problem dar – sowohl für die Kinder als auch für die Eltern und Augenärzte.

Um bei letzteren anzufangen: Wir beobachten in der Klinik, dass die Diagnose von niedergelassenen Kollegen oft recht spät gestellt wird. Das liegt möglicherweise daran, dass die Eltern die Erkrankung selbst gar nicht bemerken, weil sie keine Schmerzen hervorruft und das Kleinkind sich nicht artikuliert. Manchmal liegt es auch daran, dass der Augenarzt die Diagnose nicht stellt, weil die Untersuchung von Kleinkindern mit enormen Schwierigkeiten verbunden ist. Eine Untersuchung an der Spaltlampe* ist z.B. für alle Beteiligten (Kind, Eltern, Helferin und Arzt) manchmal ein stressreiches Unterfangen. So lassen sich Entzündungszellen in der vorderen Augenkammer oder im Glaskörper beim Kleinkind, das extrem unruhig an der Spaltlampe ist, nur äußerst schwer entdecken.

i *Die Spaltlampe ist eine Art Mikroskop, mit der man die vorderen Augenabschnitte stark vergrößert sieht und untersuchen kann.

Ist die Diagnose einer Augeninnenentzündung gestellt, geht für Kind und Eltern eine strapaziöse Untersuchungsreihe los, vornehmlich in Kinderarztpraxen oder Kinderkliniken. Häufig besteht ein Zusammenhang zwischen Uveitis und rheumatischen Erkrankungen (juvenile rheumatoide Arthritis), dann geht in schweren Fällen eine oftmals nicht zu umgehende Therapie mit nebenwirkungsreichen Geschützen los: Kortison, Metothrexat MTX, Cyclosporin A, Endoxan, Etanercept – um nur ein paar der unaussprechlichen Medikamente in Tablettenform zu nennen – sowie Kortison- und Atropin als Augentropfen. Manchmal müssen Operationen wie Linsenentfernung (bei sekundärem Grauen Star) oder Glaskörperausräumung folgen.

Kind und Eltern werden durch aufwendige Therapien und häufige Arztbesuche gestresst. Viel schlimmer aber ist die Angst vor der Erblindung. Die Kinder werden vom Kindergarten oder Schulbesuch abgehalten, sind in ihren sportlichen Aktivitäten oder Freundeskontakten oft stark eingeschränkt. Schlimmstenfalls ist ein Schulwechsel in eine Sehbehinderten- bzw. Blindenschule, unter Umständen mit Trennung vom Elternhaus, erforderlich.

Insgesamt kann diese Krankheit, je nach Schweregrad, eine starke Beeinträchtigung der körperlichen und seelischen Entwicklung des Kindes und eine enorme Belastung der Eltern und eventuell der Geschwister bedeuten. Die betroffenen Kinder selbst sind durch die Krankheitsbewältigung in ihrer normalen Entwicklung doppelt belastet, körperlich-seelische Reifestufen werden durch die Erkrankung beeinflusst, die Psyche wird durch das spezielle Leben und Erleben nachhaltig geprägt. Die Kinder unterliegen dabei zusätzlichen Stressmomenten, die wieder neue Schübe auslösen können, die ihrerseits Spuren in der Seele hinterlassen.

Wissenschaftliche Untersuchungen gibt es hierzu bisher meines Wissens nicht, doch die empirischen Erfahrungen mit dieser Situation lassen es gerechtfertigt erscheinen, Eltern und Kindern auch psychologische Betreuung anzubieten. Zumindest sollten sie sich mit der DUAG (Deutsche Uveitis Arbeitsgemeinschaft) in Verbindung setzen und mit Selbsthilfegruppen Kontakt aufnehmen. Dort werden ihnen reichlich Beispiele für gelungene Bewältigungskonzepte begegnen.

Sehstörungen als Ausdruck eines seelischen Problems

Kinderkrankheiten haben immer etwas mit Reifungs- und Entwicklungsschritten zu tun. Daher sollte man dem Kind die dazu notwendigen Rückzugsmöglichkeiten und Ruhepausen gönnen. Diese Entwicklungskrisen sind sehr wichtig und sollten von Eltern verständnisvoll unterstützt und begleitet werden.

Zu bedenken gilt also: Wenn Kinder Augenprobleme entwickeln, können sich seelische Konflikte im Hintergrund abspielen, die über das Augensymptom ausgedrückt werden. Es ist immer lohnend, sich dann ein paar Frage zu stellen, z. B.:

- Gibt es vielleicht häusliche Probleme in der Familie (gestörte Beziehung der Eltern, Geschwisterrivalitäten, Scheidung etc.)?
- Gibt es Probleme im familiären Umfeld (alleinerziehender Elternteil, Tagesstätte, Schule)?
- Gib es Probleme im Lebensbereich (Wohngegend, gesellschaftlicher Status der Eltern etc.)?

Das Wichtigste in Kürze:
Augenkrankheiten im Kindesalter sind meist angeboren oder ererbt. Schädigungen beim kindlichen Auge werden aber auch durch Infektionen der schwangeren Mutter verursacht. Daneben gibt es spezielle Erkrankungen, die nur Frühgeborene betreffen. Die Augeninnenentzündung ist im Kindesalter eine besondere Herausforderung, sowohl für die Kinder selbst als auch für ihre Eltern. Kinderkrankheiten bedeuten Reifungs- und Entwicklungskrisen und sollten von Eltern verständnisvoll unterstützt und begleitet werden. Manche Sehstörungen werden durch Stress (zunehmender Schulstress, familiäre Situation, Umfeld) hervorgerufen.

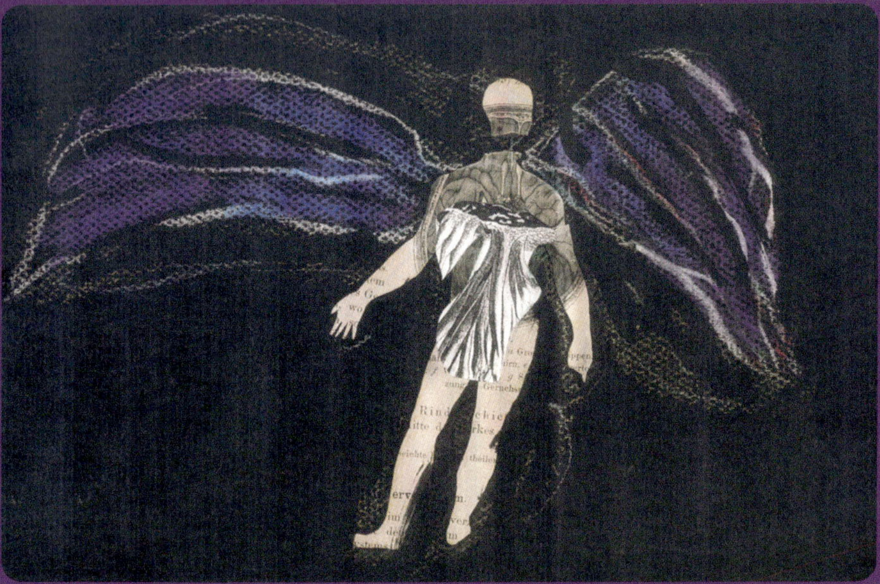

Blauer Engel (Jürgen Claus)

Die überraschendste Erfahrung des Alternden ist
das vergebliche Warten auf den Zeitpunkt,
da er sich selber als einen Gealterten
und durch Alter Gewandelten erkennt.
(Werner Bergengruen)

KAPITEL 6:
AUGENVERÄNDERUNGEN IM ALTER

Worum es in diesem Kapitel geht:

- Altersweitsichtigkeit und was sie bedeutet
- Alter und Immun- bzw. Hormonsystem
- Veränderungen der Lider, der Bindehaut und der Hornhaut
- Grauer Star
- Altersabhängige Veränderung der Netzhautmitte (Makula)

Es kommt nicht darauf an,
wie alt man wird, sondern wie man alt wird.
(M. Lütz)

Alter und Auge

Das Alter ist sozusagen Zeigerstand der biologischen Uhr, aber keineswegs ein behandlungsbedürftiger oder gar krankhafter Zustand, selbst wenn es mit Funktionseinbußen des Körpers einhergeht. In manchen Kulturen, vor allem in Asien, gilt Alter als hohes Gut. Alte Menschen sind dort hoch angesehen, man bringt ihnen Respekt und Ehrfurcht entgegen. In der westlichen Welt ist das anders: Die alten Menschen werden trotz steigenden Anteils an der Bevölkerung als Randgruppe angesehen und von der Leistungsgesellschaft als Last empfunden. Die Ressourcen des Alters, der Reichtum an Lebenserfahrung und die persönliche Reife werden bei uns in der Regel nicht gewürdigt.

So kommt es bei den Senioren neben Alterserkrankungen zu zusätzlichen seelischen Belastungen. Denn Menschen können auch daran erkranken, dass sie nicht mehr voll leistungsfähig sind und sich deshalb als sozial unerwünscht und überflüssig erleben. Die fortschreitende Technisierung lässt sie zusätzlich an Orientierungslosigkeit leiden, und durch die veränderten Wohnverhältnisse leben sie oft in sozialer Isolation.

Bei der Therapie von Alterserkrankungen geht es zumeist nicht mehr um völlige Gesundung, sondern um Linderung der Leiden und Verbesserung der Lebensqualität sowie um das Entdecken neuer Wertigkeiten und Ziele. Eine Aufgabe des Alters ist es, sich ohne Verbitterung von den nicht gelebten Möglichkeiten zu verabschieden, den Verlust von Menschen in Trauerarbeit zu verwandeln und sich dann mit dem Lebensschicksal auszusöhnen. Nur dann gibt es eine Chance, die verbleibende Lebenszeit nicht in Erstarrung und Verbitterung zu verbringen, sondern weise, reif und dankbar zu werden.

Unser kulturelles Bild hat sich in den letzten 30 Jahren deutlich verändert. Die heutige Zeit mit ihrem werbestrategisch geschickt vermarkteten Jugendlichkeitswahn („auch im Alter gesund, engagiert, produktiv und selbstsicher") vereitelt den notwendigen Reifeprozess jedoch allzu oft. Alter wird zunehmend und eifrig hinausgeschoben, sowohl biologisch, als auch im Bewusstsein. „Anti-Aging" heißen die neuen „Zauberprogramme", die einem durch Sport, Vitamine, Hormone oder Schönheitsoperationen ewige Jugend versprechen. Dennoch lässt sich der Körper nicht betrügen, und auf seine immer ehrliche Art kündigt er das Alter an. Das schleicht sich z. B. ganz „harmlos" ein, wenn irgendwann ab 40 Jahren auch jeder bisher gut sehende Mensch plötzlich merkt, dass die Morgenzeitung nur noch mit ausgestreckten Armen gelesen werden kann.

Altersweitsichtigkeit

Die Altersweitsichtigkeit (Presbyopie) kündigt an, dass die Linse ihre jugendliche Flexibilität verloren hat und sich nicht mehr ausreichend auf die Nähe einstellen kann und dass auch die Muskeln des Ziliarkörpers, die für die Naheinstellung sorgen, ihre Leistungsfähigkeit verlieren.

Im „Alter", was mit 40 bis 50 Jahren heute als lächerlich angesehen wird, will dieses Phänomen andeuten, dass es nicht mehr so sehr darum geht, die nahegelegenen Dinge des Alltags zu bewältigen, sondern sich aus dem üblichen Leistungsdruck herauszunehmen und allmählich den Blick auf die Ferne zu richten, denn Weitsichtigkeit heißt Übersichtigkeit. Es gilt nun vermehrt, das eigentliche Lebensziel zu betrachten. Übersichtigkeit sollte auch Übersicht über das Leben bedeuten, das man bereits hinter sich hat, und über das, was es an Wissen und Weisheit vermittelt hat. Weitsicht ist auch Weitblick und heißt, die Strecke des „woher komme ich – wohin gehe ich?" zu betrachten und sich mehr mit spirituellen, philosophischen oder religiösen Fragen auseinanderzusetzen.

Die Aufforderung des Körpers, nicht länger zu verdrängen, geht in Stufen, quasi Aufforderungs- und Dringlichkeitsstufen, vor sich. Mit 40 Jahren fängt es in der Regel an: Da braucht man gelegentlich eine Nahbrille von ca. +1 Dioptrie und kann dann die Altersweitsichtigkeit gut kompensieren. Mit 50 Jahren wird die Aufforderung schon dringlicher, die Nahbrille muss stärker sein, +2 Dioptrien, um Nahgelegenes noch gut unterscheiden und lesen zu können. Mit 60 Jahren und darüber muss die Nahbrille nochmals um 1 Dioptrie verstärkt werden, also +3 Dioptrien. Ohne sie ist das Lesen normaler Texte gar nicht mehr möglich, während der Blick in die Ferne auch ohne Brille in der Regel gut bleibt.

Interessanterweise gibt es Volksstämme, die auch im Alter ohne Nahbrille gut sehen können und bei denen Weit- oder Kurzsichtigkeit überhaupt nicht vorkommt. Ob es daran liegt, dass sie ihr Leben schon immer im Bewusstsein von Leben und Tod gleichermaßen verbracht haben? Dass sie Lebensende, Sterblichkeit und Tod nie ausgrenzten und ihre Todesrituale in das tägliche Leben einfließen lassen? Zivilisation und „Kultur" machten jene vielleicht noch nicht fehlsichtig und krank wie uns.

Alter und Immun- bzw. Hormonsystem

Die körperlichen Veränderungen, die durch den Prozess des Alterns bedingt sind, spiegeln sich auch im Hormon- und Immunsystem wieder. Am eindrücklichsten lässt sich dies an den Wechseljahren der Frauen erkennen, die mit einer drastischen Umstellung des Hormonsystems verbunden sind. Das bringt Veränderungen in vielen Organen und Körperteilen mit sich (z.B. Knochenstoffwechsel). Aber auch Männer können in eine Art Wechseljahre mit Veränderungen der Hormonspiegel (Potenzabnahme, Haarverlust) kommen, allerdings nicht so stark wie Frauen. Beide können in dieser Zeit stärkeren psychischen Schwankungen unterliegen.

Unabhängig vom Geschlecht altert natürlich auch das Immunsystem. So werden ältere Menschen anfälliger für Infekte, weshalb die Grippeimpfung mit zunehmendem Alter wieder wichtiger wird. Auch verlaufen Infektionserkrankungen, z.B. eine Lungenentzündung, häufig schwerer als bei jüngeren Menschen. Neue Forschungsergebnisse deuten auch darauf hin, dass bei Alterungsprozessen der Gewebe das Immunsystem eine Rolle spielt, zum Beispiel bei der altersabhängigen Makuladegeneration im Auge (siehe weiter unten). Wenn man dann zusätzlich bedenkt, welche Einflüsse die Psyche auf die Funktionalität von Immun- und Hormonsystem hat, kann man ableiten, dass auch seelische Konditionen im Alter Einfluss auf die Abbauprozesse des Körpers haben. („Man ist so alt, wie man sich fühlt.“)

Alter und Veränderungen der Lider

Überhängende Oberlidhautfalten – Dermatochalasis

Mit zunehmendem Alter erschlaffen die elastischen Fasern der Haut, sie verliert ihre Festigkeit und Straffheit. An den Lidern kann sich dieses Altersmerkmal soweit steigern, dass die Haut der Oberlider wie „Gardinen“ über die Augen hängt, als wollten sie abschirmen, den Blick verschleiern, zur Blickwendung nach innen auffordern.

Eine kosmetische Korrektur ist heutzutage zur Selbstverständlichkeit geworden, ein Stück überschüssiger schlaffer Haut ist leicht entfernt, und alles wirkt wieder jugendlich straff wie früher. Das verändert den Augenausdruck des Alters in Richtung Jugendlichkeit, was ja das Ziel aller liftenden Schönheitsoperationen ist. Aber die Erfahrungen des Lebens, die mit allen Falten, d.h. Höhen und Tiefen, ins Gesicht geschrieben sind, werden zugunsten eines falschen Schönheitsideals verleugnet.

Hängelider – Ptosis

Wenn als Folge von bestimmten Erkrankungen (z.B. die Muskelkrankheit Myastenia gravis) oder durch allgemeine Altersveränderungen die Lider immer tiefer und tiefer herunterhängen und teilweise gar nicht mehr geöffnet werden können, weil die Muskulatur ihre Kraft verloren hat, spricht man von Ptosis, d.h. Hängelider. Manchmal ist nur eine Seite betroffen. Eine Operation kann das körperliche Symptom beheben.

Allerdings könnte man eine Deutung auf der seelischen Ebene versuchen: Das Symptom deutet an, dass in dieser Person eine Seele ist, die das Leben nicht mehr anschauen möchte. Hängt das rechte Oberlid besonders herunter, so ist dies mit der linken Gehirnhälfte verbunden und deutet an, dass vor allen Dingen die Lebensprozesse, die mit Logik in Verbindung stehen, unterdrückt werden sollen. Hängt das linke Lid herunter, was der rechten Gehirnhälfte zugeordnet ist, so sollen eventuell Seheindrücke ausgeschaltet werden, die Emotionen hervorrufen könnten. In der Regel hängen die Lider aber in etwa seitengleich, so dass beide Deutungen zutreffen.

Nach außen gekippte Unterlider – Ektropium

Wenn altersbedingt die Haut und die Muskulatur der Unterlider erschlaffen, kann es zu einem Ektropium (nach außen gekippte Unterlider) kommen. Falls die Tränendrüse noch Tränen produziert, laufen diese ständig heraus, weil durch die Erschlaffung des Unterlides der hochkomplizierte Abpumpmechanismus der Tränen nicht mehr funktioniert. Man sieht dann dem Patienten geradezu an, dass er das Leben „zum Weinen" findet. Trauer, Enttäuschung, Verzweiflung mögen ihm zugesetzt haben, Freude ist gewichen, das näherrückende Lebensende erzeugt Unbehagen und Angst.

Da durch das Herunterhängen des Unterlides die Schutz- und Wischfunktion der Lider nicht mehr ausreichend vorhanden ist, kann es zu einer Austrocknung der Hornhaut kommen, die dann ihrerseits sehr gefährlich werden kann. In solchen Fällen handelt es sich nicht mehr um ein kosmetisches Problem, das korrigiert werden sollte. Eine chirurgische Korrektur ist zum Schutz des Augapfels erforderlich.

Innenrollung der Unterlider – Entropium spasticum senile

Die krampfhafte Einrollung der Unterlider ist gefährlich, weil die Wimpern auf der Hornhaut scheuern und schwere Schäden hervorrufen können. Dies ist nicht nur sehr schmerzhaft, sondern kann höchst bedrohlich für die Hornhaut werden. Mechanische Verletzungen der Oberfläche, Infektionen und Geschwüre können unter Umständen zum Verlust des Auges führen. Eine operative Korrektur ist eilig und dringend erforderlich. Diese befreit natürlich den Patienten nur von der Überspanntheit seiner Lidmuskulatur und nicht von der ihm unbewussten Kraft seines Willens. Statt der Aufforderung des Alters „loszulassen“ nachzukommen und vor allem vom „Haben zum Sein“ zu gelangen (E. Fromm), könnte sich dahinter ein krampfhaftes Festhalten und Habenwollen verbergen.

Lidtumoren im Alter

Das Basaliom oder der Basalzellkrebs der Lider ist eine besonders häufig vorkommende tumoröse Veränderung der Lidhaut, bei der es sich um eine Sondervariante des Krebses handelt. Basaliomzellen haben alle Eigenschaften einer Krebszelle wie Entartung, Rückentwicklung (Entdifferenzierung), zügellose Vermehrung und Infiltration des umliegenden Gewebes ohne Rücksicht auf Verluste. Eine besonders bösartige und lebensvernichtende Eigenschaft des Krebses, nämlich die Bildung von Tochtergeschwülsten (Metastasen), hat dieser Tumor allerdings nicht. Er wird deshalb auch als semimaligne, d. h. halbbösartig, bezeichnet. Dennoch darf man ein Basaliom keinesfalls wachsen lassen, weil es auch vor Auge und Augenhöhle keinen Respekt hat und diese hemmungslos infiltrieren und sogar bis ins Gehirn vordringen kann. Therapeutisch ist es sehr widerspenstig, denn auf Chemotherapie spricht es überhaupt nicht an. Am besten ist immer noch eine chirurgische Entfernung, nur ausnahmsweise eine Strahlentherapie oder auch Vereisung (Kryotherapie). Es gibt auch immunmodulatorische (d.h. das Immunsystem stimulierende) Hautsalben, mit denen man das Basaliom behandeln kann. Sie sind allerdings in unmittelbarer Augennähe (noch) nicht anwendbar.

Alter und Veränderungen der Bindehaut

Das trockene Auge – Keratokonjunktivitis sicca (KCS)

Die bereits im Zusammenhang mit Bindehauterkrankungen beschriebene Keratokonjunktivitis sicca, kurz KCS, ist eine Störung des Tränenfilms besonders im Alter und auf einen sogenannten Involutionsprozess der Produktionsstätten zurückzuführen. Das heißt, die Becherzellen der Bindehaut verlieren an Dichte, die Tränendrüse reduziert ihre Tätigkeit, und die Lidkantendrüsen stellen ihre Fettproduktion auf Sparflamme. Es resultiert ein sogenanntes trockenes Auge mit ausgeprägtem Tränenfilmmangel.

Rein statistisch gesehen sind meistens Frauen um und nach den Wechseljahren davon betroffen. Die Hormonumstellung führt in der Regel zur Austrocknung aller Schleimhäute, auch am Auge. Wenngleich durch Hormonpflaster und künstliche Tränen die Symptome reduziert werden können, so sind die Schwierigkeiten damit nicht aus der Welt geschafft.

KCS ist eine Erkrankung des Lebensüberganges und spiegelt vielleicht auch die seelischen Probleme dieser Phase wider. Besonders bei Frauen ist der Übergang von der fruchtbaren zur unfruchtbaren Lebenszeit häufig mit großen Verlusterlebnissen verbunden: Verlust an Jugend und Schönheit, Verlust der Fruchtbarkeit, der Eltern, Weggang der Kinder aus dem Haus, Verlust des Arbeitsplatzes (Rente) etc. Das alles stürzt die Frauen in dieser Zeit in eine starke Identitätskrise, die sekundär auch das Immunsystem durcheinanderbringt. Die Schwächung von Immun- und Hormonsystem wiederum macht die Frau anfällig für viele Erkrankungen. Eine Deutung des trockenen Auges könnte sein, dass der ältere Mensch bereits so weit über den Dingen steht, dass ihn nichts mehr erschüttern kann und er die Tränen nicht mehr braucht.

Brigitte Schüler: *Was tun zur Selbsthilfe bei Trockenen Augen.* Essen: KVC 2008.

Alter und Veränderungen der Hornhaut

Es gibt eine harmlose Hornhautveränderung, die ein eindeutiges Zeichen des Alters ist und sich nicht wegoperieren oder wegretuschieren lässt. Sie heißt Arcus senilis oder auch Greisenring (früher auch Gerontoxon genannt, eine Zusammensetzung der griechischen Wörter *geron* = Alter und *toxon* = Gift, also im übertragenen Sinn „Altersgift"). Dieser graue Ring am Hornhautrand entspricht einer Trübung des Hornhautgewebes und tritt meistens erst nach dem 40. Lebensjahr auf. Gelegentlich gibt es Familien, deren Mitglieder schon in jungen Jahren einen Greisenring entwickeln. Man sollte dann familiäre Fettstoffwechselstörungen ausschließen, da diese weitreichende Veränderungen an den Gefäßen und an verschiedenen Organsystemen hervorrufen können.

Für Menschen früherer Generationen war diese sichtbare Erscheinung des Alters keine „Beleidigung", denn ab dem 4. oder 5. Lebensjahrzehnt wurde man früher dem „Greisenalter" zugerechnet. Heutzutage reagieren manche erschrocken auf diese sichtbare Altersveränderung, da in unserer Gesellschaft mit ihrem Jugendlichkeitswahn auch ältere Menschen noch jung erscheinen möchten.

Grauer Star – Katarakt

Das Wort „Star" hat wenig mit unseren heimischen Vögeln zu tun. Es leitet sich von dem Wort „starren" ab, weil sehbehinderte oder blinde Menschen häufig einen starren Augen- und Gesichtsausdruck haben. Vor der Erfindung des Augenspiegels kannte man nur den Grauen und den Schwarzen Star, später auch den Grünen Star. Grauer Star (Katarakt) ist eine Trübung der Augenlinse, die man ohne diagnostische Hilfsmittel sehen kann, weshalb diese Veränderung schon in früheren Zeiten erkannt wurde. War aber jemand blind, und man konnte keinen Grauen Star sehen, d.h. die Pupille war schwarz, sprach man vom Schwarzen Star. Erst die Erfindung des Augenspiegels erlaubte den Blick in das Augeninnere. Der „Schwarze Star" entsprach vielen verschiedenen, später neuentdeckten Erkrankungen des Augeninneren. Damit verschwand der Begriff, und es entwickelte sich ein eigenständiges medizinisches Spezialgebiet, die Augenheilkunde. Die Bezeichnung Grüner Star kommt von dem grünlichen Schimmer, den die Augen der Patienten während eines Glaukomanfalles haben (siehe eigenes Kapitel zum Grünen Star).

Eintrübung der Linse

Katarakt kommt aus dem Griechischen und bedeutet Wasserfall. Getrübte Augenlinsen haben manchmal sogenannte „Wasserspalten" oder „Wasserbläschen" in sich oder sind ganz und gar wassergrau getrübt, wie ein Wasserfall. Es gibt aber verschiedene unterscheidbare Trübungsformen der Linse. Eine Cataracta complicata sieht z.B. anders aus als ein Altersstar. Es gibt auch eine Cataracta rubra, eine rötlich schimmernde Eintrübung der Linse, und wenn diese nicht operiert wird, kann sich daraus sogar eine Cataracta nigra, eine fast schwarze Linse, entwickeln.

Gelegentlich führen auch spezifische Stoffwechselstörungen in der Linse zur Bildung von Cholesterinkristallen, die im Licht funkeln wie „Christbaumschmuck“.

Die Linse ist ein Organ, das im Laufe des Lebens ständig weiter wächst und zarte neue Linsenfasern bildet. Irgendwann mit zunehmendem Alter jedoch lässt die Leistungsfähigkeit der Linsenepithelzellen nach, es kommt zur Stoffwechselverlangsamung und -störung. Dann verlieren die Linsenfasern allmählich ihre wasserklare durchsichtige Struktur, der Graue Star beginnt. Während früher nur wenige Menschen das Lebensalter erreichten, in dem der Graue Star mehr oder weniger dazugehört, ist bei der heute gestiegenen Lebenserwartung diese Veränderung etwas Normales im letzten Lebensdrittel geworden.

Staroperation früher und heute

Auch früher wurde der Graue Star schon gelegentlich operiert, aber vorwiegend von sogenannten „Starstechern“, die der Zunft der Frisöre angehörten. Dabei wurde unter unhygienischen Bedingungen und ohne Betäubung des Auges eine Nadel in das Auge gestochen und die Linse zerstört oder möglichst in den Glaskörperraum nach unten gedrückt. Wenn der Patient Glück hatte, konnte er danach die Welt äußerst verschwommen wieder wahrnehmen oder musste sich eine Lupe vor das Auge halten. Viele Augen gingen an dieser Prozedur allerdings zugrunde. Schwere Infektionen oder Reaktionen auf das freigewordene Linseneiweiß im Auge führten zu schrecklichen Schmerzen, zu Entzündungen und zur absoluten Erblindung. Medizinhistoriker glauben, dass auch Beethoven dieses Schicksal ereilte. Im Alter war er nicht nur taub, sondern durch eine nicht gelungene Staroperation auch blind.

Heutzutage ist die Staroperation eine der häufigsten Operationen weltweit. Sie wird ambulant durchgeführt und dauert je nach Routine des Operateurs zwischen zehn und 30 Minuten. Der Eingriff wird in örtlicher Betäubung durchgeführt: In der Nähe des oberen Hornhautrandes wird ein kleiner Schnitt gelegt, dann mit einem kleinen Messerchen oder Laser die vordere Linsenkapsel eröffnet. Mit einem Ultraschallgerät wird die Linsenmasse verflüssigt und mit einem feinen Sauggerät entfernt. Die hintere Kapsel der Linse bleibt als Bett für die anschließend einzubringende Kunstlinse stehen, die hinter der Regenbogenhaut positioniert wird. Gelegentlich trübt sich die Linsenkapsel ein (sogenannter Nachstar oder Kapselfibrose), so dass die Sehschärfe wieder nachlässt. Mit einem speziellen Lasergerät kann dieses Problem jedoch schnell und schmerzlos in Sekundenschnelle beseitigt werden. Allerdings besteht danach eine leicht erhöhte Gefahr einer Netzhautablösung.

Grauer Star: Ein alltägliches Problem

Während also früher der Graue Star ein Sehproblem weniger Menschen war, die alt genug wurden, ist er heutzutage dank der höheren Lebenserwartung ein Problem des Rentenalters und betrifft sehr viele Menschen. Die heutigen Rentner sind fit und unternehmungslustig und fahren vor allen Dingen noch zehn, 15 oder sogar mehr Jahre nach der Berentung Auto. Auch deshalb wird der Graue Star heute viel eher operiert als früher. Da die gesetzlich geforderte Mindestsehschärfe für das Autofahren 60% beträgt (wenigstens ein Auge muss 60% Sehschärfe und ein normales Gesichtsfeld haben), wird heutzutage operiert, wenn die Sehschärfe des entsprechenden Auges auf bzw. unter 60% gesunken ist. Wenn das andere Auge noch gut sieht, kann man allerdings mit der Operation noch warten, es sei denn, der Patient fühlt sich stark geblendet. Für viele Patienten stellen allerdings schon minimale Linsentrübungen eine Beeinträchtigung ihrer Lebensqualität dar, so dass zunehmend frühzeitiger operiert wird. Meistens gelingt durch die Operation eine völlige optische Rehabilitation, d.h. der betroffene Patient kann wieder hervorragend sehen, sofern die Netzhaut noch voll funktionstüchtig und nicht altersgeschwächt ist.

Die Wahrnehmung nach Innen richten

Wenn man nach der übergeordneten Bedeutung des Grauen Stars fragt – immer von der Prämisse ausgehend, dass die Natur nichts Sinnloses macht – so kann man annehmen, dass die getrübte Linse dem alternden Menschen helfen will, seine Wahrnehmung nach innen zu richten. Das Außen wird grau, verschwommen wie eine Weichzeichnung, so dass zwangsläufig die vom Sehen abhängigen Tätigkeiten, d.h. heutzutage besonders Lesen, Fernsehen oder Reisen, eingeschränkt werden müssen. Das gäbe Zeit, sich in Gedanken mit dem weiteren Lebensweg, der ja nun ein Rückweg ist, zu beschäftigen. Zeit, evtl. wieder religiös zu werden (*religere* = rückbinden), d.h. wieder Bezug aufnehmen zu Themen, die bisher zu kurz gekommen sind oder bewusst verdrängt wurden. Es gäbe auch Zeit, sich mit Spiritualität und dem Sinn des Lebens und der Sterblichkeit auseinanderzusetzen, Seelenkräfte zu entwickeln, die bisher unterdrückt wurden und Bewusstseinserweiterung anzustreben, bevor es zu spät ist.

Ein 70-jähriger Mensch früherer Generation spürte und wusste, wann die Zeit dafür reif war. Heutzutage, wo das Leben ja „mit 66 Jahren“ erst so richtig anfängt und die Staroperation einem wieder funkelnde Kinderaugen vermittelt (tatsächlich reflektieren die Kunstlinsen das Licht recht stark), verschiebt sich diese Aufgabe automatisch auf einen späteren Zeitpunkt weit nach der Zeit der Katarakt-Operation oder wird völlig verdrängt.

Ich lebe mein Leben in wachsenden Ringen,
die sich über die Dinge ziehn.
Ich werde den letzten vielleicht nicht vollbringen,
aber versuchen will ich ihn.
(Rainer Maria Rilke)

Die altersabhängige Makuladegeneration (AMD)

Dank der hohen Lebenserwartung ist auch eine weitere Alterskrankheit der Augen zu einer der häufigsten Erblindungsursachen in den Industrieländern aufgerückt: die Makuladegeneration. Wie sie entsteht und was sie bedeutet, wird im Folgenden erläutert.

Die Stelle des schärfsten Sehens – Makula

Wenn Licht in das Auge fällt, so tritt es als diffuses Streulicht ein. Es wird dann durch die Linse so gebündelt, dass die vom Auge fixierten und von einem Objekt ausgehenden Strahlen genau auf die Netzhautmitte, die Stelle des schärfsten Sehens, fallen. Diese Stelle nennt man Makula.

Die Beweglichkeit der Augen ist so gesteuert, dass die Sehachsen sich koordiniert einstellen, um das abzubildende Objekt haargenau auf die Makula zu projizieren. Diese Stelle des schärfsten Sehens ist anatomisch dafür besonders ausgebildet. Dort sind die Sinneszellen, die lichtaufnehmenden Rezeptoren, besonders dicht angesiedelt, so dass ein hohes Auflösevermögen resultiert. Es gibt in der Makula nur die sogenannten Zapfen, die für Tag-, Scharf- und Farbsehen verantwortlich sind. Schon wenige Millimeter entfernt von dieser Stelle lässt die Zapfendichte deutlich nach. Zur Peripherie hin mischen sich immer mehr andere Sinneszellen, die Stäbchen, dazwischen. Die Netzhautperipherie schließlich besteht nur noch aus Stäbchen. Diese sind wiederum für Hell- und Dunkelanpassung und Bewegungswahrnehmung zuständig. Da wir in dunkler Nacht also nur mit den Stäbchen sehen können, sind die Farben verschwunden („Nachts sind alle Katzen grau"), und wir sehen auch nur sehr unscharf. Die Stäbchen und Zapfen brauchen zum Funktionieren allerdings die darunter gelegene Pigmentschicht der Netzhaut, weil beide in einer regen Interaktion stehen. Funktioniert die eine Schicht nicht, degeneriert die andere und umgekehrt.

Nun hat die Stelle des schärfsten Sehens ein Leben lang hochqualifizierte Aufgaben zu erfüllen. Sie lässt uns mit scharfem Blick die Welt sehen und wahrnehmen, begeistert uns für die Fülle der Farbenpracht und löst durch diese Bilder entsprechende Reaktionen und Emotionen aus.

Nachlassen der Funktion

Mit zunehmendem Alter, besonders bei familiärer Veranlagung, lässt die Zapfenfunktion deutlich nach, die Pigmentepithelschicht wird funktionsschwächer, und die darunter gelegene, wie eine Zellophanschicht aussehende Basalmembran wird knötchenartig verdickt und poröser.

Neue Forschungsergebnisse lassen einige Krankheitsabläufe erkennen: Normalerweise werden die Fortsätze der Zapfen ständig neu gebildet und abgestoßen, um von den Zellen der Pigmentepithelschicht regelrecht verdaut zu werden. Nun funktioniert dieser Stoffwechselvorgang im Alter immer schlechter, und es kommt zur Ablagerung von unverdauten Abbauprodukten. Eines dieser Abbauprodukte ist das Lipofuszin, eine gelbliche, fettähnliche Substanz. Die Ablagerung ruft nun immunologische Abwehrreaktionen hervor, weshalb man Entzündungszellen und Substanzen (Zytokine) findet, die Entzündungsreaktionen in der Netzhaut vermitteln. Aber auch im Blut lassen sich sogenannte Autoantikörper gegen eigene Netzhautzellen nachweisen. Viele Indizien sprechen also dafür, dass dem Immunsystem eine bedeutende Rolle bei der Entwicklung der AMD zukommt.

Es könnte sein, dass lebenslanger Stress oder zu starke Aktivitäten im Alter hier einen noch unbekannten Einfluss ausüben. Vielleicht sollte man eher mit Meditation, TaiChi, Yoga, Phytotherapie etc. das Immunsystem kräftigen. Untersuchungen gibt es dazu bisher nicht, allerdings gibt es Studien, die den Nutzen von Entspannungsmethoden (besonders Autogenes Training) im Alter belegen.

Die trockene AMD

Die altersabhängige Makuladegeneration (AMD) hat viele Varianten. Alle fangen zunächst mit einem sogenannten trockenen Stadium an. Die Sehschärfe lässt nach, und der Augenarzt sieht in der Makula feine gelblichweiße Pünktchen, sogenannte Drusen. Sie entsprechen kleinen warzenartigen Verdickungen der Basalmembran unter der Netzhaut. Die darüber liegenden Pigmentepithelzellen werden schwach, und es kommt zur nachfolgenden Degeneration der Zapfen. Bei der trockenen AMD wird dieser zentrale Fleck langsam aber unaufhaltsam fortschreitend größer, bis er etwa zwei- bis viermal so groß wie die Sehnervenscheibe ist. Dann stoppt der Prozess aus unerklärlichen Gründen. Für den Patienten bedeutet das glücklicherweise, dass er nie völlig blind wird, was die wirklich frohe Botschaft dieser Altersstörung ist. Selbst im Endstadium kann der Patient sich immer noch gut orientieren, allerdings nicht mehr lesen und scharf sehen. Wenn er etwas fokussiert und genau ansehen will, erscheint ein grauer Fleck, welcher der defekten Makula entspricht. Auch Details in Gesichtern sind nicht mehr erkennbar, Fernsehen ist nicht mehr erfreulich. Da das Netzhautumfeld jedoch gut funktioniert, ist es möglich, sich besonders in bekannter Umgebung zurechtzufinden und sich weiter selbst zu versorgen.

Eine totale Abhängigkeit von Anderen besteht dadurch nicht. Problematisch sind jedoch Treppenstufen und Bodenunebenheiten, die nicht mehr genau gesehen werden können und dann gefährlich werden. Beim Blick in die Ferne allerdings sind die Patienten immer noch glücklich, relativ gut sehen zu können. Internationale Studien (z. B. AREDS) haben gezeigt, dass Nahrungsergänzungsmittel, welche die Farbstoffe der Makula (Xeaxanthin, Lutein) enthalten, und Radikalfänger das Fortschreiten des Alterungsprozesses verzögern können (Fertigprodukte im Handel).

Neue Medikamente sind derzeit in klinischen Prüfungen und geben Hoffnung auf bessere Therapiemöglichkeiten.

Die feuchte AMD

Die viel unangenehmere Variante der altersabhängigen Makuladegeneration ist die feuchte AMD, bei der es zu Flüssigkeitsansammlungen unter der Stelle des schärfsten Sehens kommt. Der Betroffene sieht auf einmal gerade Linien gebogen, einzelne Buchstaben verschwinden, die Sehschärfe sinkt. In einer Augenklinik oder Augenpraxis wird dann eine Gefäßdarstellung, ein sogenanntes Angiogramm, durchgeführt. Dabei wird gelbes Fluoreszein als wässrige Flüssigkeit in die Vene gespritzt und der Augenhintergrund anschließend über einige Minuten fotografiert. Man kann dann erkennen, wo die undichten Stellen mit Flüssigkeitsaustritt sind und diese evtl. mit Laserstrahlen verschließen. Man kann auch sehen, ob sich schon Membranen unter der Netzhaut gebildet haben, was einem späteren Stadium der feuchten AMD entspricht. Je nach der Situation im Einzelfall wird dann überlegt, ob diese Membran operativ entfernt werden kann.

Die derzeitige Therapie der feuchten AMD besteht darin, Substanzen in das Auge zu spritzen, welche die Neubildung von Gefäßen verhindern (Anti-VEGF).

Für Patienten mit AMD gibt es Selbsthilfegruppen und Adressen, an die man sich wenden kann. Für Hinweise zum Bezug von Hilfen wie vergrößernde Sehhilfen, Sehbehinderten- oder Blindengeld etc. kann außer dem Augenarzt auch die bereits erwähnte Gesellschaft Pro Retina (siehe Anhang) kontaktiert werden.

Zur Bedeutung der AMD

Beim Krankheitsbild der AMD funktioniert das Sehen in die Nähe nicht mehr, auch das Scharfsehen nicht, der Blick in die Ferne jedoch bleibt relativ ungetrübt. Die Krankheit verschleiert also den Blick auf nahegelegene Dinge, die nicht mehr so wichtig sind, der Blick richtet sich vermehrt auf das Fernziel aus, das Weitblick erfordert. Viele Patienten beklagen ihr Schicksal bitter und verzweifeln daran, dass die sonst so potente Medizin keine Heilungsmöglichkeiten anbietet. Viel besser wäre es jedoch, den Aufruf des Schicksals klar zu sehen, die Außenaktivitäten einzuschränken, d.h. sich von der äußeren Welt zurückzunehmen, um sich auf die eigene Innenwelt zu konzentrieren und dem Lebensende würdig entgegen zu gehen.

Brigitte Schüler: *Altersabhängige Makuladegeneration.* Naturheilkundliche Hilfe zur Vorbeugung und Behandlung. 2. Auflage, Essen: KVC 2009

Fallbeispiel

Als ich zum 25jährigen Abiturtreffen in meiner alten Schule (St. Michaels-Kloster, Paderborn) war, begrüßte mich meine alte Klassenlehrerin Schwester Leonie. Etwas zögerlich fragte sie: „Ach, Sie sind die Ilse? Ich hätte Sie nicht wiedererkannt, aber das liegt nur an meinen Augen." Das interessierte mich als Professorin der Augenheilkunde sehr! Und sie berichtete, sie habe eine feuchte Makuladegeneration, aber da könne man ja leider nichts machen, habe man ihr gesagt.

„Und?" – fragte ich, „ist denn schon mal ein Angiogramm gemacht worden, wurde schon mal gelasert?" Sie antwortete: „ Nein, wieso? Gibt's denn das? Kann man da evtl. doch etwas machen?"

Kurz und gut – eine Woche später holte ich das Versäumte bei uns in der Marburger Augenklinik nach. Tatsächlich konnte am linken Auge nichts mehr gemacht werden. Es war bereits ein Endstadium mit großer zentraler Narbenbildung vorhanden. Am rechten Auge zeigte sich aber, dass ein Versuch mit Laserstrahlen angebracht war. Nach der Laserbehandlung besserte sich die Sehschärfe etwas, und die feuchte Makuladegeneration ging in eine trockene über. Die darauffolgenden zehn Jahre war sie in der Lage, mit Hilfe von Lupen und Fernsehlesegerät die jährliche Schulchronik – ein Buch mit meistens über 300 Seiten – zu verfassen! Erst jetzt, mit 83 Jahren, gab sie dieses Amt ab! Ihre AMD ist ein Beispiel dafür, wie man trotz Behinderung und Alter weiter kreativ sein und Hervorragendes leisten kann.

Das Wichtigste in Kürze:
Im Alter kommt es durch einen natürlichen Prozess zu einer Veränderung der Haut und der Bindehaut. Daraus resultierende Erkrankungen sind z.B. Hängelider. Zu den häufigsten altersbedingten Augenstörungen gehören der Graue Star (Katarakt) und die Altersabhängige Makuladegeneration (AMD). Grauer Star lässt sich durch eine Operation relativ problemlos behandeln, bei der AMD jedoch sind die Prognosen trotz aller medizinischen Fortschritte schlecht.
Altersveränderungen der Augen bzw. Augenregion haben ihren eigenen Ausdruck, Sinn und Bedeutung. So verschieden die Symptome auch sein mögen, sie wollen alle, wenn auch in unterschiedlicher Dringlichkeit, darauf hinweisen, dass jetzt eine Lebensphase der Innenschau angezeigt ist, in der es zunehmend um spirituelle Entwicklung geht.

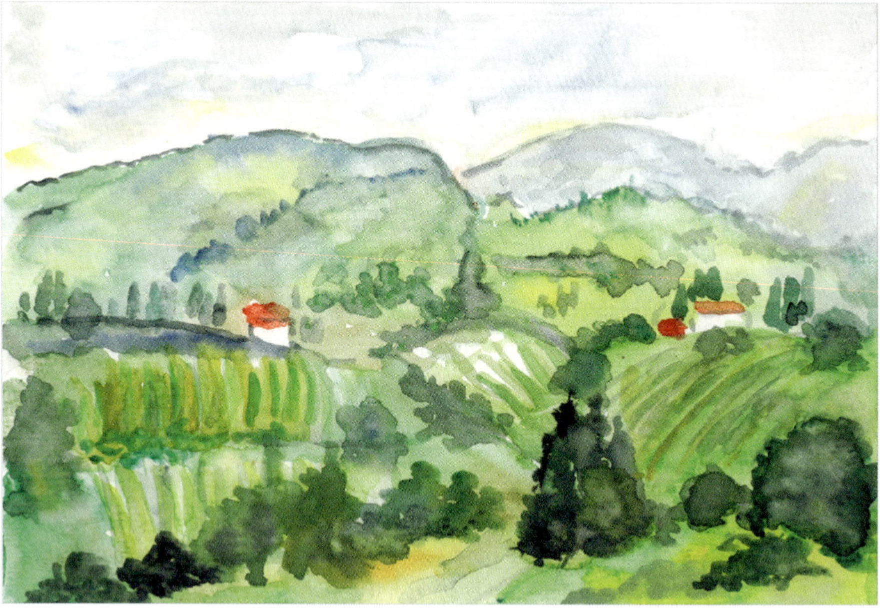

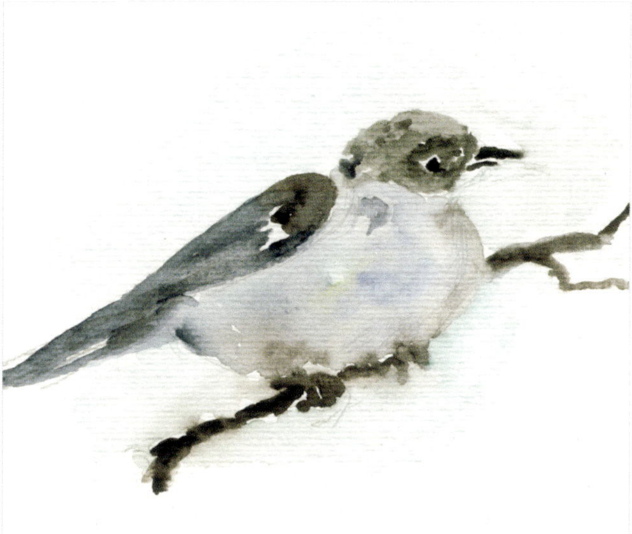

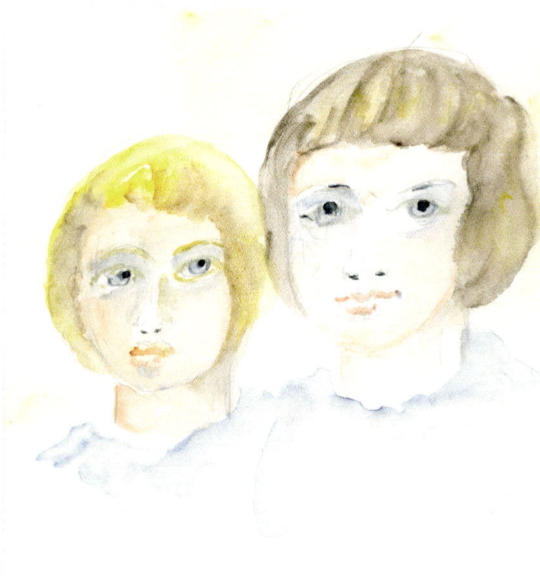

Drei Bilder meiner alten Lehrerin. Sie hat sie im Alter von 82 Jahren trotz der erheblichen Sehbehinderung gemalt.

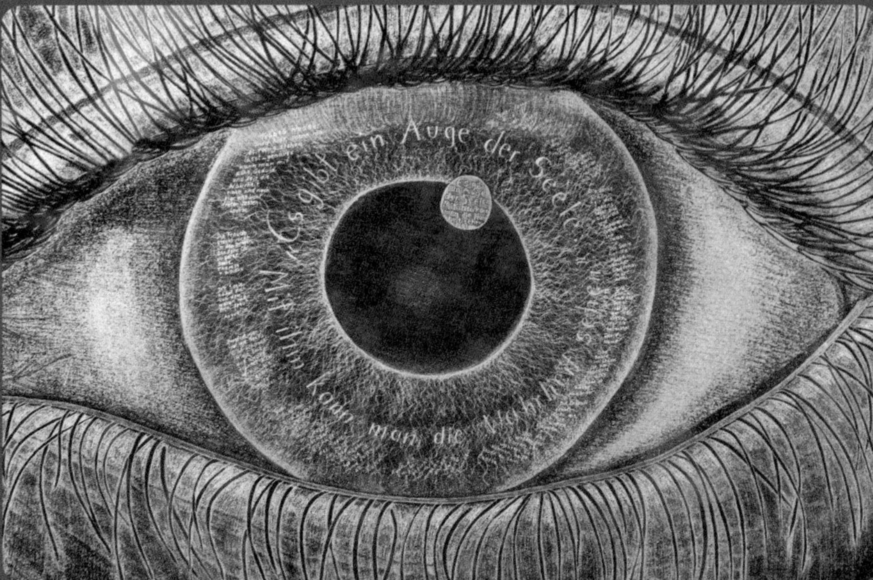

Tor zum Paradies (Helga Bender)

KAPITEL 7: AUGENSTÖRUNGEN UND ALLGEMEINERKRANKUNGEN

Worum es in diesem Kapitel geht:

- „Ungenügende Barrieren gegen die Invasion der unendlich Kleinen"
- Der Einfluss von Kreislauferkrankungen auf die Augen
- Morbus Basedow
- Augenveränderungen bei Diabetes
- Zusammenhang zwischen Hauterkrankungen und Auge
- Die Nähe von Auge und Gehirn

In den folgenden Abschnitten werden Erkrankungen der verschiedenen Organ- oder Funktionssysteme des Körpers dargestellt, bei denen seelische Belastungen und Stress eine Rolle spielen und die zu Begleitsymptomen und Veränderungen an den Augen führen. Augensymptome sind dabei immer ein dringlicher Hinweis, dass es auch die seelischen Hintergründe der Grunderkrankung zu sehen gilt. Es empfiehlt sich, die Krankheiten, die einen selbst betreffen oder besonders interessieren, entsprechend nachzulesen.

Infektionskrankheiten

Schon Louis Pasteur erkannte, dass ein geschwächter Seelenzustand des Patienten eine „ungenügende Barriere gegen die Invasion der unendlich Kleinen" darstellt. Der Entdecker von Bakterien als Krankheitserreger war überzeugt, dass sie nicht alleine als Ursache der Erkrankung gelten. So kommt auch Fieber nicht von ungefähr. Unter seelischen Belastungen, nach Verlusterlebnissen, Konflikten, Wut und Ärger ist das Immunsystem so geschwächt, dass Erreger in den Körper eindringen können und er entsprechend reagiert.

Infektionen mit Bakterien, Viren, Toxoplasmen, Borrelien, Pilzen, Prionen etc. können an verschiedenen Stellen des Körpers eine Erkrankung hervorrufen, die dann sekundär das Auge mit betrifft. In welchem Körperteil sich eine Entzündung manifestiert, hängt im Einzelfall davon ab, welche „Schwachstelle" der jeweilige Mensch hat. Vergleichbar ist dies mit der einzig verwundbaren Körperstelle des Achilles in der griechischen Mythologie. So hat denn jeder seine ganz eigene „Achillesferse", die er, wie Achilles auch, in gewisser Weise mit auf die Welt bringt, als erbliche oder seelische Veranlagung zu bestimmten Erkrankungen. Stellt sich nun z.B. eine Lebenssituation ein, die mit Stress, Angst, unterdrückten Emotionen oder vermiedenen Auseinandersetzungen einhergeht, so öffnet sich sozusagen ersatzweise eine Körperstelle und lässt Erreger eindringen, um den erforderlichen Kampf auf der körperlichen Ebene auszutragen.

Der Entzündung folgt ein Kampf zwischen Erregern und weißen Blutkörperchen. In der Regel bleibt dieser Kampf auf einen bestimmten Platz, den Entzündungsherd, beschränkt. Bei einem sehr schwachen Immunsystem (z.B. bei AIDS-Patienten, alten Menschen, depressiven oder chemotherapierten Patienten) gelingt es aber den Erregern, sich mit der Blutbahn mitschwimmend auszubreiten und auch andere Körperstellen mit einzubeziehen. Dann kommt es zu einer Blutvergiftung, in der Fachsprache Sepsis genannt. Wenn die Sepsis im wahrsten Sinne des Wortes „ins Auge geht", entsteht immer eine sehr bedrohliche Situation, die schnelles Handeln erfordert. Man behandelt mit Antibiotika, evtl. sind sogar Augenoperationen mit Entfernung des eitrig getrübten Glaskörpers (Vitrektomie) notwendig, um das Auge zu retten.

Zeckenbisskrankheit – Borreliose

Die Zeckenbisskrankheit hat in den letzten Jahren bemerkenswerterweise sehr stark zugenommen, besonders in bestimmten, eher südlich gelegenen Gegenden Deutschlands. Bei fast jedem Zeckenbiss sollte man daran denken, dass evtl. Erreger ins Blut gebracht wurden, und zwar Borrelien oder Viren. Die Borrelien verursachen charakteristische Hauterscheinungen um die Bissstellen herum, so dass man die Diagnose leicht stellen und durch Blutbestimmungen sichern kann. Verläuft der Erstkontakt aber unbemerkt, und die Erreger haben sich ungehindert im Blut vermehrt, können sie am Auge sehr viele Symptome hervorrufen, von Bindehaut- und Hornhautentzündungen bis hin zu schweren Augeninnenentzündungen und Sehnervenentzündungen. Wenn eine Lähmung der Gesichtsnerven daran beteiligt ist, ist das Auge z. B. durch fehlenden Lidschluss oder herabgesetzte Sensibilität bedroht.

Röteln, Masern und Mumps

Auch die Kinderkrankheiten Röteln, Masern und Mumps können die Augen durch Bindehaut- und Hornhautentzündungen miteinbeziehen. Seit Einführung der Impfungen wird dies aber nur extrem selten beobachtet. Gefährlich können die Rötelnerreger aber für das ungeborene Kind werden, wenn sie mit dem mütterlichen Blut auf das Kind übertragen werden. Im Mutterleib kommt es dann zu einer sogenannten Rötelnembryopathie, die zu schweren Behinderungen wie Blindheit oder Taubheit oder zum Absterben des Embryos führt.

AIDS

Seit etwa 30 Jahren ist AIDS weltweit zu einem Problem geworden, das auch die Augen mit betrifft. Zurzeit gibt es geschätzte 33 Millionen HIV-Infizierte, etwa 70 000 von ihnen leben in

Deutschland. Jährlich beträgt die Zahl der Neuinfektionen in Deutschland noch etwa 3000, in Asien etwa 250000 und in Afrika 1,8 Millionen (Zahlen: Robert Koch Institut 2010; WHO 2009). Die verbesserten therapeutischen Möglichkeiten durch Impfungen und neue Medikamente gegen die Retroviren werden diese Statistiken in Zukunft voraussichtlich verändern. Besonders die Zeit zwischen Erkrankungsbeginn und Tod hat sich bereits erheblich verlängert. Das Humane Immundefizienz-Virus (HIV) ist ein aus Afrika stammendes Retrovirus, das sich in seiner Eigenschaft und Anpassungsfähigkeit so schnell ändert, dass es gegen soeben entwickelte antivirale Medikamente schnell resistent ist. Die Ansteckung erfolgt durch Sexualkontakte, Blut oder über die Plazenta d.h. von der infizierten Schwangeren auf das ungeborene Kind. Hat sich ein Mensch angesteckt, schleust sich das Virus in die Zellen des Immunsystems und vermehrt sich rasant. Manche Betroffene merken dies kaum oder haben grippale Symptome (Stadium 1). Dann dauert es ca. sechs Monate oder länger, bis es zum Stadium 2 mit Symptomen wie evtl. Fieber, Gewichtsabnahme, Durchfällen, Pilzbefall und Lungenerkrankungen kommt. Erst im Stadium 3 wird die Infektion AIDS genannt. Das Immunsystem bricht jetzt zusammen, und Infektionen durch Erreger, die normalerweise nicht krank machen, bedrohen den Körper.

Wenngleich Augenbeteiligungen in jedem der verschiedenen Stadien auftreten können, sind sie am dramatischsten im Stadium 3. Lider und Bindehaut zeigen häufig sogenannte Kaposi-Sarkome, bösartige Tumoren, die die gesamte Haut und Schleimhaut betreffen. Bindehautentzündungen bei AIDS sind oft unspezifisch, ebenso das trockene Auge (KCS). Wenn spezifische Krankheitserreger eine Superinfektion auslösen, führen sie zu den entsprechenden charakteristischen Symptomen (z.B. verursachen zusätzliche Infektionen mit Bakterien Eiter in der Bindehaut).

Häufig vorkommend und schwerwiegend sind die Augeninnenentzündungen, d.h. Netzhaut- und Aderhautentzündungen mit Veränderungen der Gefäßwand, Gefäßverschlüssen und Blutungen. Durch die Immunschwäche kommt es zusätzlich zu sekundären Infektionen mit Zytomegaliviren, die zu den Herpesviren gerechnet werden. Diese rufen das Bild einer fortschreitenden Netzhautnekrose (Nekrose = Untergang, Absterben von Gewebe) hervor. Zusätzlich kann es zu Netzhautablösungen und zum Untergang der gesamten Netzhaut kommen. Das klinische Bild gleicht, wie es die Amerikaner ausdrucksstark nennen, einem *cheese and ketchup fundus* (Käse-Ketchup-Augenhintergrund) und endet zumeist in Erblindung.

Kreislauferkrankungen

Hoher Blutdruck – Hypertonie

Wie bei allen biologischen Funktionen handelt es sich beim Blutdruck nicht um ein statisches Geschehen, das sich in einem Messwert ausdrückt, sondern um einen im Biorhythmus verlaufenden Prozess.

Im Tagesverlauf, wenn die Aktivitäten des sympathischen Nervensystems überwiegen und das Herz kräftiger arbeiten muss als nachts, wenn Ruhe herrscht und der Parasympathikus die Aufbaufunktionen regelt, ist der Blutdruck höher, besonders in der Zeit vor dem Aufstehen bis mittags. Nachts fällt der Blutdruck ab, der Körper ruht, das Herz-Kreislaufsystem kann sich regenerieren. Dieser zirkadiane, d.h. von den Tageszeiten abhängige, Rhythmus ist bei Menschen mit hohem oder zu niedrigem Blutdruck gestört. Vergleichbar gestörte Druckregulation findet man auch beim Augenhochdruck (siehe Kapitel zum Grünen Star).

Die moderne Chronobiologie hat herausgefunden, dass den Biorhythmen des Körpers die gleichen harmonikalen Gesetze zugrunde liegen wie der Musik und dem gesamten Mikro- und Makrokosmos. Wird diese Harmonie gestört – durch äußere Gegebenheiten oder innere Zerrissenheit – geraten die Biorhythmen aus ihrer Ordnung. Der Körper als Ausdrucksorgan und Instrument der Seele ist verstimmt.

Der hohe Blutdruck ist ein körperliches Korrelat unserer Hochdruckgesellschaft mit gnadenlosem Leistungsprinzip. So zeigt sich, dass Infarkte Montags zwischen neun und zehn Uhr gehäuft auftreten. Offensichtlich ist der Wochenanfang eine so starke Stressbelastung für viele Menschen, dass Leib und Leben bedroht sind. Allgemein ist erhöhter Blutdruck in Industrieländern so verbreitet, dass er eine echte Volkskrankheit geworden ist. Unsere Leistungsgesellschaft, die nur noch auf „reicher, schneller, höher, besser, erfolgreicher, schöner, berühmter, wichtiger und mächtiger" eingestellt ist, setzt ihre Menschen unter so enormen Druck, dass sich schließlich auch der Körper auf Hochdruck einreguliert. Der Dauerstress lässt die Stresshormone Adrenalin und Endothelin auf ein höheres Niveau einpendeln, die Arterien werden dadurch enggestellt, der Blutdruck geht hoch. Permanenter zu hoher Druck auf den Arterien führt aber zu Dauerschäden und Folgeerkrankungen.

Die durch Hochdruck hervorgerufenen Veränderungen an den Gefäßen lassen sich im Auge wunderbar beobachten, da man hier mit Hilfe des Augenspiegels die Gefäße am Augenhintergrund direkt sehen kann. Je nach Dauer und Intensität des Bluthochdruckes zeigen sich entsprechende Veränderungen, die in verschiedene Stadien von I bis IV eingeteilt werden. Stadium III ist ein sehr fortgeschrittenes Stadium, das bereits Blutungen und Gefäßverschlüsse an der Netzhaut zeigt. Bei Stadium IV ist die Sehschärfe sehr stark reduziert, der Sehnerv geschwollen, und massive Blutungen und Gefäßverschlüsse am Augenhintergrund zeigen an, dass der Patient in Lebensgefahr schwebt. Aber auch schon bei Veränderungen von Stadium II kann es zu Gefäßverschlüssen kommen.

Bei Patienten mit vasospastischem Syndrom (siehe weiter oben Kapitel zum Grünen Star) kommt es unter emotionalen Belastungen und Stress zu krampfhaften Gefäßverschlüssen der kleinen Äste oder des Hauptstammes der zentralen Augenarterie. In Vorstadien hat der Patient des Öfteren plötzliches Dunkel- oder Schwarzsehen (Amaurosis fugax). Löst sich die Verkrampfung wieder, bleibt in der Regel kein Dauerschaden zurück. Öffnet sich die Arterie nicht mehr, resultiert ein Infarkt und Erblindung.

Psychosomatische Aspekte der Hypertonie

Im Familienhintergrund von Hochdruckpatienten findet man oft ein übermäßig strenges Elternhaus mit starken Leistungsanforderungen an die Kinder bei gleichzeitiger Unterdrückung der natürlichen kindlichen Aggressivität und Aktivität. So entsteht später im Individuum ein ständiger Kampf gegen emporkommende aggressive Gefühle. Häufig haben die Betroffenen Schwierigkeiten mit Selbstbehauptung und Angst davor, die Zuneigung der anderen zu verlieren. Sie neigen später zum Helfersyndrom, haben Schwierigkeiten zu vergessen oder zu vergeben und Konflikte zu lösen. Großer Ehrgeiz bei gehemmter Aggressivität und übermäßige Anpassung sind ebenfalls symptomatisch.

Eine amerikanische Studie an Patienten, die an gefährlichen Hochdruckkrisen litten, fand heraus, dass bei 67% dieser Patienten ein schweres emotionales Trauma wie Missbrauch, Verfolgung oder Verlust in der Vorgeschichte festzustellen war. Darüber hinaus gab es häufig Hinweise auf ein lebenslanges Verhaltensmuster, das auf Verleugnung und Vermeidung belastender Emotionen ausgerichtet war. Die meisten Studienteilnehmer hatten bereits erfolglose medikamentöse Behandlungsversuche hinter sich, 62 % sprachen jedoch auf eine psychosomatisch orientierte Therapie an. Wegen des starken Leidensdruckes und der häufig versagenden medikamentösen Therapie ließen sich die Patienten, die einer Psychotherapie zunächst ablehnend gegenüberstanden, schließlich doch darauf ein. Die Psychotherapie von Bluthochdruckpatienten sollte die Wichtigkeit des Loslassens auf körperlicher und psychischer Ebene herausstellen. So sollte man den Patienten Autogenes Training, Meditation oder ähnliche Entspannungsverfahren als Begleittherapie empfehlen, um das Gleichgewicht zwischen Anspannung und Entspannung wieder herzustellen.

Arterielle Verschlüsse im Auge

Der Verschluss einer Arterie oder eines Arterienastes bedeutet einen Infarkt im Auge. Da das von diesem Arterienstück versorgte Netzhautareal nun Sauerstoffmangel erleidet, kommt es zu einem nicht umkehrbaren Untergang von Netzhautteilen, genau wie auch beim Schlaganfall im Gehirn oder beim Herzinfarkt im Herzen. Nur äußerst selten gelingt es, den Verschluss durch rasches Handeln (operativ oder medikamentös) zu öffnen und wieder Durchblutung zu erreichen. Die eventuell erforderliche blutverdünnende Behandlung ist aber sehr risikoreich und hat entsprechend viele Kontraindikationen, die diese Therapie oft verbieten. Ein Verlust der Sehschärfe oder irreversible Gesichtsfeldausfälle bleiben bestehen. Beim Verschluss der Hauptarterie ist das Auge unwiederbringlich blind. Häufigste Ursachen hierfür sind Arteriosklerose, Koronare Herzkrankheit, Diabetes und Bluthochdruck, der z. B. durch Stress und belastende Lebensumstände begünstigt wird.

Venöse Verschlüsse im Auge

Venöse Verschlüsse sind Thrombosen. Sie führen zu einer Überschwemmung der Netzhaut mit Blut. Durch den Verschluss der Vene kann das abströmende Blut nicht mehr abtransportiert werden und tritt aus den Gefäßwänden in die Netzhautschichten aus. Im Laufe von Monaten kann sich dies aber wieder abbauen. Die verloren gegangene Sehkraft erholt sich teilweise, je nach Ausmaß und Lage des vom Verschluss betroffenen Venenastes. Handelt es sich um die Hauptvene des Auges oder um einen kombinierten arterio-venösen Verschluss, so kann die Überschwemmung der Netzhaut mit Blut zur Sauerstoffmangelversorgung führen und das Auge dazu veranlassen, aus Sauerstoffnot einen Wachstumsvorgang in Gang zu setzen, der massenhaft neue Arterien im Auge wachsen lässt. Netzhaut, Irisvorderfläche und Kammerwinkel werden dann mit neugebildeten Gefäßnetzchen überzogen. Daraus resultiert ein oft nicht beherrschbares Sekundärglaukom (Grüner Star), d.h. eine Erhöhung des Augeninnendruckes, die dann ihrerseits zum Untergang des Auges führen kann. Durch eine Laserbehandlung der Netzhaut oder durch das Spritzen von Kortison oder Wachstumshemmern (Anti-VEGF) in das Auge kann dieses Schicksal zwar häufig verhindert werden, aber die ursprüngliche Sehschärfe ist meist nicht wieder zu erlangen.

Da Gefäßverschlüsse immer Zeichen einer Herz-Kreislauf- oder Bluterkrankung sind, bedürfen sie einer intensiven internistischen Diagnostik und Therapie. Augenärzte können im Augeninneren die Folgen sehen und versuchen, die Sehkraft wieder zu verbessern. Die Grunderkrankung können sie aber nicht behandeln. Für den Patienten selbst wäre es gut, Maßnahmen durchzuführen, die seinen Stress reduzieren.

Niedriger Blutdruck – Hypotonie

Der niedrige Blutdruck spielt in der Augenheilkunde eine wichtige Rolle bei Patienten mit Grünem Star. Diese Augenerkrankung wird in ihrem Verlauf wesentlich von der Durchblutungssituation im Sehnervenkopf beeinflusst. Starke Blutdruckschwankungen und nächtliche Blutdruckabfälle sowie insgesamt niedriger Blutdruck können dann zu einer Minderdurchblutung des Sehnervs führen, was in Gesichtsfeldausfällen und Sehnervenschwund resultiert. Das macht sich im Verlust der Sehschärfe bis hin zur Erblindung bemerkbar. Besonders bei Glaukompatienten mit vasospastischem Syndrom kann sich ein solches Geschehen fatal auswirken.

In der Entwicklung von Menschen mit niedrigem Blutdruck findet man oft, dass es sich um eher stille ehemalige „Stubenhockerkinder" handelt. Sie leiden unter Minderwertigkeits- und Schuldgefühlen sowie unter unbestimmten Ängsten. Häufig haben sie Angst vor dem Verlust von Bezugspersonen, Eltern werden als machtvolle Autoritätspersonen erlebt, denen gegenüber sie sich schwach und ohnmächtig fühlen. Akute Blutdruckabfälle mit Ohnmacht können als sogenanntes Konversionssymptom, als Flucht vor der Realität, angesehen werden, die Wahrnehmungen werden ausgeschaltet.

Arteriitis temporalis – Morbus Horton: Eine Autoaggressionserkrankung

Morbus Horton wird auch als Riesenzellenarteriitis bezeichnet und gehört zum rheumatischen Formenkreis im weitesten Sinne. Es ist vorwiegend eine Allgemeinerkrankung des höheren Lebensalters, die den ganzen Körper betrifft. Sie geht mit mannigfachen Allgemeinsymptomen einher, von einfachem

Unwohlsein bis zur typischen Polymyalgia rheumatica (rheumatische Muskelerkrankung). An den Arterien der Schläfe, aber auch des Gehirns und der Augen kommt es zur Zerstörung der elastischen Schicht, gefolgt von einer sogenannten granulomatösen Entzündung, die unter anderem aus Riesenzellen besteht. Diese als Abräumzellen bezeichneten Gewebselemente umstellen die gerissenen elastischen Fasern und versuchen, sie im wahrsten Sinne des Wortes aufzufressen. Hinzu kommen andere Entzündungszellen, so dass sich ein Entzündungsherd entwickelt, der das Gefäß verschließt. Dies äußert sich besonders im Bereich des Auges als Infarkt der Hauptarterie oder der kleinen Äste mit nachfolgender Erblindung, oft sogar beidseitig. An den Schläfen sind die verdickten druckschmerzhaften Arterien häufig gut tastbar. Wenn gleichzeitig eine starke Erhöhung der Blutsenkungsgeschwindigkeit vorliegt, ist schnelles Handeln erforderlich, um das Augenlicht zu retten.

Mit Kortisongaben, anfangs hochdosiert und später mit jahrelanger minimaler Dauerdosierung kann der ansonsten auch tödlich verlaufende Prozess gestoppt werden.

Auf der Deutungsebene fällt auf, dass Morbus Horton zur autoaggressiven Selbstzerstörung führt. Die auf der körperlichen Ebene ausgetragenen Symptome fordern auf, sich gedanklich mit Tod und Sterben auseinanderzusetzen, diese Thematik also nicht zu verdrängen. Nicht zuletzt fordert diese Alterserkrankung dazu auf, Spiritualität ins Leben zu holen, auch an Religion zu denken und wieder Bezug zu einer übergeordneten Dimension aufzunehmen.

Vordere sauerstoffmangelbedingte Sehnervenerkrankung – Anteriore ischämische Optikusneuropathie (AION)

Ein klinisches Krankheitsbild, das z. B. auch durch Morbus Horton hervorgerufen werden kann, ist die „vordere sauerstoffmangelbedingte Sehnervenerkrankung", in der Fachsprache anteriore ischämische Optikusneuropathie (AION) genannt. Häufig findet man bei Patienten mit AION Allgemeinerkrankungen, z. B. Entzündungen, Arteriosklerose, spastische Veränderungen der Gefäße, hohe Blutdruckwerte, erhöhte Blutfettwerte, Blutgerinnungsstörungen oder Diabetes. Neuerdings entdeckt man bei diesen Patienten erhöhte Werte des Stresshormons Endothelin, so dass AION im weitesten Sinne zu den Stresskrankheiten zählt.

Die bei AION auftretenden Infarkte der winzigen Augenarterien führen zur Schwellung des Sehnervenkopfes und resultieren im Untergang von Sehnervenfasern, was sich als Sehschärfenverlust und Gesichtsfeldausfall bemerkbar macht und in der Regel irreversibel ist. Bemerkenswerterweise trifft diese Erkrankung häufig Menschen, die soeben in den „Ruhestand" gegangen sind. Dieser Lebensübergang ist offensichtlich mit erheblichem psychischen Stress verbunden. Lebensübergänge sind oft Zeiten besonderer Krisensituationen, zumal dieser Lebensabschnitt auch als „Lebensabend" bezeichnet wird und dem Lebensende nahe ist. Die berufliche Aktivität ist vorbei, hinzu kommt ein Gefühl von Verlust (Arbeitsplatz-Verlust), und es entsteht Zeit für angstauslösende Gedanken, wenn man sich z. B. mit Krankheit und Tod auseinandersetzt.

Leider ist es heutzutage modern geworden, das Rentenalter mit vielen Tätigkeiten so zu überfrachten, dass Rentner dann diejenigen sind, die am allerwenigsten Zeit haben. Die Chance, endlich ruhiger und gelassener zu werden, einen Lebensrückblick zu wagen und sich auf neue und andere Ziele mit spirituell geistigem Wert hin zu orientieren, wird in der Regel ausgelassen. Die Lebenskrise als Entwicklungschance wird oft nicht genutzt. Rüdiger Dahlke hat sich in seinem Buch *Lebenskrisen als Entwicklungschancen* mit diesem Thema auseinandergesetzt.

Rüdiger Dahlke: *Lebenskrisen als Entwicklungschancen.* Zeiten des Umbruchs und ihre Krankheitsbilder. München: Goldmann 2002

Sarkoidose – Boecksche Erkrankung

Sarkoidose ist eine relativ häufige und der Tuberkulose sehr ähnliche Erkrankung, die sich hauptsächlich in der Lunge abspielt. Sie kann allerdings auch in allen anderen Körperteilen vorkommen und im Bereich der Augen so ziemlich alles imitieren, was es an Symptomen gibt. Erkennbar ist die Erkrankung an ihrer Knötchenbildung. Sehr häufig ist die Bindehaut des Auges mit betroffen. Einzelne kleine Knötchen machen zwar keine Probleme, doch können sie bis zu tumorähnlichen Wucherungen anwachsen. Das Herausschneiden eines kleinen Knötchens erlaubt die Diagnosesicherung durch die mikroskopische Befundung.

Knötchen können aber auch an der Iris entstehen und zu einer Regenbogenhautentzündung (Iritis) führen. Im Augeninneren können leichte bis schwere Entzündungen (Uveitiden) hervorgerufen werden. Auch der Sehnerv und die gesamte Augenhöhle sind gelegentlich mitbetroffen. Je nach dem Ort des Auftretens der Knötchen provozieren sie unterschiedliche Symptome. Bei dieser Autoaggressionskrankheit wird möglicherweise auf unbewusster Ebene versucht, gestaute Aggressionen in Form von tumorösem Wachstum gegen sich selbst auszuleben. Sie ermöglicht die Chance, hinzusehen und das Wachstum auf die seelische Ebene zu verlagern. Eine systemische Kortisontherapie ist in der Regel erforderlich und erfolgreich. Sie sollte aber den Bewusstwerdungsprozess nicht verhindern, sondern ihn begleiten.

Morbus Basedow – Endokrine Orbitopathie

Die Schilddrüse ist eine hormonproduzierende große Drüse, die wie ein Schild vor der Luftröhre und der Speiseröhre liegt und bei Schluckbewegungen ein wenig mit bewegt wird, was man sehen und tasten kann. Funktionell ist sie mit allen anderen hormonproduzierenden Teilen des Körpers vernetzt, aber hauptsächlich für Stoffwechsel- und Wachstumsprozesse des Körpers verantwortlich. Patienten mit Funktionsstörungen der Schilddrüse haben als Augensymptom häufig eine Tränenfilmstörung (z.B. trockenes Auge, KCS), aber auch Ödeme der Lider und der Bindehaut. Die Betroffenen schauen die Welt sozusagen mit „glasigen Augen" an.

Besonders große Probleme bekommen allerdings die Patienten mit der Basedowschen Erkrankung, die in der Fachsprache endokrine Orbitopathie genannt wird und im Volksmund „Glotzaugenkrankheit" heißt. Es handelt sich um ein eigenständiges Krankheitsbild mit autoaggressivem Charakter und entsprechenden immunologischen Entzündungsreaktionen, die sich besonders in der Augenhöhle abspielen. Diese Reaktionen führen dazu, dass die Augen sozusagen aus dem Kopf gedrückt werden.

Als klinische Symptome im Augenbereich treten häufig Doppelbilder auf, d.h. die Koordination der Augenbewegungen ist gestört, die Augen sind wie „eingemauert". Die Welt kann nicht mehr „einfach" gesehen werden, die Verwirrung vergrößert sich, der Patient weiß überhaupt nicht mehr, was real ist und welchem Bild er glauben soll. Hinzu kommt das entstellende Äußere mit vorstehenden roten, „glotzenden" Augen, so dass er sich überhaupt nicht mehr auf die Straße traut. Dieser Stress belastet wiederum so sehr, dass sich das Krankheitsbild, welches häufig schon durch Stress verursacht ist, weiter verschlechtert („Teufelskreis"). Bei fortschreitender Erkrankung kommt es zu Sehstörungen, Gesichtsfeldausfällen, Erhöhung des Augeninnendruckes, trockenen Augen (KCS) und im schlimmsten Fall zu Schwellungen des Sehnervs und bleibenden Sehverlusten. Meist liegen gleichzeitig zwei oder mehrere Symptome vor.

Unsere Arbeitsgruppe hat sich mit diesem oft vorkommenden Krankheitsbild wissenschaftlich besonders befasst, weshalb es ausführlicher erläutert werden soll. Am Beispiel der Basedowschen Erkrankung lassen sich sehr deutlich die Zusammenhänge zwischen Seele und Körper sowie die Bedeutung psychosozialer Faktoren für die Entstehung von Krankheit aufzeigen.

Psychosomatische Hintergründe: Verlust und Trennung

Ein Hauptschwerpunkt unserer Untersuchungen war die Klärung psychosomatischer Hintergründe dieses Krankheitsbildes. Um den sichtbaren Leidensdruck der Patienten genauer abzuklären, wurde in ausführlichen Interviews und mit Fragebögen ihre Lebenssituation recherchiert und analysiert und das soziale Umfeld erfragt. Das bemerkenswerte Ergebnis zeigt unter anderem, dass die meisten Patienten mit der Basedowschen Erkrankung unmittelbar vor Krankheitsausbruch außerordentlichen Belastungssituationen – besonders Verlust oder Trennung – ausgesetzt waren. Der Literatur ist zu entnehmen, dass auch andere

Untersucher zu diesem Ergebnis kamen. So recherchierten auch andere Autoren bei den Patienten gehäuft Arbeitsplatzverluste, Todesfälle oder Scheidungen unmittelbar vor dem Ausbruch der Erkrankung. Da die übliche Antwort auf ein Verlusterlebnis eine Trauerreaktion mit Hilf- und Hoffnungslosigkeit ist, folgt besonders bei diesen Menschen als Begleitsymptom der Trauer eine Depression, welche zu Veränderungen des Immunsystems und damit zum Ausbruch der Erkrankung führen kann.

Verlust- und Trennungserlebnisse spielen nicht nur bei der Krankheitsentstehung, sondern auch beim Fortbestehen der Erkrankung eine maßgebliche Rolle. Zusätzlich verliert der Patient durch sein entstelltes Aussehen den Bezug zu sich selbst, seine Selbstakzeptanz und Zufriedenheit. Als Kompensation wird versucht, den Verlust des Selbstwertgefühles durch Herstellung ausgeprägter Abhängigkeitsbeziehungen auszugleichen. Im Patienten entsteht der Wunsch und die Vorstellung, von anderen das zu erhalten, was er selbst entbehrt. Mitmenschen werden dann zur eigenen „Bedürfnisbefriedigung“ benutzt, was belastend auf die zwischenmenschlichen Beziehungen wirkt und infolgedessen zu weiteren Trennungs- und Verlusterlebnissen führt.

Verstärkung der seelischen Belastung

Bei einer derart entstellenden Krankheit entsteht dann zusätzlich eine sogenannte somato-psychische Reaktion, d.h. die körperlichen Veränderungen führen zur Verstärkung der seelischen Belastung. Bei unseren Untersuchungen zeigte sich, dass unsere Patienten im Vergleich zu gesunden Personen oder zu anderen psychosomatisch erkrankten Vergleichspersonen stärker sozial belastet waren. Man kann mutmaßen, dass tiefe Angst, Unsicherheitsgefühle und Minderwertigkeitsgefühle mit der sozialen Unsicherheit zusammenhängen, auch in Bezug auf die eher niedrige soziale Stellung vieler Patienten. Die Betroffenen fühlten sich von ihrem Umfeld sozial nicht unterstützt, unternahmen aber von sich aus auch keine Aktivitäten in Vereinen, im Freundeskreis usw. Dies könnte eine Erklärung dafür sein, dass die weiblichen Patienten eine ausgeprägte Unzufriedenheit bezüglich ihrer täglichen Hausarbeit und der damit oft verbundenen sozialen Isolation angaben.

Ein großer Prozentsatz unserer Patienten mit der Basedowschen Erkrankung war geschieden. Möglicherweise ist die Unfähigkeit zu menschlicher Nähe der Grund für die große Unzufriedenheit mit der Partnerschaft, die aus den Ergebnissen der psychologischen Tests abgeleitet werden kann. Viele unserer Patienten scheuten sich sogar davor, soziale Beziehungen einzugehen, wahrscheinlich, weil diese keine Ent- sondern eine Belastung für sie darstellten. Die Flucht in die Isolation fördert dann wiederum soziale Unsicherheit und Inkompetenz, und der Teufelskreis beginnt von vorn.

Das Verständnis um die Hintergründe der Erkrankung und eine entsprechende ganzheitliche Betreuung, die die Gesamtpersönlichkeit berücksichtigt (Vererbung, Lebenslauf, psychosoziales Umfeld, Coping-Strategien, individuelle Erkenntnisfähigkeit des Leib-/Seeleproblems etc.) können zur Gesundung bzw. Heilung beitragen. Auch Selbstheilungsprozesse im Organismus werden so, unter Einsparung symptomatisch wirkender Medikamente, in Gang gesetzt.

Die endokrine Orbitopathie ist also auf psychischer und somatischer Ebene ein sichtbarer Schrei der Seele. Mit „angstgeweiteten Augen“, die den erlebten Schrecken und die Angst vor den Folgen ausdrücken, schauen die Patienten in höchster Alarmbereitschaft in die Welt. Psychoanalytiker fanden, dass es sich um sehr pflicht- und verantwortungsbewusste und ehrgeizige Menschen handelt, die sich bis zur Selbstaufgabe einsetzen.

Scheitern sie mit ihren bewussten und unbewussten Motivationen, so entsteht als Ausdruck der Autoaggression die endokrine Orbitopathie: Die nicht ausgelebten Aggressionen richten sich unbewusst gegen den eigenen Körper. Therapeutisch ist diese Krankheit nur mit aggressiven, das Immunsystem unterdrückenden Medikamenten und eventuell zusätzlichen Röntgenbestrahlungen der Augenhöhlen in Schach zu halten. Erkennt der Patient aber die Botschaft dieser Erkrankung und stellt sich der Lernaufgabe, die in ihr verborgen ist, dann treten die ansonsten wiederkehrenden Schübe seltener oder gar nicht mehr auf und Gesundung kann sich allmählich entwickeln.

Diabetes mellitus – Eine Stoffwechselerkrankung

Unter Stoffwechsel versteht man im Wesentlichen die Verarbeitung aufgenommener Substanzen, wie Sauerstoff in der Lunge oder die Nahrung im Magen-Darm-Trakt sowie deren Verarbeitung im Körper und Aufnahme durch die Zellen. Stoffwechselerkrankungen nennt man eine Störung dieser Prozesse.

Die häufigste aller Stoffwechselerkrankungen ist der Diabetes mellitus (*mellis* = lat. Zucker, Honig), in der alten Medizinersprache auch Zucker-Harn-Ruhr genannt. Dieser Name leitet sich davon ab, dass der Urin von Diabetikern Zucker enthält. Normalerweise wird in der Bauchspeicheldrüse das Hormon Insulin gebildet. Insulin ist für die Verarbeitung der aufgenommenen oder vom Körper produzierten Süßstoffe zuständig. Beim Diabetes wird nicht mehr genügend Insulin gebildet, die Süßstoffe können nicht mehr verarbeitet werden. Als Folge überzuckert der Körper, was wiederum zu zahlreichen Störungen im Organsystem, u.a. in den Augen, führt.

Die Folgen für die Augen hängen davon ab, welcher Diabetestyp vorliegt, wie lange er schon besteht und wie gut der Patient medikamentös eingestellt ist. Schlecht eingestellte Diabetiker haben schon nach wenigen Jahren massive Augensymptome, bei gut eingestellten dagegen beginnen die Augenveränderungen manchmal erst nach 30 Jahren. Dies ist besonders für jugendliche Diabetiker relevant, da sie ja noch in jungen Lebensjahren entsprechende Augensymptome entwickeln werden. Inzwischen ist Diabetes zusammen mit der altersabhängigen Makuladegeneration zur häufigsten Erblindungsursache in industrialisierten Ländern geworden.

Veränderung der Blutgefäße

Es gibt beim Diabetes verschiedene Verlaufsformen und Schweregrade (Typ I-Diabetes ab dem Jugendalter, Typ II-Diabetes im Alter), die auch am Auge unterschiedliche Veränderungen hervorrufen. Immer aber fängt die diabetische Veränderung der Augen im Bereich der Netzhaut an und zwar mit Neubildung und Aussackung kleiner Gefäßchen, den sogenannten Mikroaneurysmen. Diese nehmen dann allmählich zahlenmäßig zu. Da ihr Wandaufbau nicht normal ist, sind sie besonders durchlässig für Blutbestandteile. Mit zunehmenden Jahren führt die veränderte Stoffwechselsituation auch bei gut eingestellten Diabetikern zu Veränderungen der größeren Gefäße des Körpers und der Hauptarterien des Auges. Kommen dann noch hoher Blutdruck und Veränderungen der Nierenarterien oder eine Nierenfunktionsstörung hinzu, so verschlimmert sich das Krankheitsbild oft schnell und drastisch. Es entstehen Blutungen im Auge, arterielle und venöse Verschlüsse, was unter Umständen einen operativen Eingriff (Vitrektomie) erfordert. Als Folge der Blutungen entstehen bei manchen Patienten bindegewebige Segel im Glaskörperraum mit Einsprossung von neugebildeten

Gefäßen. Auch diese können nur operativ beseitigt werden, und zwar möglichst, bevor sie zu einer Netzhautablösung geführt haben. Zusätzlich können sich sekundär Grauer oder Grüner Star entwickeln.

Es gibt auch Patienten, bei denen die Minderdurchblutung der Arterien im Netzhaut- und Aderhaut-Gefäßnetz im Vordergrund steht und zu einer Mangeldurchblutung der Makula (Stelle des schärfsten Sehens) führt. Diese sehr unschöne Situation ist praktisch nicht therapierbar und führt zu einer Sehherabsetzung, die man bisher in keiner Weise beeinflussen kann. Kommt es dann zu Flüssigkeitseinlagerungen in der Netzhautmitte (zentrales Makulaödem), werden Medikamente (Kortison oder Wachstumshemmer, Anti-VEGF) in das Auge gespritzt.

Moderne Therapien

Welche Verlaufsform auch immer im Einzelfall vorliegt, die Symptomverschlechterung geht von leichter Sehstörung bis zur Erblindung schleichend weiter. Um dieses Dunklerwerden aufzuhalten, wird je nach Stadium der Veränderung im Auge eine Laserbehandlung durchgeführt. In der Regel wird zuvor ein sogenanntes Fluoreszenzangiogramm angefertigt, bei dem eine gelbe, wässrige Flüssigkeit in die Vene gespritzt und der Augenhintergrund anschließend fotografiert wird. Dieses Verfahren erlaubt eine sehr genaue Beurteilung der diabetischen Veränderungen. Die rechtzeitige Laserbehandlung ist derzeit die einzige Möglichkeit, das Fortschreiten der diabetischen Augenhintergrunderkrankung einigermaßen aufzuhalten.

Es war eine Zufallsbeobachtung des Augenarztes Professor Meyer-Schwickerath, der eine Lichtkanone zur Behandlung von Netzhautablösungen entwickelt hatte und nebenbei feststellte, dass Patienten, die gleichzeitig Diabetes hatten, weniger

Veränderungen an der Netzhaut bekamen oder diese rückläufig waren. Daraus hat sich die moderne Lasertherapie der diabetischen Netzhautveränderungen entwickelt. Mit dem Laser (z. Zt. hauptsächlich Argon-Laser) werden dabei unter Aussparung der Stelle des schärfsten Sehens bis zu 2000 „Schuss“ am Augenhintergrund verteilt. Die Lichtenergien des Lasers werden von der Pigmentschicht unter der Netzhaut aufgenommen, in Hitze umgewandelt, und es entstehen punktförmige kleine Verbrennungen, die dann vernarben. Man geht davon aus, dass der Sauerstoffbedarf der Netzhaut dadurch reduziert wird und der Reiz zur Neubildung von krankhaften Gefäßen vermindert ist.

Trotz dieser an sich zerstörerischen Lichttherapie hat sie sich in der Behandlung außerordentlich bewährt und wird bei Diabetikern ab einem bestimmten Stadium der Augenveränderung durchgeführt. Große Operationen sind nur in Sonderfällen erforderlich, wenn es etwa um eine Sehverbesserung oder den Erhalt einer gewissen Sehkraft geht. Hat ein Diabetiker einen diabetischen Grauen Star, so wird dieser wie beim Alters-Star operiert. Eine sekundäre Erhöhung des Augeninnendruckes (Grüner Star) muss ebenfalls spezifisch therapiert werden. Oft sind auch große operative Eingriffe („Vitrektomie“) erforderlich, um eine Erblindung zu vermeiden.

Eine Deutung des Diabetes mellitus auf der seelischen Ebene ist sehr komplex und würde hier zu weit führen. Bekannt ist aber, dass man besonders bei schlecht eingestellten Diabetikern unverarbeiteten Stress in Familie und Beruf findet. Gerade bei Verlust und Veränderungen in persönlichen Beziehungen neigen die Patienten zu unkontrolliertem Essen und Nachlassen der Blutzuckerkontrollen und medikamentösen Versorgung. In Experimenten konnte man auch feststellen, dass Stress einen unmittelbaren Einfluss auf die Blutzuckerwerte hat.

Erkrankungen des Zentralnervensystems

Auge, Gehirn und Psyche

Die enge Beziehung zwischen Seele und Auge wurde schon weiter oben dargestellt. Besonders die Pupillen reflektieren einerseits rein äußerliche Umstände und andererseits auch seelische Zustände. So wird die Pupille eng, wenn Licht einfällt bzw. weit im Dunkeln, um viel Licht hereinzulassen. Gleichzeitig ist das Pupillenspiel auch Ausdruck psychischer Situationen; Stress lässt z. B. Adrenalin ins Blut, das zu einer Pupillenerweiterung führt. Das Pupillenspiel ist dermaßen fein reguliert und zuverlässig, dass man es als Lügendetektor nutzen kann (spezielle Apparate können das Pupillenspiel aufzeichnen). Das Weiterwerden der Pupille durch seelische Belastung, sei es auch nur minimal, lässt sich nicht willentlich unterdrücken und zeigt, ob man ehrlich geantwortet hat, oder nicht. Das Sprichwort: „Die Augen lügen nicht.", kann man also sogar wahrnehmen. Wenn man bewusst lügt, so sind das Unterbewusstsein und der Körper doch ehrlich.

Da Auge und Gehirn sehr nahe beieinander liegen, und die Netzhaut des Auges entwicklungsgeschichtlich einem in das Auge vorgelagerten Gehirnteil entspricht, ist der enge Bezug zwischen Auge, Zentralnervensystem und Psyche erklärbar. Viele Erkrankungen des Gehirns – besonders Entzündungserkrankungen, Tumoren oder Gefäßverschlüsse – rufen deshalb auch Funktionsstörungen der Augen wie z. B. Sehstörungen, Doppelbilder oder Gesichtsfeldausfälle hervor.

Kopfschmerzen

Immer wiederkehrende oder anhaltende Kopfschmerzen sind Anlass für eine neurologische, orthopädische, augenärztliche oder HNO-ärztliche Untersuchung. Damit werden Gehirntumoren, Sehfehler, Veränderungen an der Halswirbelsäule oder

Erkrankungen der Nasennebenhöhlen, die entsprechender Therapie bedürfen, ausgeschlossen.

Viele Leiden können von Kopfschmerzen begleitet sein. Eine unbefriedigende Lebenssituation kann ebenso Kopfschmerzen bereiten wie Zorn, Wut oder wenn man Emotionen verbissen in sich hineinfrisst. Kopfschmerzen sind ein Zeichen, dass sich jemand z. B. den „Kopf zerbricht", „mit dem Kopf durch die Wand will", „sich etwas in den Kopf gesetzt hat". In Extremfällen kann das bis zu unerträglichen Migräne-Attacken führen. Dann treten auch vorübergehende Symptome im Augenbereich auf. Zur Migräne gehören sehr oft Sehstörungen, Lichtscheu, Schwindel, unterschiedlich weite Pupillen, Flimmerskotome (flackernde Dunkelflecken im Gesichtsfeld) und selten halbseitige Gesichtsfeldausfälle. Neue Forschungsergebnisse zeigen, dass Migräne-Patienten häufig erhöhte Spiegel des Stresshormons Endothelin haben. Stress ist ein häufiger Auslöser für Kopfschmerzattacken.

Kopfschmerzen sind oft unerträglich. Sie zwingen den Betroffenen zum vielleicht unbewusst gewollten und nun erforderlichen Rückzug. Äußerer oder innerer Leistungsdruck und auch überzogene Erwartungen an Erfolg und Anerkennung können Kopfschmerzen bereiten. Häufig sind Menschen davon betroffen, die sehr ehrgeizig sind und mit überfordertem Leistungsstreben und Hang zu Perfektionismus zu viel erreichen wollen. Unter erhöhtem Leistungsdruck und Überforderung treten dann Schmerzen auf und zwingen zur Pause. Es fällt auf, dass die Kopfschmerzmenschen scheinbar alles mit dem Kopf erreichen wollen und das Gefühl verdrängen.

Eine Bearbeitung des Problems sollte ein Erkennen und Aufgeben der starken Willensbetonung sein. Auch Herz und Bauch sollten wieder zu ihrem Recht kommen. Bei Migränikern gilt es, die rechte und linke Hirnhälfte, d. h. Logik und Gefühl, wieder in Einklang zu bringen.

Multiple Sklerose (MS)

Eine autoimmune Entzündungserkrankung des Gehirns und Rückenmarks, die meist mit Augensymptomen beginnt, ist die Multiple Sklerose. Patienten klagen erst über minimale Sehstörungen, Doppelbilder oder Dunkelfelder im Gesichtsfeld. Bei einem massiven akuten Schub der Erkrankung kann auch ein starker Sehverlust bis zur Erblindung auftreten. Häufigstes Symptom ist eine Entzündung des Sehnervs im Bereich zwischen Auge und Gehirn (in der Fachsprache Retrobulbärneuritis). Sie geht häufig mit einseitigem Sehverlust einher und hat einen typischen Augapfelbewegungsschmerz als Begleitsymptom.

Als Spätfolge kann ein Sehnervenschwund entstehen. Bei Verdacht auf das Vorliegen einer MS wird in der Regel sofort eine Lumbalpunktion durchgeführt (d.h. Gehirnwasser aus dem Wirbelkanal entnommen), um zu sehen, ob spezielle Entzündungszellen darin zu finden sind. Bei sofort einsetzender hochdosierter Kortison-Stoßtherapie erholt sich das Sehvermögen in der Regel wieder relativ gut.

Das Nervensystem, der wichtigste Informant und Botschaftsübermittler im Körper, ist in diesem noch weitgehend unaufgeklärten Entzündungsprozess der Leidtragende. Die Entzündung führt zu fleckförmiger Entmarkung der weißen Substanz im Gehirn.

Die zugehörigen Symptome signalisieren, dass ein Mensch in eine Situation geraten ist, die ihn psychisch und physisch bis „ins Mark" trifft. Das Immunsystem ist verändert und zeigt die typischen Zeichen einer Abwehrschwäche und erlaubt somit dieser heimtückischen Krankheit, sich zu manifestieren. Damit ähnelt sie den Autoaggressionskrankheiten und zeigt an, dass jemand zu hart mit sich ins Gericht geht, lieber sich selbst als anderen die Schuld gibt und sich selbst zerstört. MS-Kranke zeichnen sich auch oft durch ein unerfülltes, ausgeprägtes Liebes- und

Zuwendungsbedürfnis sowie eine starke Anpassungstendenz mit großem Pflichtbewusstsein und Hang zu Perfektionismus aus. Trotz der Schwere der Erkrankung sind sie insgesamt erstaunlich optimistisch.

Hautkrankheiten

Die Haut ist ähnlich wie Auge, Lunge und Herz ein Kontakt- und Austauschorgan. Sie ist außerdem gleichzeitig ein Schutz- und Ausdrucksorgan. Hautkrankheiten rufen aber oft heftige Abwehrreaktionen bei der Umwelt hervor, der Betrachter geht auf Distanz. Unbewusst will der Erkrankte dies ebenfalls, so dass Hautkrankheiten oft auf ein Kontaktproblem der Betroffenen hindeuten. Die Haut dient zudem der Wärmeregulation (Schwitzen, Frieren), besonders aber ist sie ein Sinnesorgan für Berührung und fördert damit Sinnlichkeit. Wenn einem aber etwas so richtig „unter die Haut geht", so sieht man das oft außen auf der Haut. Die Haut reagiert besonders sensibel auf psychische Konflikte. Sie hat aber auch die Möglichkeit, auf Stress mit gesteigerter Immunabwehr zu reagieren. So gibt es insgesamt widersprüchliche Aussagen bezüglich der Abhängigkeit der Wundheilung von Stress. Zum einen berichten Autoren, dass Stress die Wundheilung stört bzw. verzögert, andere Forscher kommen zu dem Ergebnis, dass die Abwehrkraft gegenüber Infektionserregern in der Haut unter Stressbelastung sogar erhöht sein kann. Vermutlich spielt die psychische Ausgangslage des Betroffenen eine wichtige Rolle.

Entspannungsmethoden werden bei Hauterkrankungen mit großem Erfolg eingesetzt. Auch Hypnosetherapie ist sehr effektiv. Die Grunderkrankung lässt sich damit nicht beseitigen, aber die Schübe werden seltener. Die Patienten lernen, mit Stress besser umzugehen, insgesamt gelassener, ruhiger und innerlich friedfertiger zu werden. Dies spiegelt sich dann in der Haut und ihrem Gesichtsausdruck wieder.

Viele Hautkrankheiten können sich auch an der Haut der Augenlider abspielen und Augenärzte vor diagnostische und therapeutische Probleme stellen. Verschiedene systemische Hauterkrankungen beziehen die Augen mit ein, indem sie Veränderungen an Bindehaut, Hornhaut, Linse oder Netz- bzw. Aderhaut hervorrufen.

Neurodermitis

Neurodermitis ist eine stark juckende, mit Hautrötung und Schuppung einhergehende Hauterkrankung, die oft den ganzen Körper betrifft und auf dem Boden einer erblichen Veranlagung entsteht. Unter Stress „blüht" sie auf, die Haut wird hochrot durch die allergischen Reaktionen, die sich in ihr abspielen. Gesicht und Lidhaut sind oft mitbeteiligt, die Patienten haben ein typisch „neurodermitisches" Aussehen. Auch die Schleimhäute können mit betroffen sein, so dass die Bindehaut mit Entzündungen reagiert, die Tränendrüse keine Flüssigkeit mehr bildet, die Augen somit sehr trocken sind. Jucken und Brennen führen zu starkem Kratzbedürfnis, und die Haut hat eine erhöhte Anfälligkeit für Infektionserreger.

Auf dem Boden überschießender Immunreaktionen entstehen manchmal in der Bindehaut der Oberlid-Innenseite knötchenartige Verdickungen (Konjunktivitis vernalis), besonders im Frühjahr, wenn das Immunsystem bei jedem Menschen nach dem Winter eine Anpassung an die neue Jahreszeit vornimmt. Diese Knötchen können die Hornhaut gefährden. Im akuten Schub leiden die Patienten unter Sehstörungen, Schmerzen und fast unerträglichem Jucken. Eine Therapie mit Cyclosporin Augentropfen (0,5–2%ig) ist empfehlenswert.

Schuppenflechte (Psoriasis) und Röschenkrankheit (Rosacea)

Bei Schuppenflechte und Röschenkrankheit ist häufig die Lidhaut mitbeteiligt. Die geröteten Lidränder machen die Patienten dann ganz besonders betroffen, weil es nicht schön aussieht und man ihnen die Krankheit ansieht. Viele Menschen finden Hautkrankheiten unästhetisch, und selbst die Patienten sehen es häufig so und fühlen sich dadurch sehr belastet.

Während die Röschenkrankheit eher Lidrandentzündungen mit sich bringt, die zu Gersten- und Hagelkörnern, aber auch zu Bindehaut- und Hornhautentzündungen führen kann, ist die Schuppenflechte insgesamt unangenehmer.

Die Schuppenflechte bringt im Augenbereich folgende Veränderungen mit sich: Wimpernausfall und Milbenbefall der Wimpern, schief wachsende und auf der Hornhaut scheuernde Wimpern, Außen- und Innenrollung der Lider, schwere Verletzungen der Hornhaut und Regenbogenhautentzündungen.

Die Gesichtsrose (Zoster)

Bei der Gesichtsrose handelt es sich um eine Reaktivierung des Varizella zoster-Virus, welches bei Kindern die Windpocken hervorruft. Die Erreger bleiben ein Leben lang im Körper versteckt, besonders in den Ganglien des Nervensystems. Bei einer massiven Störung des Immunsystems und Abwehrschwäche, die häufig durch Stress hervorgerufen wird, aber auch bei AIDS, im Alter oder bei Patienten, die immunsuppressiv behandelt werden, kann es dann zu einem erneuten Ausbruch kommen.

Da die Erreger in den Nervenknoten sitzen, ist das Ausbreitungsgebiet der Erkrankung immer entsprechend dem Versorgungsgebiet des zugehörigen Nervenastes. Betrifft es z. B. den 1. Ast des 3. Hirnnerven (Trigeminus), so sind die Hautveränderungen streng einseitig auf Stirn und Augenregion bis zur Oberlippe zu sehen. Es kommt dann zu schmerzhaften Bläschenbildungen auf der Haut, aber häufig auch auf der Bindehaut und Hornhaut des Auges. In schwereren Fällen entstehen Augeninnenentzündungen wie Iritis und Uveitis, gelegentlich auch eine Sehnervenentzündung. Die Erkrankung ist mit sehr starken Schmerzen verbunden, die oft noch Monate lang anhalten, auch wenn der eigentliche Krankheitsprozess längst vorüber ist.

In die Augen verlagerte Seelenprobleme – Optische Halluzinationen

Optische Halluzinationen sind streng genommen keine Augensymptome. Sie sind eher Ausdruck einer neurologischen oder seelischen Erkrankung. Da diese Symptome über unsere optische Wahrnehmung vermittelt werden, sollen sie hier Erwähnung finden. Wann aber sind optische Wahrnehmungen bzw. Seheindrücke normal oder abnormal, wirklich oder unwirklich?

Es gibt Patienten, die von Seheindrücken berichten, die sie echt zu sehen meinen, die aber kein anderer wahrnehmen kann. Sie entstammen der Bilderwelt des Gehirns und werden wie Traumbilder erfahren, aber scheinbar real erlebt und wahrgenommen. So gibt es in Trance oder vergleichbaren veränderten Bewusstseinszuständen optische Wahrnehmungen. Auch gibt es verschiedene Drogen, die zu optischen Halluzinationen führen. Dazu gehören Amphetamine, Koffein, Cannabis (Haschisch), Kokain, Halluzinogene, Inhalantien (Kleber, Farbstoffe etc.). Diese Stoffe führen besonders zu Augenzittern, Doppelbilder sehen und Sehherabsetzung. Auch Schlafmittel, Hypnotika und Anxiolytika sowie völlig neue synthetische Drogen können zu optischen Halluzinationen führen.

In der Literatur findet man die ersten Beschreibungen von halluzinatorischen Bildwahrnehmungen bei hysterischen Attacken oder schizophrenen Schüben. Die Hysterie ist ein Syndrom, das sich durch körperliche Beschwerden, auch Blindheit und Lähmung, äußert. Mögliche Augensymptome sind dabei eine psychogene Amblyopie (Schwachsichtigkeit als Folge von Schielen) bzw. Erblindung. Patienten mit der Diagnose „hysterische Blindheit“ geben außer der Sehverschlechterung auch Gesichtsfeldausfälle und Farbsinnstörungen an. Mit bestimmten Prüfmethoden lassen sie sich von wirklichen Erkrankungen der Augen und „echter“ Blindheit abgrenzen. Bei der Untersuchung findet man z.B. eine völlig normale Pupillomotorik, auch die Augenhintergrunduntersuchungen sind in der Regel normal. Tests, die bei Augengesunden einen Nystagmus (Ruckbewegung der Augen) auslösen, fallen ebenfalls normal aus. Zusätzlich sind die gesamten elektrischen Untersuchungen des Auge-Hirnapparates unauffällig.

Wir erleben gelegentlich in Marburg mit einer großen Blindenstudienanstalt Schüler, deren optisches System voll funktionstüchtig und normal ist, die sich aber wie Vollblinde benehmen und auch überzeugt von ihrer Blindheit sind. Psychoanalytisch handelt es sich hierbei häufig um Kinder mit schweren psychischen Verletzungen, die ihre schreckliche Erfahrung „geistig“ blind gemacht hat. Das Erlebnis selbst wird völlig ins Unterbewusstsein verdrängt, der Konflikt aber dadurch nicht gelöst, sondern auf die Augen projiziert, die die Wahrheit nicht mit ansehen dürfen oder wollen.

Optische Halluzinationen sind auch ein häufiges Begleitsymptom bei Schizophrenie. Bilder, die im Gehirn entstehen und nach außen projiziert werden, lassen die Patienten alles Mögliche sehen (z.B. Beobachtungskameras). Sie erschaffen sich eine andere Wirklichkeit, die jedoch meist sehr bedrohliche Züge hat. Im Stadium der Bewusstseinsspaltung leben diese Menschen auch ihre verdrängten Schattenanteile, die sie im normalen Zustand, wie viele „gesunde“ Menschen, versuchen zu verdrängen.

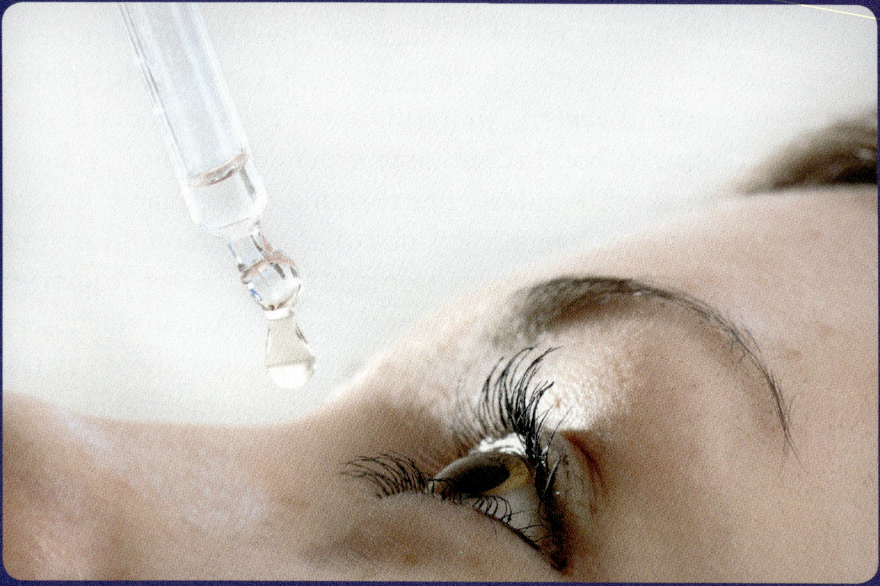

TEIL III: THERAPIEN IN DER AUGENHEILKUNDE

KAPITEL 1:
KLASSISCHE SCHULMEDIZINISCHE THERAPIE

Worum es in diesem Kapitel geht:

- Lokaltherapie mit Tropfen und Salben
- Systemische Therapie mit Tabletten und Infusionen
- Zukünftige Therapiemöglichkeiten

Im folgenden Kapitel wird eine Übersicht über schulmedizinische Therapien in der Augenheilkunde gegeben und gezeigt, was es dabei unter Umständen zu bedenken gilt. Vorab gilt, dass alle schwerwiegenden Augensymptome einer klassischen schulmedizinischen Abklärung und Therapie bedürfen!

Die klassische Schulmedizin kennt für Augenprobleme im Wesentlichen drei Therapiebereiche: Lokaltherapie mit Tropfen oder Salben, medikamentöse systemische Therapie und Operationen, dazu rechnet man auch Spritzen in das Auge und Lasertherapien.

Lokaltherapie

Künstliche Tränen

Künstliche Tränen werden vor allem bei Konjunktivitis sicca (trockenes Auge) notwendig. Je nach Schwere der Erkrankung kann gelegentliches bis stündliches Tropfen erforderlich sein.

Konjunktivitis sicca ist eine der häufigsten Indikationen zur Anwendung von Augentropfen oder -gelen. Es gibt eine Vielzahl von Benetzungsmitteln (= künstliche Tränen). Sie enthalten in der Regel keine wirksamen Medikamente, sondern bilden eine Art Schutzschicht auf dem Auge. Diese bleibt nur kurze Zeit auf der Oberfläche, da sie über die Lidkante oder den Tränennasenkanal abläuft. In schweren Fällen muss also beinahe stündlich getropft werden. Folgende Substanzen sind in künstlichen Tränen enthalten: Polyvinylalkohol (PVA), Polyvidon, Hydroxypropylmethylcellulose (HPMC), Hydroxyethylcellulose (HEC), Carboxymethylcellulose (CMC), Carbomer/Polyacrylsäure (PAA), Hyaluronsäure und Liposome.

Ein neuartiges Verfahren ist ein Spray, das auf das Auge gesprüht wird (Tears Again®). Winzig kleine Kügelchen (sogenannte Phospholipide) enthalten Flüssigkeit und bringen so Feuchtigkeit auf die Augenoberfläche. Zusätzlich scheinen sie die Fettschicht des Tränenfilms zu verstärken. Die Wirkung des Sprays hält länger an als die anderer Tropfen. Sie empfehlen sich besonders, wenn die Fettphase des Tränenfilms gestört ist oder fehlt.

Als sehr wirksam haben sich auch heparinhaltige Augentropfen erwiesen. Der Wirkstoff hat entzündungshemmende, antiallergische und wundheilungsfördernde Eigenschaften. Zudem scheint er die Tränendrüse zu stimulieren.

Aus dem naturheilkundlichen Bereich haben sich verschiedene Fertigprodukte bewährt, die zusätzlich noch pflanzliche Wirkstoffe enthalten:

- Euphrasia-Augentropfen (bei Müdigkeitsgefühl, vermehrtem Tränenfluss) (WALA)
- Chelidonium-Augentropfen (zur Anregung der Tränensekretion) (WALA)
- Conjunctisan B®-Augentropfen (Vitorgan)
- ISO-Augentropfen (ISO-Arzneimittel)
- Mucokehl D5-Augentropfen (Sanum-Kehlbeck)

Antibiotika

Antibiotische Augentropfen sind dringend erforderlich bei allen bakteriell bedingten Augenerkrankungen (z.B. eitrige Bindehautentzündung). Leider werden sie aber zu oft unnötig verabreicht, denn nicht jedes rote Auge braucht ein Antibiotikum. Damit fördert man die Resistenzentwicklung der Erreger gegenüber dem Medikament, d.h. es wirkt nicht mehr gegen die Bakterien, weil diese sich angepasst haben. Im Notfall kann das bedrohlich werden. Manchmal empfiehlt es sich, bei einer eitrigen Bindehautentzündung einen Abstrich zu machen, um die Bakterienart und das entsprechend wirksame Antibiotikum bestimmen zu lassen.

Bei bakteriellen Augeninnenentzündungen müssen Antibiotika auch systemisch als Tabletten oder Infusionen verabreicht werden.

Kortisontropfen oder -salbe und Cyclosporin

Kortison ist ein hochwirksamer Entzündungshemmer, der bei vielen Augenerkrankungen absolut wichtig, notwendig und unabdingbar ist. Es darf allerdings nur unter strenger augenärztlicher Kontrolle angewendet werden!

Kortisontropfen dürfen nicht bei Augen mit defektem Epithel der Oberfläche gegeben werden, es könnten bedrohliche Geschwüre entstehen. Sie können auch Erhöhungen des Augeninnendruckes hervorrufen (bei Menschen, die genetisch die Veranlagung dazu haben, sogenannte „Responder"). Auch kann bei langfristiger Anwendung ein sekundärer Grauer Star entstehen. Bei diesen Medikamenten geht es um Unterdrückung von Entzündungsmechanismen. Eine neue Substanzgruppe, die sehr stark immunologische Reaktionen der Augenoberfläche hemmt, ist Cyclosporin A. Als Augentropfen ist es in den USA im Handel, in Deutschland noch in der Zulassungsphase. Das Mittel wird jedoch auf Rezept verordnet und in deutschen Apotheken (möglichst in Liposomen) angefertigt.

Mydriatika und Miotika

Mydriatika sind Medikamente, die Pupillen erweiternd wirken. Sie werden vor der Augenuntersuchung in der Praxis angewandt. Erst die weit gestellte Pupille ermöglicht eine genaue Untersuchung des Augeninneren. Als Medikament wird diese Substanzgruppe bei Augeninnenentzündungen, besonders bei Regenbogenhautentzündung (Iritis), eingesetzt. Hierdurch wird die Iris ruhig gestellt und kann besser heilen.

Miotika sind Medikamente, die die Pupille eng stellen. Sie werden praktisch ausschließlich beim Engwinkelglaukom benutzt.

Augentropfen, die die Pupille eng oder weit machen, dürfen nur streng nach augenärztlicher Indikation benutzt werden.

Glaukomtropfen

Zur Behandlung des Grünen Stars werden sogenannte Betarezeptorenblocker eingesetzt. Sie haben allerdings auch eine Reihe von unangenehmen Nebenwirkungen:

- Sie können trockene Augen verursachen.
- Sie sind kontraindiziert bei vasospastischem Syndrom.
- Sie können gravierenden Einfluss auf Herz und Kreislauf nehmen und sollten niemals bei Asthma, Herzrhythmusstörungen oder Depressionen eingesetzt werden.

Auch andere Substanzgruppen, die zur Therapie des Grünen Stars angewendet werden, haben verschiedene Nebenwirkungen (ausführliche Darstellung im Buch *Keine Angst vor Grünem Star*).

Sogenannte Wachstumshemmer (Anti-VEGF)

Wachstumshemmer (Anti-VEGF) werden in die Augen gespritzt, um die Neubildung von kranken Gefäßen zu verhindern, zu reduzieren oder rückgängig zu machen. Sie werden besonders bei Patienten mit Venenverschlüssen und feuchter Makuladegeneration eingesetzt. Außerdem werden Wachstumshemmer neben Kortisonpellets in der modernen Therapie des diabetischen Makulaödems angewendet.

> Vorsicht vor Eigenmedikation, besonders bei freiverkäuflichen Apothekenprodukten. Sie enthalten oft gefäßzusammenziehende Stoffe. Diese bringen das Warnsystem „rotes Auge" vorübergehend zum Verschwinden, heilen aber nicht und können bei Daueranwendung zu trockenen Augen führen.

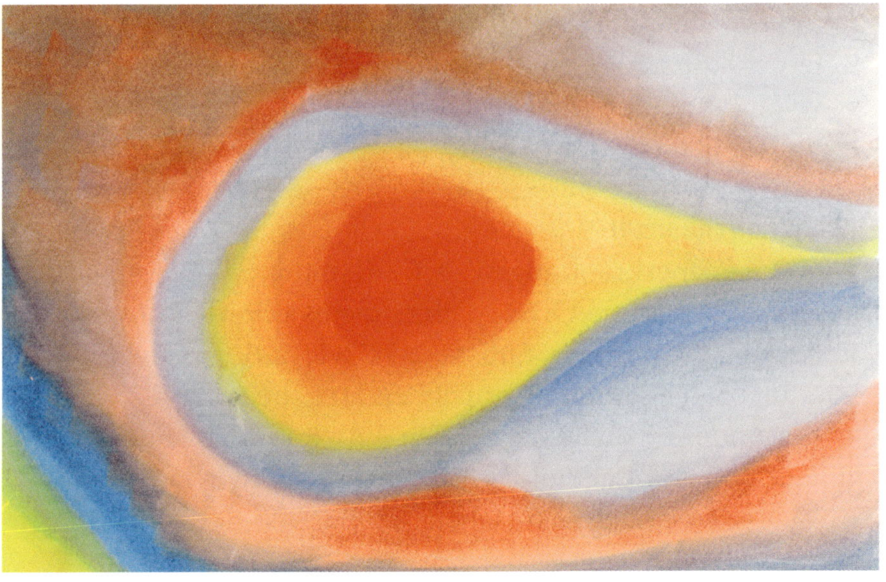

Augenlicht (Karin Hollburg)

Systemische Therapien mit Tabletten oder Infusionen

Manche Erkrankungen der Lider, der Augen oder der Augenhöhle erfordern eine systemische Therapie. Leider rufen einige systemisch verabreichte Medikamente als unerwünschte Nebenwirkungen ihrerseits wieder Symptome im Augenbereich hervor.

Antibiotika

Wenn Antibiotika systemisch gegeben werden müssen, handelt es sich immer um einen dringenden Fall. Sie müssen deshalb ausreichend dosiert und lange genug gegeben werden. Vorsicht ist in folgenden Fällen geboten:

- Penicillin kann zu hyperergischer Bindehautentzündung im Rahmen eines Stevens-Johnson-Syndroms führen.
- Streptomycin kann vorübergehend Kurzsichtigkeit oder schlimmstenfalls Sehnervenschäden verursachen.
- Tetrazyklin kann Pseudotumor cerebri hervorrufen.
- Myambutol (Tuberkulosemedikament) kann Sehnervenentzündungen bewirken.

Entzündungshemmer

Es gibt Augenerkrankungen, z. B. Uveitis, Sehnervenentzündung oder endokrine Orbitopathie, die es erforderlich machen, entzündungshemmende Substanzen, wie z. B. Kortison, hochdosiert als Tabletten oder Infusionen zu geben. Diese, wie auch die sogenannten nicht-steroidalen Entzündungshemmer (z. B. Voltaren) können als unerwünschte Nebenwirkung zentrale Netzhautödeme nach sich ziehen.

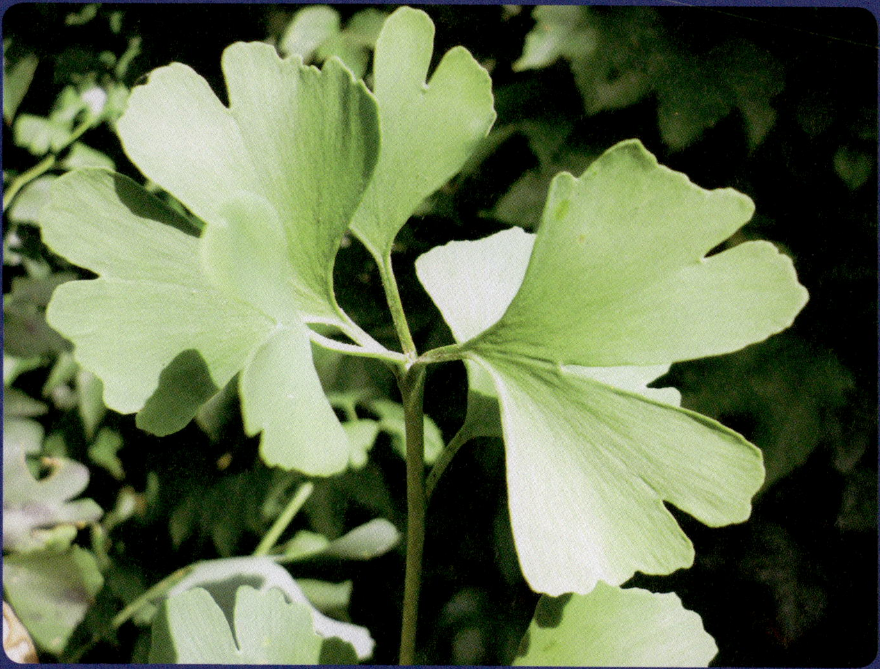

Gingo biloba
Dieses Baums Blatt, der von Osten
Meinem Garten anvertraut,
Gibt geheimen Sinn zu kosten,
Wie's den Wissenden erbaut.
Ist es ein lebendig Wesen,
Das sich in sich selbst getrennt?
Sind es zwei, die sich erlesen,
Daß man sie als eines kennt.
Solche Frage zu erwidern,
Fand ich wohl den rechten Sinn.
Fühlst du nicht in meinen Liedern,
Dass ich eins und doppelt bin.
(Goethe)

KAPITEL 2: KOMPLEMENTÄRE BEGLEITTHERAPIEN

Worum es in diesem Kapitel geht:

- Akupunktur, Homöopathie und Phytotherapie
- Sauerstofftherapie und Ozontherapie
- Neuraltherapie
- Ernährung/orthomolekulare Therapie
- Augentraining
- Entspannungsmethoden
- Autogenes Training, Hypnose und Musikmedizin

Übersichten über Therapieverfahren aus dem Bereich der sogenannten Komplementärmedizin zeigen, dass mehr als 400 verschiedene Methoden eingesetzt werden. Einige davon haben sich auch bei Augenkrankheiten bewährt und werden vor allen Dingen von Ärzten der Deutschen Gesellschaft für ganzheitliche Augenheilkunde (Adresse im Anhang) angewandt. Wichtig ist dabei die Qualifikation der Therapeuten, da der Behandlungserfolg mit diesen Verfahren viel vom Wissen und der Erfahrung des Anwenders abhängt.

Bitte denken Sie daran, dass es nicht möglich ist, Sehnervenschwund verschiedener Ursachen, Augeninfarkt und ausgeprägte Makuladegeneration wieder rückgängig zu machen. Netzhaut und Sehnerv sind quasi in das Auge vorgelagerte Hirnteile, und abgestorbene Netzhautzellen, Sehnervenfasern oder Sehbahnanteile können nicht wieder regenerieren und funktionsfähig werden.

Eine gewisse Verbesserung ist nur möglich, indem die Zellen und Gewebeteile in der Umgebung der abgestorbenen Areale wieder aktiviert werden. Sie befinden sich im sogenannten Erhaltungsstoffwechsel, d.h. sie sind durch frei werdende Zellgifte der absterbenden Gewebeteile stark angegriffen, aber noch nicht komplett zerstört und daher reaktivierbar. In manchen Fällen hilft auch ein Training, um Hirnareale umzufunktionieren, die sonst nicht zum Sehen benutzt werden.

Mit den im Folgenden genannten Methoden ist es jedoch oft möglich, das Fortschreiten von Augenerkrankungen zu beeinflussen.

Karl-Uwe Marx (Hrsg.): *Komplementäre Augenheilkunde.* Ein Handbuch für die Praxis. Stuttgart: Hippokrates 2005

Akupunktur

Es gibt bei der Akupunktur zur Behandlung von Augenkrankheiten keine allgemein anerkannten und angewendeten, d. h. standardisierten Schemata. Zur Anwendung kommen, je nach der Orientierung des Therapeuten z. B. Ohrakupunktur, Ganzkörperakupunktur oder Elektroakupunktur. Zurzeit wird auf dem Gebiet der Akupunktur viel geforscht. In wissenschaftlichen Studien soll ihre Effektivität bewiesen werden.

In der Augenheilkunde scheint sich die Akupunktur besonders in der Schmerztherapie, bei verschiedenen Durchblutungsstörungen und bei funktionellen Störungen zu bewähren.

Eine kleine Studie aus Homburg/Saar zeigte bei Patienten mit Glaukom, dass drei Akupunktursitzungen pro Woche über drei Wochen den Augeninnendruck senken können. Unbekannt ist allerdings, wie oft man diese Behandlung durchführen muss, um den Augeninnendruck auch längerfristig zu senken. Als Begleittherapie ist die Akupunktur aber sicher empfehlenswert.

Interessant ist eine neue Studie aus China von Zhao et al., bei der Kinder mit einer entwicklungsbedingten Schwachsichtigkeit (aufgrund einer Fehlsichtigkeit) akupunktiert wurden. Dabei wurde eine deutliche Verbesserung der Sehfähigkeit erreicht.

Eine andere Studie aus der Klinik für Augenheilkunde der Universität Ulm zeigt, dass auch die Symptome des trockenen Auges durch Akupunktur gebessert werden. Die Autorin betont allerdings: „... die Akupunktur kann heilen, was gestört ist, sie kann aber nicht reparieren, was bereits zerstört ist."

Homöopathie

Das Wort Homöopathie kommt aus dem Griechischen und bedeutet wörtlich: „ähnliches Leiden". Dies ist die Grundlage der Homöopathie, die von dem deutschen Arzt Christian Friedrich Samuel Hahnemann (1755–1843) entdeckt wurde. Er fand, dass bestimmte konzentrierte wirksame Substanzen am gesunden Menschen, wenn er sie einnimmt, ganz spezifische Symptome und Krankheitsbilder hervorrufen. Setzt man den gleichen Wirkstoff, der allerdings entsprechend aufbereitet wurde, bei einem Menschen ein, der ähnliche Symptome hat, kann er geheilt werden (*Similia similibus curentur* = Ähnliches möge mit Ähnlichem behandelt werden). Jeder gefundene Wirkstoff hat ein bestimmtes sogenanntes Arzneimittelbild, das dem Patienten ganz individuell angepasst werden muss. Dabei muss der Therapeut nicht nur die Eigenschaften des Wirkstoffes, sondern auch die seelisch-geistige Situation des betroffenen Patienten mit seinen spezifischen Symptomen in Einklang bringen, um die richtige Arznei für den jeweiligen Patienten zu finden. Das erfordert ein intensives, zeitaufwendiges Eingehen auf den Patienten, viel psychologisches Einfühlungsvermögen und Erfahrung seitens des Therapeuten.

In der Augenheilkunde sollten homöopathische Mittel nur bei leichten Störungen als alleinige Maßnahme genutzt werden. Als unterstützende und begleitende Maßnahme zur schulmedizinischen Therapie sind sie aber durchaus sehr gut einsetzbar.

Phytotherapie

Heilen und Behandeln mit Wirkstoffen aus Pflanzen ist das Prinzip der Phytotherapie, möglicherweise die älteste Therapieform überhaupt. Seit Jahrtausenden benutzen die Menschen die Heilkraft der Pflanzen und tragen ihr Wissen auch heute noch weiter. Selbst die Pharmaindustrie, die eigentlich eher auf chemisch hergestellte Wirkstoffe setzt, ist interessiert an den geheimnisvollen Kräften der Natur, z.B. an der indianischen Heilkunde. Wie beliebt die Pflanzenheilkunde ist, zeigt sich daran, dass ca. ein Drittel aller in unseren Apotheken rezeptfrei erworbenen Arzneimittel Phytopharmaka sind. In die klassisch schulmedizinische Therapie haben diese Medikamente zögerlich Eingang gefunden. So gibt es z.B. Pflanzenwirkstoffe in manchen „künstlichen Tränen", die beim trockenen Auge angewendet werden.

Wissenschaftliche Studien konnten belegen, dass z.B. Ginkgo biloba eine Verbesserung der Durchblutung im Auge bewirkt, so dass Ginkgo-Präparate bei verschiedenen Durchblutungsstörungen des Auges, unter anderem auch bei Glaukom und Makuladegeneration empfohlen werden.

Das Kräutlein Augentrost (Euphrasia) wurde früher bei verschiedenen Augenkrankheiten angewendet, ist aber ziemlich in Vergessenheit geraten. Es bewährt sich durchaus in Form von Augentropfen oder als Tee für Umschläge bei leichten Entzündungen der Lider oder der Bindehaut, auch bei trockenen Augen. Euphrasia Augentropfen gibt es z.B. von den Firmen

Weleda oder Wala. Einen Tee können Sie sich in der Apotheke mischen lassen und dann selbst zubereiten.

Rezept für Augentee

- 10 g Tausendgüldenkraut
- 10 g Spitzwegerichblätter
- 20 g Augentrost
- 60 g Fenchelsamen

Die getrockneten Kräuter und Samen mit kochendem Wasser aufbrühen, 10–15 Min. ziehen lassen und abseihen. Man kann den Tee innerlich, 2 x tgl. eine Tasse trinken (schmeckt nicht besonders gut), oder etwas abgekühlt als Augenkompressen anwenden.

Zu bedenken ist, dass Pflanzenstoffe, die eine Wirkung haben, genauso Nebenwirkungen haben können. Sie sollten daher nicht unkritisch und ohne ärztliche Empfehlung benutzt werden.

Sauerstofftherapie und HOT

Wenn wir atmen, gelangt Sauerstoff in unsere Lungen und wird dort an die roten Blutkörperchen angekoppelt. Mit dem Blut wird er zu allen Zellen transportiert, die ihn ganz notwendig für ihre Stoffwechselprozesse und Funktionen benötigen. Mit zunehmendem Lebensalter stören hauptsächlich zwei Faktoren diesen Mechanismus: Die Kapazität der Lungen lässt etwas nach, und die Gefäßwände sind durch Arteriosklerose oft so verdickt, dass der Sauerstoff nicht mehr so gut aus dem Blut in die Gewebe gelangen kann. Auch die Fähigkeit der roten Blutkörperchen, den Sauerstoff zu binden, kann gestört sein. Durch verstärkte Zufuhr von Sauerstoff soll dieser Mangel behoben werden. Bei der Sauerstofftherapie bekommt der Patient über eine halb offene Maske ein CO_2-Gasgemisch, das 95 % Sauerstoff und 5 % Kohlensäure enthält, zum Einatmen. Begleitend erhält er Mineralstoffe und Vitamine zum Einnehmen und muss sich zwischenzeitlich sportlich betätigen (z.B. Fahrradergometer), um die Aufnahme des Sauerstoffes zu erhöhen.

Eine spezielle Form der Sauerstofftherapie ist die hämatogene Oxidationstherapie, kurz HOT. Wie bei der Eigenbluttherapie wird dem Patienten Blut (50 bis 80 ml) abgenommen und anschließend mit Sauerstoff aufgeschäumt. Zusätzlich kann das Blut noch mit UV-Strahlen behandelt werden. Danach wird das Blut dem Patienten wieder in die Vene oder in den Muskel injiziert. HOT soll hauptsächlich die Fließeigenschaften des Blutes verbessern, das Immunsystem anregen und die Abwehrkräfte aktivieren. Außerdem soll es entgiftend auf Leber und Nieren wirken.

Auch diese Therapie erfordert mehrere Sitzungen hintereinander und mehrere Zyklen pro Jahr. Die positiven Effekte sind in wissenschaftlichen Studien dargestellt. Da HOT über die Jahre hin wiederholt werden muss und sehr teuer ist, eignet sie sich allerdings nicht als Standardtherapie. Ob diese Therapie beim Grünen Star nutzt oder eher ungünstig ist, bedarf noch der Klärung.

Ernährung

Nach dem Motto: „Man ist, was man isst“ kann man seinem Körper gute Nahrung zuführen, um gesund zu bleiben. Gibt man ihm schlechte Nahrung, dann geht es einem entsprechend schlecht. Besonders in den USA gibt es ein zunehmend häufiges Krankheitsbild, das man „metabolisches Syndrom“ nennt. Es entsteht ausschließlich durch schlechte Nahrung und schlechte Lebensgewohnheiten. Es kommt zu Übergewicht, zu hohem Blutdruck, zu hohen Blutfettwerten, Diabetes, Arteriosklerose und Durchblutungsstörungen. Dieses Syndrom führt zunehmend die Liste der Todesursachen zumeist durch Herzinfarkt und Schlaganfall an. Bei uns deutet sich eine ähnliche Entwicklung an, zeigen doch die Statistiken, dass beinahe 50 % aller Kinder bereits an Übergewicht leiden. Der Bewegungsmangel, das Sitzen vor Fernseher und PC in Kombination mit Chips, Hamburger und Schokolade macht zunehmend schon unsere Jugend krank. Da das metabolische Syndrom auch Konsequenzen für die Augen hat, vor allem in Form von Gefäßverschlüssen, diabetischer Retinopathie oder Makuladegeneration, sollte man seine Nahrung verantwortungsbewusst zusammenstellen.

Die Ergebnisse epigenetischer Forschung zeigen, dass die Essgewohnheiten einer Schwangeren Einfluss auf die Gesundheit des Kindes haben. Peter Spork sagt in seinem Buch *Der zweite Code*: „Wir sind also, was unsere Mutter gegessen hat.“ Auch die eigenen Essgewohnheiten sollten sich daran orientieren, dass schlechtes Essen über Veränderung der epigenetischen Schalter Krankheit auslöst.

Die Deutsche Gesellschaft für Ernährung hat ein 10-Punkte-Programm zusammengestellt, das eine gesunderhaltende Ernährung gewährleisten soll. Neuerdings wird dieses Programm durch eine Bewegungsempfehlung ergänzt:

1. Vielseitig essen

Genießen Sie die Lebensmittelvielfalt. Es gibt keine „gesunden“, „ungesunden“ oder gar „verbotenen“ Lebensmittel. Auf die Menge, Auswahl und Kombination kommt es an.

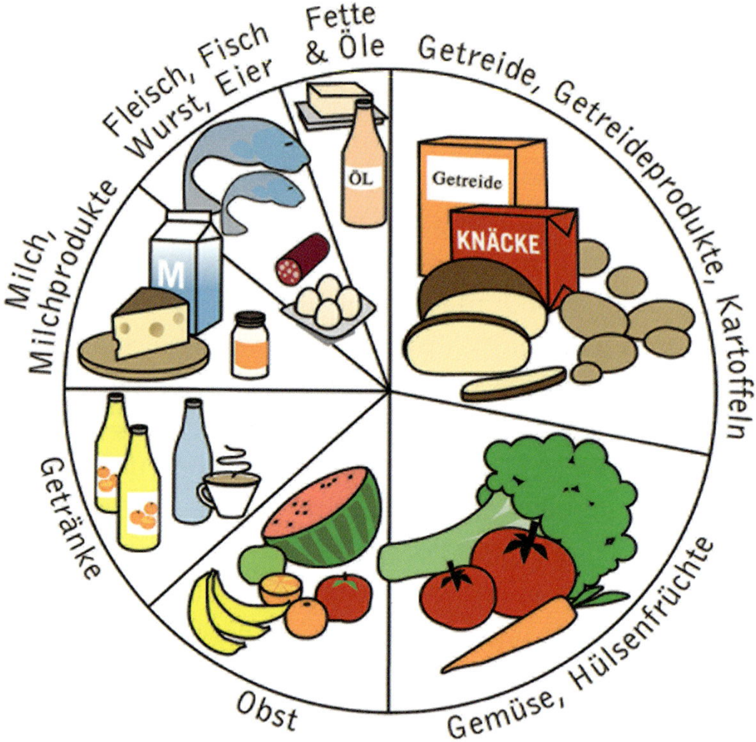

2. Getreideprodukte und Kartoffeln – mehrmals am Tag und reichlich

Brot, Nudeln, Reis, Getreideflocken, am besten aus Vollkorn, sowie Kartoffeln enthalten kaum Fett, aber reichlich Vitamine, Mineralstoffe, Spurenelemente sowie Ballaststoffe und sekundäre Pflanzenstoffe.

3. Gemüse und Obst – Nimm 5 am Tag

Genießen Sie fünf Portionen Gemüse und Obst am Tag, möglichst frisch, nur kurz gegart oder als Saft – idealerweise zu jeder Hauptmahlzeit und auch als Zwischenmahlzeit: Damit werden Sie reichlich mit Vitaminen, Mineralstoffen sowie Ballaststoffen und sekundären Pflanzenstoffen (z. B. Carotinoiden, Flavonoiden) versorgt. Das Beste, was Sie für Ihre Gesundheit tun können.

4. Täglich Milch und Milchprodukte, ein- bis zweimal in der Woche Fisch; Fleisch, Wurstwaren sowie Eier in Maßen
Diese Lebensmittel enthalten wertvolle Nährstoffe, wie z. B. Calcium in Milch, Jod, Selen und Omega-3-Fettsäuren in Seefisch. Fleisch ist wegen des hohen Beitrags an verfügbarem Eisen und an den Vitaminen B1, B6 und B12 vorteilhaft. Mengen von 300–600 g Fleisch und Wurst pro Woche reichen hierfür aus. Bevorzugen Sie fettarme Produkte, vor allem bei Fleischerzeugnissen und Milchprodukten.

5. Wenig Fett und fettreiche Lebensmittel
Fettreiche Speisen schmecken zumeist besonders gut. Zuviel Nahrungsfett macht allerdings fett und fördert langfristig die Entstehung von Herz-Kreislauf-Krankheiten und Krebs. Halten Sie darum das Nahrungsfett in Grenzen. 70–90 g Fett, möglichst pflanzlicher Herkunft, am Tag, d. h. ein gutes Drittel weniger als Sie wahrscheinlich gewohnt sind, liefern ausreichend lebensnotwendige (essentielle) Fettsäuren und fettlösliche Vitamine und runden den Geschmack der Speisen ab. Achten Sie auf das unsichtbare Fett in manchen Fleischerzeugnissen und Süßwaren, in Milchprodukten und in Gebäck.

6. Zucker und Salz in Maßen
Genießen Sie Zucker und mit Zuckerzusatz hergestellte Lebensmittel bzw. Getränke nur gelegentlich. Würzen Sie kreativ mit Kräutern und Gewürzen und wenig Salz. Verwenden Sie jodiertes Speisesalz. Patienten mit niedrigem Blutdruck sollten aber unbedingt auf ausreichend Salzzufuhr achten.

7. Reichlich Flüssigkeit

Wasser ist absolut lebensnotwendig. Trinken Sie rund 1,5 Liter Flüssigkeit jeden Tag. Alkoholische Getränke sollen nur gelegentlich und dann in kleinen Mengen konsumiert werden (bei Männern z.B. 0,5 Liter Bier oder 0,25 Liter Wein oder 0,06 Liter Branntwein pro Tag, bei Frauen die Hälfte davon. Dies entspricht etwa 20 g bzw. 25 ml reinem Alkohol).

8. Schmackhaft und schonend zubereiten

Garen Sie die jeweiligen Speisen bei möglichst niedrigen Temperaturen, soweit es geht kurz, mit wenig Wasser und wenig Fett – das erhält den natürlichen Geschmack, schont die Nährstoffe und verhindert die Bildung schädlicher Verbindungen.

9. Nehmen Sie sich Zeit, genießen Sie Ihr Essen

Bewusstes Essen hilft, richtig zu essen. Auch das Auge isst mit. Lassen Sie sich Zeit beim Essen. Das macht Spaß, regt an, vielseitig zuzugreifen und fördert das Sättigungsempfinden.

10. Achten Sie auf Ihr Wunschgewicht und bleiben Sie in Bewegung

Mit dem richtigen Gewicht fühlen Sie sich wohl, und mit reichlich Bewegung bleiben Sie in Schwung. Tun Sie etwas für Fitness, Wohlbefinden und Ihre Figur! Sport ist immens wichtig für Körper und Seele!

Nahrungsergänzung – Orthomolekulare Therapie

Manche Krankheiten gehen mit einem Mangel an sogenannten Mikronährstoffen einher. Zu den Mikronährstoffen rechnet man Vitamine, Mineralien, Spurenelemente, Bioflavonoide und Fettsäuren. Der Körper benötigt sie, um die Lebensvorgänge in den Zellen bewerkstelligen zu können. Fehlen sie, können Krankheiten entstehen. Bei gesunder Ernährung mit frischem Obst und Gemüse (tagesfrisch, nicht gelagert!), biologisch angebauten (ungedüngten!) Kohlehydraten, wie sie im Korn enthalten sind, kann ein solcher Mangel kaum entstehen. Doch unsere moderne Nahrung bietet diese notwendigen Nährstoffe oft nicht in ausreichender Menge. Chronische und zehrende Krankheiten verursachen einen erhöhten Bedarf und Verbrauch dieser Substanzen, der sich über die Aufnahme bestimmter Nahrungsmittel allein nicht kompensieren lässt.

Aus diesen Erkenntnissen heraus hat sich ein medizinischer Bereich entwickelt, die sogenannte orthomolekulare Medizin. Orthomolekular soll bedeuten, dass es sich um lebensnotwendige Substanzen handelt, die so aufbereitet sind, dass der Körper sie auch aufnehmen kann, d.h. sie müssen bioverfügbar sein und in die Zellen gelangen. Sie bedürfen deshalb oft einer speziellen Zubereitung, was die Produkte teuer macht. Viele Mikronährstoffe sind heutzutage in Billig-Drogerie-Ketten kostengünstig zu kaufen, haben aber oft kein ausreichendes Wirkungsspektrum, da sie nicht orthomolekular sind! In der Augenheilkunde werden orthomolekulare Produkte inzwischen von verschiedenen Firmen angeboten. Wissenschaftliche Studien konnten zeigen, dass diese Mittel besonders bei den Frühformen der Makuladegeneration einen schützenden Effekt haben und das unaufhaltsame Fortschreiten der Erkrankung verzögern können. Die meist in Tablettenform angebotenen Produkte enthalten u. a. folgende für das Auge wichtigen Nährstoffe:

- Lutein und Xeaxanthin für den Stoffwechsel der Makula, speziell der Zapfen
- Carotinoide für den Stoffwechsel der Netzhaut
- Vitamin D, Zink, Selen und Kupfer für den Stoffwechsel der Linse, speziell für die Linsenepithelzellen
- Vitamin B-Komplexe zur Unterstützung der Nervenfunktion des Auges
- Vitamin C und andere Radikalfänger* zur Entgiftung
- Heidelbeerfarbstoff (Anthocyane) als Stütze für das Bindegewebe und zur Förderung der Durchblutung
- Alpha-Liponsäure als Schutz für die Ganglienzellen der Netzhaut
- Omega-3-Fettsäuren (Fischöl)
- Omega-3-6-Fettsäuren (Leinöl)

i

*Freie Radikale sind chemisch aggressive giftige Substanzen, die im Auge vor allem durch Lichteinwirkung, aber auch als Begleitumstand bei Rauchen und schlechter Ernährung entstehen. Vitamin C und E und andere Stoffe wie z.B. Ubiquinon (Coenzym Q10) sind in der Lage, diese zu entgiften. Sie werden daher Radikalfänger genannt.

Bei vielen degenerativen Erkrankungen des Auges wie Makuladegeneration, Grauem oder Grünem Star oder Arteriosklerose empfiehlt sich die ergänzende Therapie mit orthomolekularen Substanzen.

Viele „Vitalstoffpräparate“ werden heute unter dem Schlagwort Anti-Aging unkritisch vermarktet und auch gesunden Menschen als dringend erforderlich angepriesen. Die Begleitreklame dieser Präparate vermittelt den Schein von zeitlosem unproblematischen Jungbleiben und der Möglichkeit, dieses allein durch Einnahme von Pillen zu erreichen.

Augentraining

Die klassische Schulmedizin betrachtet das Auge und die Sehbahn als optisches System und vergisst allzu leicht, dass Sehen und Wahrnehmen nicht unerheblichen psychischen Einflüssen unterliegen. Sehen und Seele sind nun einmal eng miteinander verbunden. Darüber hinaus gibt es ein vom optischen System unabhängiges „inneres Sehen", eher ein inneres Schauen und geistiges Wahrnehmen. So spricht man auch vom Bewusstsein als dem „geistigen Auge".

Im umgangssprachlichen Gebrauch erkennen wir, dass „Schauen" mit Sehen nichts zu tun hat. Wenn wir uns selbst oder jemanden oder eine Situation „durchschauen", hat es nichts mit dem optischen System zu tun; es ist ein rein psychischer Akt.

Diese ganzheitlichen Aspekte liegen den verschiedenen Formen des Augentrainings zugrunde.

Einer der Ersten, der ein systematisches Augentraining entwickelte, war der amerikanische Augenarzt William Bates (1881–1931). Sein Buch *Rechtes Sehen ohne Brille* stellte er erstmals 1919 vor. Erst nach seinem Tod fand seine Methode auch in Europa Verbreitung, wurde jedoch von der schulmedizinischen Augenheilkunde abgelehnt. Bates ging davon aus, dass Fern- und Naheinstellung des Auges (Akkommodation), die vom inneren Ringmuskel des Auges reguliert wird, 1. trainierbar ist und 2. psychischen Einflüssen unterliegt. Chronische Verspannungen der inneren und äußeren Augenmuskeln sind durch verschiedene psychische Faktoren, vor allem aber durch Stress bedingt. Und diesen Anteil des optischen Systems und Sehens kann man tatsächlich positiv beeinflussen.

Absolut falsch ist es jedoch, wenn Patienten glauben, durch dieses Training z.B. höhergradige Kurz- oder Weitsichtigkeit oder Krankheiten der Augen beseitigen zu können, denn die

Augapfelgröße lässt sich durch Sehtraining nicht verändern. Wenn sich die Gläserstärken der Brille nach dem Training reduzieren, so liegt es an zwei Faktoren: zum einen an der Veränderung der Brechkraft der Linse durch den Ziliarmuskel, der trainiert wurde, eventuell zusätzlich durch Änderung der Spannung in den äußeren Augenmuskeln. Hinzu kommt als zweiter Faktor eine Schulung des Gehirns, d.h. durch das Training wurde anders sehen gelernt. Manche Patienten fühlen sich auch mit nicht voll auskorrigierter Brille und etwas unschärferem Sehen wohler und betrachten das als Therapieerfolg.

Im Zeitalter zunehmender stundenlanger Naharbeit am PC erweisen sich manche dieser Übungen aber als sehr hilfreich gegen die Überanstrengung der Augen. Es gibt entsprechende Bücher, mit denen man in Eigenregie lernt, solch ein Training durchzuführen. Man kann auch an Kursen bei Sehtrainern teilnehmen. Schon kleine Übungen zwischendurch sind sehr empfehlenswert und hilfreich, z.B.:

- Zwischendurch ein bis zwei Minuten vom Nahobjekt (PC, Schreibtisch etc.) weg und die Ferne schauen. Das entspannt die Linse.
- Umherschweifen des Blickes (bewusst durchführen!)
- Augenrollen in alle Richtungen
- Häufiger bewusst zwinkern, weil man bei PC-Arbeit nachweislich oft das Zwinkern vergisst und die Augen dann austrocknen.
- Palmieren der Augen: Man stützt die Ellbogen auf den Tisch und bedeckt beide geschlossenen Augen locker mit den Handflächen. 2–3 mal tgl. ca. 5 bis 10 Minuten führt zu einer Beruhigung des optischen Systems und ermöglicht der Psyche, ebenfalls zur Ruhe zu kommen und zu regenerieren. Man schließt sozusagen die Augen, um anschließend wieder zu sehen.

Der amerikanische Augenarzt Robert-Michael Kaplan geht mit seinen Übungen davon aus, dass unser Sehen die Seele prägt und bestimmte psychische Muster hinterlässt, die mit Lebensereignissen, Charakter, Umfeld usw. interagieren. In seinen Gesprächen und Übungen will er diese, z.T. unbewussten Muster erkennbar und erlebbar machen und damit den Menschen helfen, wieder mit ihrem Innersten in Kontakt zu kommen. Er benutzt dabei nicht nur Sehübungen, Farbwahrnehmungen und Visualisierungen, sondern beteiligt auch den ganzen Körper mit Atmung und Bewegung. So kommt es zu einer integrativen körperlich-seelischen Therapie.

Es gibt noch eine Fülle weiterer Methoden zur Anregung der Selbstheilungskräfte des Körpers, d.h. hier natürlich besonders auch der Augen. Hier können sie im Einzelnen nicht alle aufgeführt werden.

William Bates: *Rechtes Sehen ohne Brille.*
Bietigheim-Bissingen: Rohm. 5. Auflage 2011

Wolfgang Hätscher-Rosenbauer: *Augenschule.*
Das Übungsbuch für gesunde Augen und klares Sehen.
Eigenverlag 2009

Robert-Michael Kaplan: *Die integrative Sehtherapie.*
Entdecke die heilende Kraft hinter deinen Augen.
Freiburg: Arbor 2000

Entspannungsmethoden

Anspannung und Entspannung gehören zum normalen Wechselspiel des Körpers und der Seele. Wenn der harmonische Wechsel zwischen beiden gestört ist, die permanente Anspannung überwiegt und in Überspannung übergeht, entsteht Krankheit. Deshalb sind Entspannungsmethoden ein lebenswichtiges – unter Umständen lebensnotwendiges – Hilfsmittel, um Körper und Seele wieder in Harmonie und Gleichklang zu bringen.

Es gibt sehr viele Methoden, die den Körper aus seiner Verkrampfung (Muskelanspannung etc.) und die Seele aus ihrer Verhaftung (Stress, Leistung, Besitz, Macht etc.) befreien können, und jeder Patient muss oder kann die ihm gemäße Form suchen und finden.

Manche Therapiekonzepte arbeiten bevorzugt mit dem Körper, um die seelischen Blockaden zu lösen. Das kann z. B. durch Massage oder Bewegungstherapie vermittelt werden. Andere Verfahren versuchen, den Körper primär über die Seele wieder in Gleichklang und zur Genesung zu bringen. Zu diesen Verfahren zählen z. B. Autogenes Training, Hypnose und rezeptive Musiktherapie. Wieder andere Techniken verbinden beide Prinzipien, z. B. Yoga, TaiChi, Qigong (Bewegungsmeditation).

Mein Team und ich arbeiten seit über 20 Jahren erfolgreich mit Autogenem Training, Hypnose und Musikmedizin. Wir haben uns wissenschaftlich mit diesen stressreduzierenden Therapiemöglichkeiten befasst, um ihre Bedeutung und ihren Wert herausstellen zu können und den Augenkranken eine wesentliche Begleittherapie zur Verfügung zu stellen. Wir haben unsere Untersuchungen mit Entspannungsmethoden nur mit Glaukompatienten durchgeführt, da man hier anhand exakter Messdaten (z. B. Augeninnendruck) die Wirksamkeit der Methoden beweisen kann. Harte Messdaten sind in der Schulmedizin dringend erforderlich, wenn man eine Anerkennung komplementärmedizinischer Verfahren erreichen will. Unsere an Glaukompatienten ermittelten Erfahrungen sind auch auf andere Augenkranke zu übertragen, und wir sind überzeugt, dass diese Therapieformen für alle seelisch belasteten oder stressgeplagten und geängstigten Augenpatienten hilfreich sind.

Autogenes Training

Der Psychiater J. H. Schultz, der viel mit Hypnose arbeitete, berichtete schon 1926 von einer neuen Entspannungsmethode die er „autogen" nannte. Schultz meinte mit diesem Begriff „selbsthervorgerufen" und bezog sich dabei auf Beobachtungen, nach denen Hypnosepatienten in der Lage sind, sich selbst (autogen) in tranceähnliche Zustände zu versetzen. Die Patienten berichteten von Schwere- und Wärmegefühlen im Körper und einem anschließenden großen Wohlbefinden. Sie fühlten sich weniger müde und konnten besser mit Stress umgehen. Schultz erarbeitete daraufhin ein Programm, mit dem auch andere Patienten lernten, diesen Zustand durch Entspannung und die Vorstellungsübungen von Schwere und Wärme autogen zu erzeugen.

Er entwickelte eine Reihe abgestufter Übungen, die eine sukzessive Konzentration auf verschiedene körperliche Zustände erfordern. Sätze wie z. B. „Mein rechter Arm ist schwer" (bei Rechtshändern) werden so lange wiederholt, bis sich diese Schwere einstellt. Wenn die auf den Körper bezogenen Übungen perfekt beherrscht werden, können geistige Übungen und bildliche Vorstellungen hinzukommen. Die erreichten Effekte beruhen dabei nicht auf Einbildung oder Selbstbetrug. In einer Vielzahl von wissenschaftlichen Untersuchungen konnte gezeigt werden, dass die Wirkung der Selbstsuggestion z. B. an Puls, Blutdruck, Hautwiderstand oder Atmung messbar ist. Was sich wie „Schwere" anfühlt, entspricht einer reduzierten Muskelspannung. Das Empfinden von Wärme wird erreicht durch Umverteilung des Blutflusses und Erweiterung der Blutgefäße. Dies bedingt auch einen Anstieg und eine Verbesserung der Hautdurchblutung und damit der Temperatur, was wiederum leicht messbar ist.

Aufbau des Autogenen Trainings

Das Autogene Training besteht aus einer Unter- und einer Oberstufe. Die Unterstufe setzt sich aus zwei Grundübungen (Schwereübung und Wärmeübung) und vier Organübungen (Herzübung, Atemübung, Sonnengeflechtübung, Stirnkühleübung) zusammen. Die Oberstufe besteht aus meditativen Übungen.

In der Unterstufe geht es zunächst darum, mit formelhaften, immer positiv formulierten, Sätzen (z. B. „Mein Arm ist schwer" = Schwereübung) die Skelettmuskulatur zu entspannen. Dann versucht man, mit Sätzen wie „Mein Arm ist warm" (Wärmeübung) die Hautdurchblutung zu beeinflussen. Bessere Durchblutung erzeugt ein Wärmegefühl. Gelingen diese Übungen, stellen sich Entspannung und Ruhe ein.

Anschließend widmet man sich der Entspannung einzelner Organsysteme. Die Formeln lauten dann z. B. „Mein Herz schlägt ruhig" (Herzübung), „Ich atme ganz ruhig" (Atemübung). Die Sonnengeflechtübung zielt auf eine bessere Durchblutung des Bauchraumes und eine Anregung der Verdauungsorgane. Das Sonnengeflecht ist ein Nervenknoten im Oberbauch. Die Formel lautet z. B. „Bauch strömend warm". Mit der anschließenden Stirnkühleübung soll ein frisches, waches Gefühl verursacht werden. Die Formel lautet „Stirn angenehm kühl". Zum Abschluss der Grundstufe wird man aufgefordert, die Muskeln kurz anzuspannen, tief durchzuatmen und die Augen zu öffnen. Diesen letzten Schritt nennt man Zurücknehmen.

Die Oberstufe ist insoweit „meditativ", als der Übende in einen fast traumähnlichen Wachzustand kommt, der als „passive Konzentration" bekannt ist. Dabei wird keine Wirkung herbei gezwungen, man lässt sie geschehen, indem man Formeln benutzt, z. B. „Es atmet mich“.

Ohne das Erlernen dieser „passiven Konzentration“ gelingen die Übungen der Oberstufe nicht optimal. Je stärker Wille und Erwartungen eingesetzt werden, umso größer sind die Blockaden und umso geringer der Erfolg. Insgesamt ist das Autogene Training so strukturiert, dass man in die Übungen je nach individuellem Bedarf besondere Autosuggestionen* einbauen und damit individuelle Probleme therapeutisch angehen kann (z. B. bei Katzenphobie: „Katzen sind mir egal, ganz egal“). Eine besonders beeindruckende Wirkung des Autogenen Trainings ist durch die Selbstversuche des Arztes Hannes Lindemann bekannt geworden. Lindemann segelte in den 1950er Jahren mit einem Faltboot 72 Tage über den Atlantik, um an sich selbst zu testen, wie lange ein Schiffbrüchiger mit wenig Vorräten auf See überleben kann. Das Autogene Training ermöglichte ihm das Überleben unter diesen Extrembedingungen.

*Autosuggestion: Suggestion bedeutet Beeinflussung und Veränderung des Bewusstseins, meist durch Worte oder Gesten eines Anderen. Bei der Autosuggestion beeinflusst man sein Bewusstsein selbst.

Ziele und Nutzen des Autogenen Trainings

Es ist das Ziel von Entspannungsmethoden, den Patienten zu größtmöglicher Selbständigkeit und zur vollen Entwicklung seiner Persönlichkeit zu bringen. Das Autogene Training überlässt das Geschehen dabei in hohem Maße dem Trainierenden selbst, d. h. der Patient tut eigenverantwortlich etwas für sich und aktiviert dadurch einen Heilungsprozess in sich selbst. Er erkennt, dass Hilfe von außen ihm nicht das Heil bringen kann, sondern dass es nur in ihm selbst entstehen kann, dass er es in sich selbst ermöglichen muss. Neben der Stärkung des Selbstvertrauens wird somit auch die Selbstbestimmung gestärkt: Statt passiv Medikamente zu nehmen, kann der Patient selbst etwas für sich tun.

Unsere eigenen Studien zur Wirksamkeit des Autogenen Trainings bei Patienten mit erhöhtem Augeninnendruck zeigten, dass es mit einer Kombination von Autogenem Training und speziellen Visualisierungsübungen* für Glaukompatienten möglich ist, den Augeninnendruck zu senken. Dabei wurde festgestellt, dass bereits bei den Grundübungen des Autogenen Trainings der Augeninnendruck signifikant gesenkt werden konnte. Die Visualisierungen brachten noch zusätzliche Effekte.

*Visualisieren heißt, mit den „inneren Augen" sehen, also sich etwas vorstellen.

Ilse Strempel: *Autogenes Training und andere Entspannungsmethoden in der Augenheilkunde,* dargestellt am Beispiel des Glaukoms (mit Begleit-CD). Heidelberg: Kaden 2006

Hypnose

Hypnose wird definiert als ein durch Suggestion herbeigeführter und vorübergehender veränderter Bewusstseinszustand.

Das Wort Hypnose ruft eine Mischung von Faszination und Unheimlichkeit hervor, weil Laien in der Regel die Showhypnose in öffentlichen Auftritten vor Augen haben. Auch manchen Medizinern ist sie unheimlich, da die Wirkungsweise noch weitgehend unklar ist. Zurzeit gewinnt sie jedoch zunehmend an wissenschaftlicher und therapeutischer Bedeutung. Die Wirksamkeit hält wissenschaftlichen Prüfungen reichlich Stand. Viele Patienten meinen, in Hypnose dem Willen des Therapeuten ausgeliefert zu sein. In der Regel weiß der Patient aber genau, was er tut und kann sich hinterher daran erinnern, er ist niemals willenloses Opfer eines Hypnotiseurs.

Nicht jeder Mensch ist hypnotisierbar, etwa 10% sind völlig resistent. Worin diese unterschiedliche Empfänglichkeit für Suggestionen beruht, scheint weitgehend unklar. Neue Studien weisen aber darauf hin, dass Menschen, die besonders rational veranlagt sind und ihre linke Gehirnhälfte mehr nutzen, weniger leicht hypnotisierbar sind. Unabhängig davon entwickeln nicht wenige Menschen einen Widerstand gegen direkte psychische Fremdbestimmung. Zur therapeutischen Hypnose muss also von vornherein ein starker Konsens zwischen Arzt und Patient vorhanden sein.

Die Hypnose hat inzwischen einen sicheren Platz in Forschung und Praxisalltag eingenommen. Wissenschaftliche Publikationen beweisen die Wirksamkeit des Verfahrens bei verschiedenen körperlichen und seelischen Erkrankungen. Durch die veränderte Informationsverarbeitung in der Trance lernt der Patient, traumatische Erfahrungen und Angst besser zu verarbeiten, Schmerzen anders wahrzunehmen oder körperlich-geistige Prozesse wie Entspannung, Durchblutung und Hormonausschüttung anzuregen.

Hypnose in der Augenheilkunde

Man hat vielfach versucht, mit verschiedenen Entspannungsmethoden die Sehkraft des Menschen zu verändern, insbesondere, um Brillen oder Kontaktlinsen überflüssig zu machen. Es hat sich inzwischen ein breiter Markt entwickelt, und viele Bücher preisen Übungsmöglichkeiten an, die besseres Sehen vermitteln sollen. So wurden auch nach Hypnose entsprechende

Messungen durchgeführt, und es zeigte sich, dass Patienten tatsächlich eine bessere Sehkraft entwickelten und etwas weniger starke Brillengläser brauchten.

Mit sehr genauen und detaillierten augenärztlichen Untersuchungen wie Messungen der Brechkraft des Auges, Ultraschallmessungen oder elektrophysiologischen Untersuchungen wurde festgestellt, dass sich diese Wirkung der Sehkraftänderung ausschließlich auf die Entspannung der Augenmuskeln bezieht. Da die äußeren Augenmuskeln eine Wirkung auf die Form des Augapfels haben, wird durch die Veränderung ihrer Muskelanspannung möglicherweise auch die Form des Augapfels verändert, woraus man meint, die Änderung der Brechkraft (der Nah- und Ferneinstellung) erklären zu können.

Wir haben das therapeutische Verfahren der Hypnose speziell bei Patienten mit erhöhtem Augeninnendruck wissenschaftlich untersucht und angewandt. Die Patienten wurden in Einzelsitzungen therapiert, in denen ihnen besondere Entspannungsformeln vorgesagt wurden. Anschließend wurden sie aufgefordert zu visualisieren, z. B. „Mitfließen im Kammerwasser" und anderes mehr. Das Hineinführen des Patienten in den hypnotischen Zustand erfolgte durch eine optische Methode, d. h. durch Fixieren einer Farbtafel. In monotoner Sprache wurde dann die Entspannungsaufforderung vorgesagt und anschließend eine Vertiefung dieses Zustandes herbeigeführt. Dann wurde eine gezielte sprachliche Führung, eine „Reise durch das Auge", angeschlossen. Nach ca. 20 Minuten wurde die Rücknahme eingeleitet, und zwar gestuft mittels Zählmethoden (man zählt z. B. von zehn rückwärts, bei null erwacht der Patient aus der Trance).

Wenngleich Hypnose nicht unbedingt mit Entspannung gleichgesetzt werden kann, so zeigten unsere Ergebnisse doch, dass die Patienten in eine tiefe Entspannung gerieten. Vor und nach jeder Hypnose wurden Augeninnendruck und Blutdruck gemessen, während der Hypnose wurde mittels Biofeedbackgerät der Hautleitwert*, die Pulsfrequenz, die Atemfrequenz und die Hauttemperatur abgeleitet.

*Hautleitwert: Trockene Haut hat einen höheren elektrischen Widerstand als feuchte Haut. Der elektrische Widerstand der Haut ist auch abhängig von der seelischen Situation: Angstschweiß oder Stress machen die Haut feuchter, was den elektrischen Widerstand herabsetzt (Prinzip des Lügendetektors). Entspannung geht dagegen mit trockener Haut und einer Erhöhung des Hautwiderstandes einher.

Zu jedem Termin während der Studie konnte der mittlere Augendruck durch Hypnose gesenkt werden, besonders aber im Gesamtverlauf der Studie. Entsprechend kam es zu einem Abfall der Stressparameter im Blut. Die erreichte Umschaltung auf Entspannung schlug sich darüber hinaus in anderen Messwerten nieder. Der Hautleitwert fiel ab, was ein untrügliches Zeichen für Entspannung und seelische Ausgeglichenheit ist. Die Pulsfrequenz reduzierte sich ein wenig, ging aber nicht unter einen Mindestwert. Die Atemfrequenz wurde geringer und zeigte damit ebenfalls Entspannung an.

Die subjektiven Befindlichkeitstests der Patienten ergaben, dass sie sich mit dieser Methode außerordentlich wohl fühlten und dass es ihnen körperlich und seelisch besser ging.

Hypnose sollte unbedingt von erfahrenen, speziell ausgebildeten Therapeuten ausgeübt werden. Man muss also in der Wahl des Hypnotherapeuten sehr vorsichtig sein, bzw. bei den Fachgesellschaften Adressen nachfragen.

Musiktherapie

Autogenes Training und Hypnose zeigten bei Augenpatienten, besonders bei Patienten mit Grünem Star, sehr zufriedenstellende Effekte. Dennoch suchten wir nach einer Methode, die noch einfacher zu handhaben ist und die gleiche Effektivität hat. Schließlich fanden wir in der Musikmedizin ein therapeutisches Verfahren, das unseren Wünschen und Vorstellungen entspricht. Wir kombinierten Entspannungsmusik und spezielle Texte mit zusätzlichen physikalischen Schwingungen, die im Gehirn einen Entspannungszustand erzeugen können. Dieses musikmedizinische Verfahren ist völlig neu für die Augenheilkunde und von uns erstmals für Augenpatienten entwickelt worden.

Musik und Musikhören

Hören ist ein integraler körperlich-geistiger Vorgang. Man hört nicht nur mit den Ohren, sondern mit dem ganzen Körper. Hören funktioniert hauptsächlich über die Knochenleitung des Schädels, über das Trommelfell im Ohr, aber auch über die Haut, mit der die Schwingungen der Musik aufgenommen werden. Wir schwingen in Resonanz mit den Tönen, und je nach Tonhöhe haben diese Schwingungen anregenden oder beruhigenden Charakter. „Falsche" Klänge können krank und aggressiv machen.

Bewusstes Hören bedarf aber der Stille und einer besonderen Umgebung, d.h. die innere Einstellung und die äußere Umgebung müssen stimmen. Rhythmus und Klänge berühren das Seelenleben jedes Menschen und wirken auf die Dynamik seines Erlebens. Auch wenn der Musikgeschmack sehr stark individuell geprägt und von biographischen Erlebnissen überlagert ist, gibt es Klänge, die auf alle Menschen beruhigend oder auch auf-

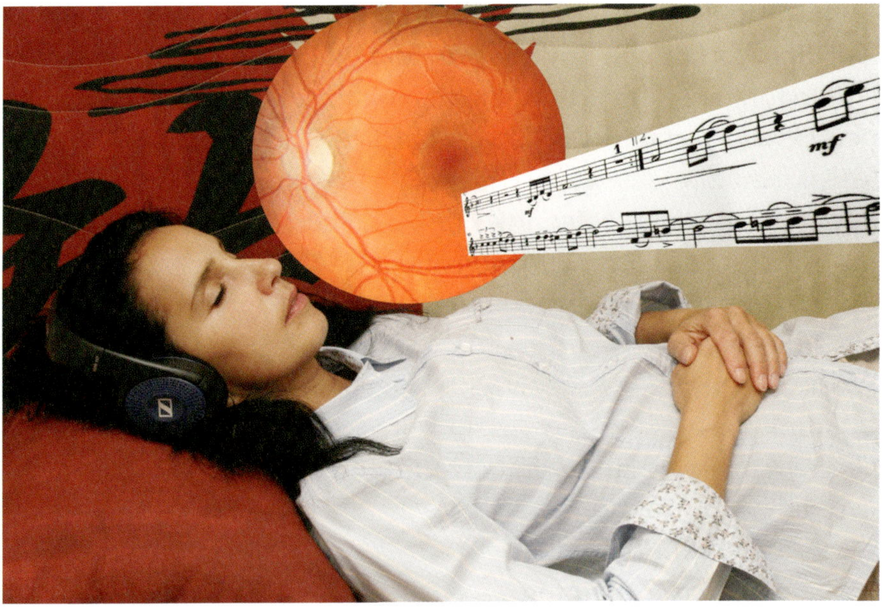

putschend wirken. Bei beruhigender Musik lassen sich generell ähnliche Effekte wie bei den anderen Entspannungsmethoden beobachten.

Effekte der Musiktherapie

Kombiniert man Musik mit anderen Methoden (bei uns z. B. mit Atmung, Entspannung, Visualisierung etc.), so erhöhen sich die Effekte. Musik erleichtert dabei die Konzentration auf den Körper und auf die Übungen.

Die Wirkung der musikalischen Inhalte kann je nach Form der Darbietung sehr unterschiedlich sein, wobei die Musikart, Wort und Klangtonlage der Sprecher, Textinhalte und Visualisierungen entscheidend sind. Je nach Alter, Geschlecht, Bildung, familiärem, gesellschaftlichem und kulturellem Hintergrund, besonderem individuellen Geschmack, persönlichen Erlebnissen und Ressourcen, können die Effekte entsprechend unterschiedlich sein.

Im Mittelpunkt heutiger Musikmedizin steht die Wirksamkeit des Verfahrens auf Gehirn und Nervensystem sowie die Unterstützung klinischer, medikamentöser oder psychotherapeutischer Verfahren. Wissenschaftliche Studien zeigen, dass Musikmedizin das vegetative Nervensystem beeinflusst und dadurch besonders folgende Effekte zeigt:

- Senkung des Stresshormonspiegels
- Reduzierung des Sauerstoff-Verbrauchs durch Harmonisierung des Atems
- Regulierung des Stoffwechsels (z. B. bei Schilddrüsenüberfunktion)
- Senkung von Herzfrequenz und Blutdruck
- Schmerzreduktion
- Angstreduktion
- Stimmungsaufhellung

Binaurikulare Schwingungen

Akustische Signale, z. B. Töne, breiten sich vor allem in der Luft in Wellen aus, die Schallwellen genannt werden. Schallwellen lassen sich in Kurven darstellen, die wie Wellen auf- und abschwingen. Große Wellenlängen stammen von tieferen Tönen, kleine von höheren Tönen. Leise Töne haben einen kleinen Wellenausschlag, laute einen großen. Meist wird die Tonhöhe durch die Frequenz angegeben, die sagt, wie oft der gleiche Schalldruck pro Sekunde an einer Stelle des Schallfeldes wiederkehrt. Die Frequenz wird in Hertz (Hz) gemessen.

Wenn zwei Töne fast gleicher Schwingungen dem rechten und linken Ohr getrennt geboten werden, z. B. ein 100 Hz-Ton auf der einen Seite und ein 110 Hz-Ton auf der anderen Seite, entdeckt das Gehirn den Unterschied in der Hertzzahl (10 Hz) und nimmt in der Mitte einen dritten Ton wahr, die sogenannte binaurikulare Schwingung von 10 Hz. Empfunden wird dies wie ein fließender Rhythmus, der vermeintlich im Kopf selbst entsteht. Unter 30 Hz sind diese Schwingungen gut wahrzunehmen.

Erstaunlicherweise sind binaurikulare Schwingungen in der Lage, die Hirnwellenaktivität zu beeinflussen. Im Bereich von 1–4 Hz (Deltawellen) und 4–8 Hz (Thetawellen) wirken sie besonders entspannend und führen zu meditativen Zuständen. Binaurikulare Schwingungen zwischen 16 und 24 Hz, also Betarhythmus, führen zu besserer Konzentration und fördern das Gedächtnis. Damit diese Wirkungen eintreten können, bedarf es jedoch einer Hinwendung zum Hörerlebnis, da das Gehirn als Selbstschutzmechanismus gelegentlich „abschaltet". Nur wenn der Hörer sich auch entspannen will und sich bewusst darauf einstellt, kann die Therapie mit den binaurikularen Schwingungen wirksam sein.

Musiktherapie in der Augenheilkunde

Wir haben uns diese Kenntnisse zu Nutze gemacht und eine spezielle Musiktherapie entwickelt, bei der wir die Visualisierung als weiteres wirksames Element ergänzt haben. Visualisierung heißt inneres Sehen, innere Vorstellung. Bei unseren Visualisierungsübungen leiten wir die Patienten in ihr Auge, machen eine Reise durch das Auge und fügen bestimmte Vorstellungen ein.

In Experimenten fanden wir heraus, dass eine deutliche Beruhigung der Patienten eintrat. Wir stellten dies an folgenden Parametern fest:

- Ruhigere Atmung
- Ruhigerer Puls
- Senkung des Blutdruckes
- Bessere Augendurchblutung
- Veränderung des Hautleitwertes
- Senkung der Stresshormone

- Der Augeninnendruck sinkt (wichtig für Grünen Star, aber auch wichtig für die Gesamtverbesserung der Durchblutung des Auges).
- Messbar verbesserte Durchblutung, d. h. bessere Sauerstoffversorgung des Auges
- Verbesserung von Sehschärfe und Gesichtsfeld

Alle Patienten gaben in verschiedenen Tests zur subjektiven Befindlichkeit außerdem an, dass sie sich deutlich wohler und gesünder fühlten, und zwar sowohl während der Sitzung als auch nach den zehn Versuchstagen und weiterhin.

Ilse Strempel: *Keine Angst vor Grünem Star.*
Ein Buch für Patienten: Ursachen – Hintergründe – Begleittherapie, mit Entspannungs-CD. 3. Auflage, Essen: KVC Verlag 2009

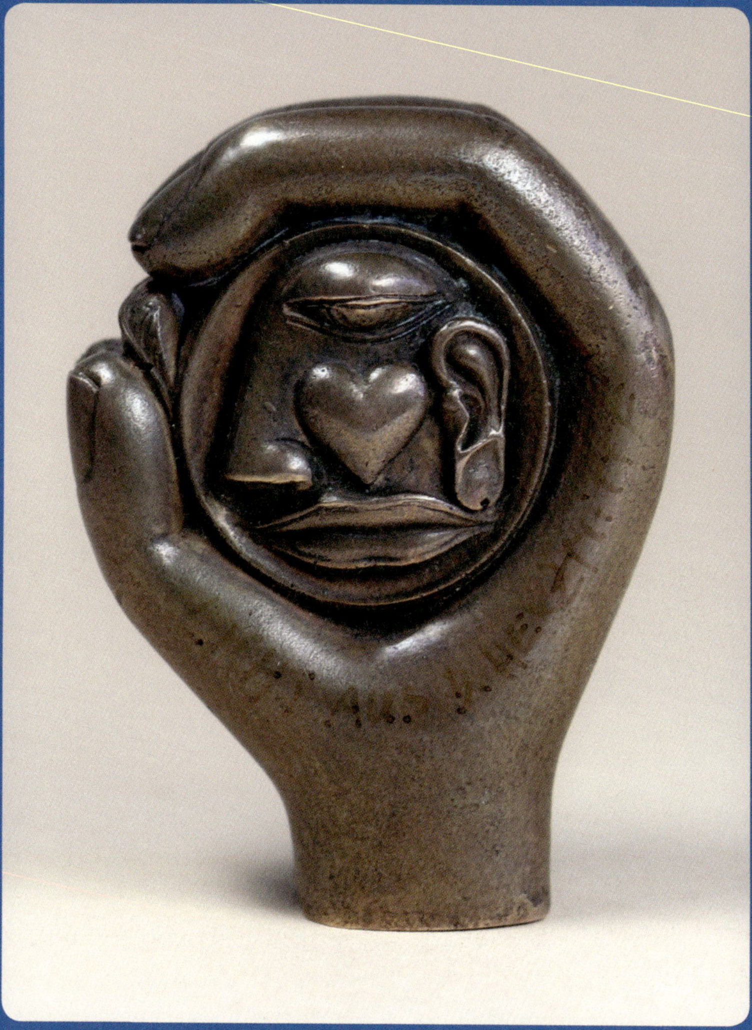

Hab acht – Du hast alles in der Hand (Fee G. Sorice)

TEIL IV: ASPEKTE VON GESUNDHEIT, KRANKHEIT UND HEILUNG

EINFÜHRUNG

Wär nicht das Auge sonnenhaft,
die Sonne könnt es nie erblicken.
Läg nicht in uns des Gottes eigne Kraft,
wie könnt uns Göttliches entzücken?
(Goethe)

Das menschliche Auge ist nicht einfach nur ein Organ, das Sinneseindrücke von außen an unser Gehirn weiterleitet. Es ist viel mehr und zudem mit einem hohen Maß an Ausdrucks- und symbolischer Kraft ausgestattet. In der Sprache der Dichter zum Beispiel ist es ein Symbol für die Sonne, für das Göttliche. Viele umgangssprachliche Ausdrücke spiegeln diese symbolische Bedeutung des Auges wider: Wir blicken durch oder haben den Weitblick, drücken ein Auge zu oder werden vom Auge des Gesetzes beobachtet. Manche Dinge sind uns ein Dorn im Auge, und klug ist es immer, weitsichtig und umsichtig zu handeln. Die Liste der Begriffe und Redewendungen, in denen die Augen oder das Sehen eine Rolle spielen, ist erstaunlich lang (siehe auch Übersicht am Ende des Kapitels). Vor einem Problem die Augen zu verschließen, ist die Wurzel psychosomatischer Symptome.

Das Auge nimmt einerseits Sinneseindrücke auf und lässt andererseits Inneres, unser Seelenleben, nach außen durchscheinen. Es ist also ein vermittelndes Organ zwischen physischer und psychischer Welt. Wen wundert es da, wenn

Augenkrankheiten im besonderen Maße mit unserer Seele verbunden sind. Jede Krankheit, jedes körperliche Symptom fordert uns auf, in uns hineinzusehen und unsere Ängste und Nöte zu erkennen. Ein kranker Körperteil kann und sollte nie isoliert betrachtet werden, sondern immer im Zusammenhang mit der gesamten Persönlichkeit, ihrer Entwicklung und ihrem sozialen Umfeld. Augenleiden machen uns ganz besonders auf unsere seelische Befindlichkeit aufmerksam. Schlechtes Sehen oder Schmerzen an den Augen kann man zudem nicht so einfach ignorieren, weil sie unseren Alltag massiv beeinflussen.

Unsere moderne Gesellschaft neigt dazu, Krankheit als Defekt der Körpermaschine zu interpretieren und entsprechend reparieren zu lassen. Dass mit jeder Krankheit eine geistig-seelische Störung verbunden ist, wird gerne übersehen, unterdrückt oder missachtet. Letztendlich ist es auch viel einfacher – sowohl für Patienten wie auch für Ärzte –, mit Tabletten oder Operation zu therapieren, als sich ernsthaft Gedanken zu machen, was die Krankheit für eine Bedeutung haben könnte. Man sollte allerdings körperliche Krankheiten nicht ausschließlich auf seelische Störungen zurückführen, denn Vererbung, Entwicklung, individuelle Reaktion auf Stress, Umweltbedingungen, das kulturelle Umfeld etc. spielen auch eine Rolle.

Krankheit entsteht aber sozusagen im „Kopf“, und man kann im Umkehrschluss folgern, dass sie über die geistige Einstellung auch wieder rückgängig gemacht werden kann. So gibt es Therapien, die auf der seelischen Ebene wirken und deshalb tiefgreifender sind als manche schulmedizinischen Möglichkeiten. Hierzu gehören Entspannungsverfahren, Meditation und vieles andere mehr. Gesundheit und Krankheit gehören zum Leben und bedingen sich gegenseitig. Krankheit aber ist ein umfassendes Geschehen, das Körper, Seele und Geist mit einbezieht.

Auf dem Weg zur Heilung kann man verschiedene therapeutische Register ziehen und sinnvoll miteinander kombinieren. Die Betonung liegt dabei auf dem Wort sinnvoll. Denn auch bei der Erforschung des Innenlebens gilt es, Vernunft und Gefühl zu respektieren.

Jeder Mensch ist in einen Bezugsrahmen eingebettet, der sein Leben prägt und beeinflusst. Um diesen Bezugsrahmen, d.h. um übergeordnete Gesichtspunkte von Krankheit und Heilung, soll es im folgenden Teil des Buches gehen. Hier werden sich also besonders diejenigen Leser wiederfinden, die sich für die Ganzheitlichkeit Ihrer Krankheit, Heilung und Gesundheit interessieren. Das Kapitel zur Psychosomatik beruht im Wesentlichen auf eigenen Erfahrungen und Forschungsergebnissen. Ein systematisches Lehrbuch der Psychosomatik in der Augenheilkunde gibt es nicht.

Wer dauernd Unüberhörbares überhört und
Unübersehbares übersieht, darf sich nicht wundern,
wenn ihm eines Tages Hören und Sehen vergeht.
(K. Tepperwein)

Wussten Sie, wie stark „Sehen" in unserer Alltagssprache verankert ist und wie stark auch Seele und Sehen miteinander verknüpft sind? Die Übersicht auf der folgenden Seite ist bei weitem nicht vollständig, sie soll Ihnen nur einen Eindruck von der Vielfalt geben:

Beim Sehen gehen Eindrücke von außen nach innen. Die seelische innere Befindlichkeit spiegelt sich in den Augen wider, und Redewendungen beziehen sich nie auf den tatsächlichen Sehakt, sondern immer auf den seelischen Anteil.

Ausdrücke mit sehen, schauen, Sicht:

- Hellsehen, schwarzsehen, wegsehen, gut bzw. alt aussehen
- Weltanschauung, vorausschauen
- Rücksicht, Vorsicht, Nachsicht, Umsicht, Gesicht
- Kurzsichtig bzw. weitsichtig handeln
- „Was du sehen kannst, davon kannst Du sprechen." (chinesisches Sprichwort)

Ausrücke mit Blick, blicken

- Durchblick, Anblick, Augenblick, Weitblick, betrübter Blick
- „Ein schräger Blick passt nicht zu einem geraden Herzen." (chinesisches Sprichwort)

Ausdrücke mit Augen

- Vor einem Problem die Augen verschließen
- Jemanden aus den Augen verlieren
- Ein Dorn im Auge
- Auf einem Auge blind sein
- Etwas kann ins Auge gehen.
- Etwas ins Auge fassen
- Mit einem blauen Auge davon kommen
- Ein Auge zudrücken
- Mit einem lachenden und einem weinenden Auge
- „Das Licht der Seele scheint durch das Fenster der Augen." (Charles Haddon Spurgeon)
- „Das Auge des Feindes sieht besonders scharf." (chinesisches Sprichwort)

Ausdrücke mit blind

- Blind für etwas sein
- Liebe macht blind.
- Blind vor Hass, Angst, Wut

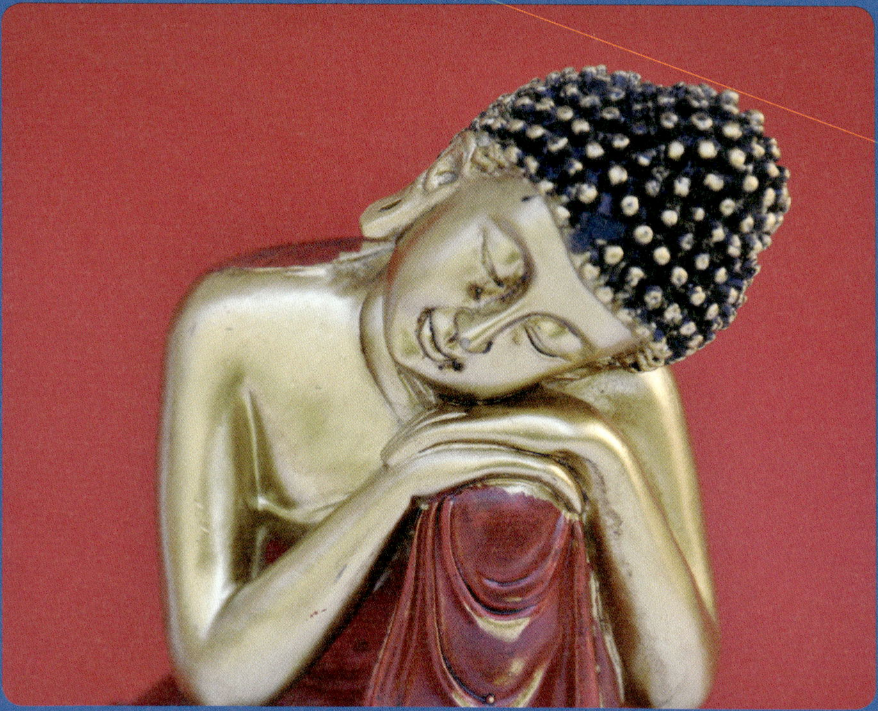

KAPITEL 1: DER MENSCH ALS KÖRPERLICH-SEELISCH-GEISTIGES WESEN

Worum es in diesem Kapitel geht:
Kurz gefasste Gedanken sollen ins Gedächtnis rufen, was Körper, Seele und Geist jeweils bedeuten und was unter Psyche, Bewusstsein und Unterbewusstsein sowie Persönlichkeit zu verstehen ist.

Der Mensch mit Intelligenz, Erkenntnisfähigkeit, Selbstbewusstsein, Gewissen aber auch mit Leiden an sich selbst hat im Laufe der Evolution eine höchst komplizierte Seele mit den entsprechenden Konflikten entwickelt. Diese können bewältigt werden, aber auch krank machen. Wenn man Krankheit verstehen lernen will, kommt man nicht umhin, sich mit dem Körper-Seele-Geist-Problem des Menschen auseinander zu setzen.

Damit wurden schon zwei Begriffe eingeführt, die schwer zu begreifen sind: Geist und Seele. Mit naturwissenschaftlichen Methoden jedenfalls können sie nicht zufriedenstellend erklärt werden. Die Frage nach Wesen und Natur von Geist und Seele kann auch durch noch so intelligente Gedankenkonstruktionen nicht beantwortet werden, sie bleiben letztendlich unerklärlich und auch vielleicht unerforschbar. Naturwissenschaftler, Theologen, Philosophen, Psychologen u. a. haben dennoch jeweils unterschiedliche Interpretationen und Begriffe gefunden, die im Folgenden erklärt werden sollen und zwangsläufig unvollständig bleiben.

Was bedeutet Körper?

Der Körper ist eine materielle Substanz, eine stoffliche Existenz aus Atomen und Molekülen, ein biologisches Etwas, das von

„Leben“ durchströmt ist. Er ist aber nicht nur Materie, sondern enthält auch geistige Informationen, die in jeder Körperzelle sind. Der Körper ist das Gefäß, die physische Ausdrucksmöglichkeit der Seele und des Geistes bzw. der Psyche.

Was bedeuten Geist und Seele?

Geist ist besonders schwer zu definieren. Vielleicht könnte man darunter am ehesten ein übergeordnetes Prinzip verstehen, das Leben ermöglicht und allem Seienden innewohnt.

Seele ist der Teil des Menschen, der das Leben erlebt, der wahrnimmt, handelt, lernt und sich verändert. Alle Aspekte des Menschenlebens entspringen der Seele. Sie ist nicht allein das Erlebende, sondern auch das, was erlebt wird und zugleich der „Ort“ des Erlebens. Sie hat viele Bereiche, z. B. einen materiellen Aspekt, der über das Gehirn bis in jede Zelle reicht. Sie hat aber auch einen Aspekt, der mit „Geist“ in Verbindung treten kann (transpersonal). Wie das im Einzelnen geschieht, wissen wir nicht, aber energetische Felder und Resonanzphänomene könnten dabei eine Rolle spielen (siehe Sheldrake und Cramer im Literaturverzeichnis).

„Geist“ ist und wirkt in allem, im Makro- wie im Mikrokosmos. Leben ist Ausdruck dieses Geistes. Leben ist auch in der sogenannten toten Materie, z. B. in einem Stein, er ist aber nicht „bewusstseinsfähig“. Je höher die Entwicklung des Lebens ist, desto differenzierter ist die Einheit von Körper, Seele und Geist. Der Mensch hat einen lebendigen materiellen Körper, der von Geist durchdrungen ist und zu dem auch eine individuelle Seele gehört. Die Seele bildet ein Ego mit guten und schlechten Eigenschaften, die unser Leben bestimmen.

Theoretisches Schema von Körper – Seele – Geist

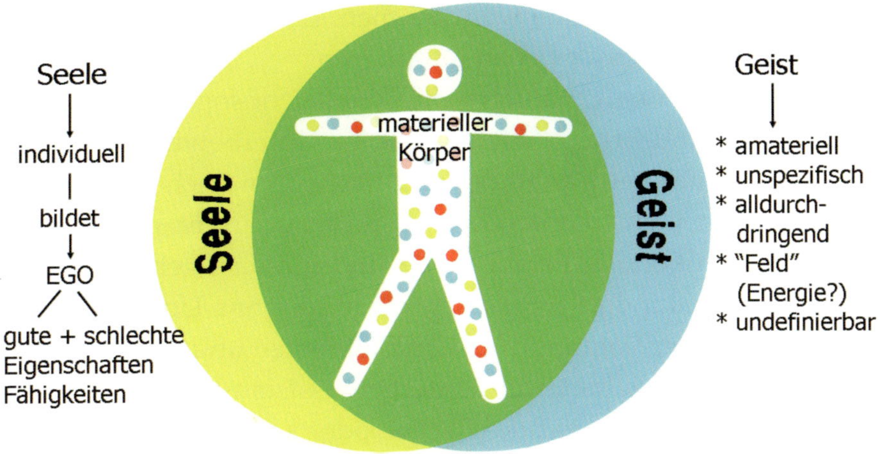

Was bedeutet Psyche?

Krankheit wurde lange Zeit als rein körperliches Geschehen interpretiert. Es ist dem Psychoanalytiker und Arzt Sigmund Freud (1865–1939) zu verdanken, dass er wiederentdeckte, wie sehr die Seele das Krankheitsgeschehen beeinflusst. Um aber dem Seele-Geist-Problem aus dem Wege zu gehen, wurde der Begriff Psyche (griechisch = Hauch) eingeführt und dem Körper gegenübergestellt, so dass der Mensch als aus Körper und Psyche bestehend definiert wurde. Mit „Psyche" ist vorwiegend eine verinnerlichte Wirklichkeit gemeint, die gedankliche Prozesse sammelt, Phantasien, Erinnerungen, Handlungen, Projektionen, Verhaltensmuster, Ängste, Antipathien und Sympathien, Stolz und Schmerz etc. und diese individuell interpretiert.

Was bedeutet Bewusstsein?

Eine Dimension der Psyche ist laut Freud das Bewusstsein. Menschliche Gehirne haben zwar ähnliche Struktureigenschaften, aber das jeweils dazugehörige Bewusstsein ist individuell. Manche Geschehnisse im Leben, auch Erinnerungen und Gefühle kommen uns ins Bewusstsein, d.h. wir können darüber nachdenken und Gefühle wahrnehmen. Es wird uns etwas klar, wir können es in unser Leben integrieren.

Allerdings gelangen auch viele – vielleicht sogar die meisten – Ereignisse und Erfahrungen direkt ins Unterbewusstsein oder werden dorthin verdrängt. So sind uns z.B. manche seelischen Verletzungen nicht mehr bewusst, und nur unter bestimmten Bedingungen können Erfahrungen und die dazugehörigen Gefühle wieder aktiviert werden. Verdrängung ins Unterbewusstsein kann bei der Verarbeitung von Problemen und Verletzungen helfen. Aber vieles bleibt im Unterbewusstsein gespeichert und wirkt ein Leben lang auf die Psyche oder kommt später, z.B. in Form von Krankheit, wieder zum Vorschein.

LEBENSPHASEN IM LEBENSZYKLUS

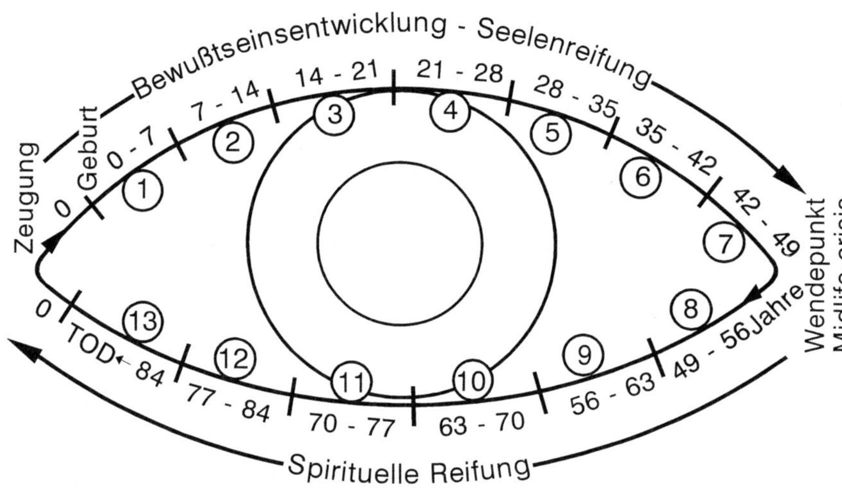

0 = Embryogenese/pränatale Phase – enger Bezug zur Mutter, Teilnahme am Gefühlsleben der Mutter, frühe Bahnungen auf emotionaler und kognitiver Ebene/Unterbewusstsein

1 = Schnelles Wachstum, Beginn der Ich-Entwicklung, orientiert auf Eltern; Erwachsene sind Autorität
2 = Orientiert auf Altersgenossen, Spielkameraden, selektierte Anerkennung von Autorität
3 = Orientiert auf Seelenleben, Persönlichkeitsentwicklung, Freunde-Nichtfreunde, Loslassen von Autorität
4 = Welt und sich selbst erfahren („Wanderjahre"), Partnerschaft, eigene Autorität
5 = Zielstrebigkeit, Berufsaufstieg, Urteilsbildung, konstruktive Phase, sesshaft werden
6 = Stabilisierung von Beruf und Familie, seiner Grenzen bewusster, Auswertung von Erfahrungen, selbst Autorität werden
7 = Dynamische Phase, Neues in Zusammenhang mit anderen erkennen, Führungspotential erwacht
8 = Gesamtzusammenhänge sehen, Führer und Autorität sein, Erfahrungen weitergeben, Beginn des Rückweges nach Midlife crisis, Sinnsuche – Besinnung, ruhiger, Gelassenheit
9 = Lösen aus beruflichen und familiären Verpflichtungen, Autorität abgeben – vom Haben zum Sein kommen, Beginn spiritueller Reifung (oder auch Flucht davor)
10 = Rückschau, Erkennen, was gut war, Rückzug nach innen, Religio
11 = Lösung von Verhaftung an Welt, Auseinandersetzung mit Krankheit und Sterblichkeit
12/13 = Einverstanden sein mit Leben und Tod
0 = Hinübergehen

Was bedeutet Persönlichkeit?

Persönlichkeit kommt vom lateinischen Wort *personare* und bedeutet „durchtönen". Dies bezieht sich auf das alte griechische Theater, bei dem sich die Schauspieler als Verkleidung Masken vor das Gesicht hielten, durch die ihre Stimme tönte. Persönlichkeit ist gemeinhin das, womit wir aufgrund unserer Erziehung und Eigenheiten nach außen hin in Erscheinung treten, in Anpassung an die Vorstellung der Sozialgemeinschaft, in der wir leben. Es ist sozusagen das Kleid, das wir anziehen, wenn wir in die Öffentlichkeit gehen, eine Art Maske, hinter der wir uns verbergen und die wir zum Schutz vor der Welt tragen. Einen Teil unserer Persönlichkeit bringen wir mit auf die Welt. Schon Neugeborene unterscheiden sich in Geschrei, Reaktionsweisen, Zufriedenheit, Schlafbedürfnis usw. Ein Teil davon ist wahrscheinlich mit dem Erbgut, das wir von unseren Vorfahren mitbekommen haben, übertragen worden. Erst später werden dann auch Verhaltensmuster der Umwelt, besonders der Eltern, übernommen, die die Persönlichkeit ebenfalls prägen. Echte Persönlichkeit bedarf einer reifen Entwicklung, eines Lebensweges.

Der Mensch macht im Laufe des Lebens verschiedene Entwicklungsphasen durch – vom vorgeburtlichen Stadium bis zum Tod. Es ist wichtig, jede dieser Phasen zu durchlaufen und keine auszulassen oder in einer stehen zu bleiben.

Stufen

Wie jede Blüte welkt und jede Jugend
dem Alter weicht, blüht jede Lebensstufe,
blüht jede Weisheit und auch jede Tugend
zu ihrer Zeit und darf nicht ewig dauern.
Es muss das Herz bei jedem Lebensrufe
bereit zum Abschied sein und Neubeginne,
um sich in Tapferkeit und ohne Trauern
in andre, neue Bindungen zu geben.
Und jedem Anfang wohnt ein Zauber inne,
der uns beschützt, und der uns hilft, zu leben.
Wir sollen heiter Raum um Raum durchschreiten,
an keinem wie an einer Heimat hängen,
der Weltgeist will nicht fesseln uns und engen,
er will uns Stuf' um Stufe heben, weiten.
Kaum sind wir heimisch einem Lebenskreise
und traulich eingewohnt, so droht Erschlaffen;
nur wer bereit zu Aufbruch ist und Reise,
mag lähmender Gewöhnung sich entraffen.
Es wird vielleicht auch noch die Todesstunde
Uns neuen Räumen jung entgegen senden,
des Lebens Ruf an uns wird niemals enden ...
Wohlan denn, Herz, nimm Abschied und gesunde!

(Hermann Hesse)

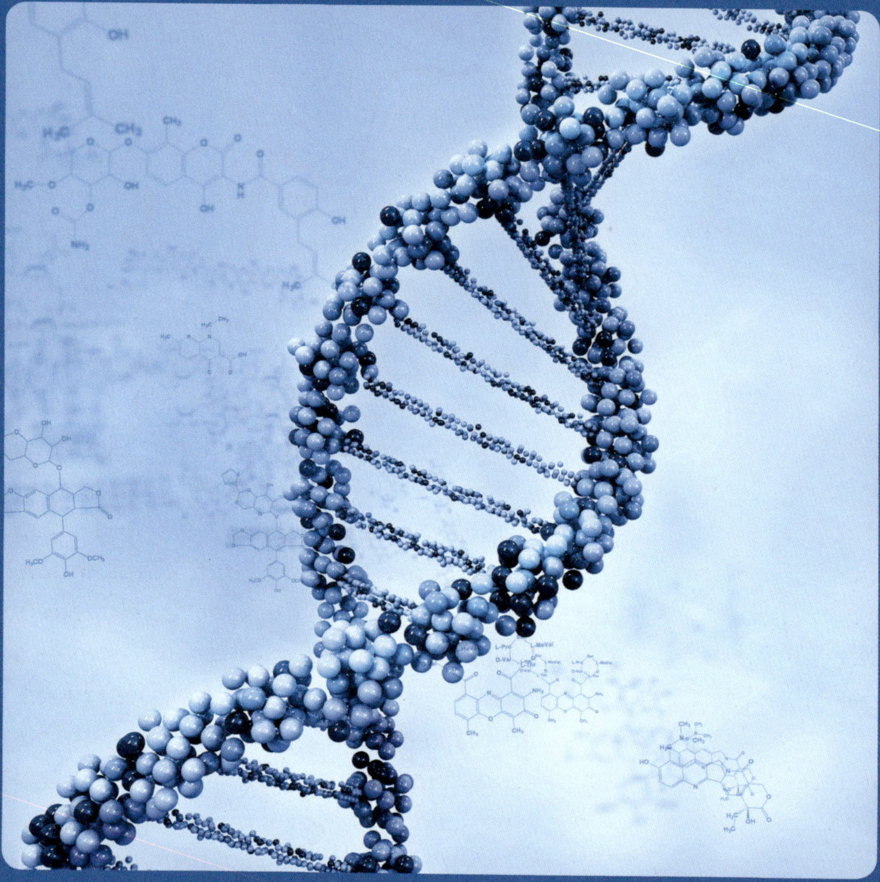

KAPITEL 2:
NATURWISSENSCHAFT UND MEDIZIN

Worum es in diesem Kapitel geht:

- Ursache und Wirkung als Grundlage für Erkenntnis
- Objektivität in der Wissenschaft
- Wissenschaftliche Medizin und medizinische Heilkunst
- Einfühlungsvermögen, Erfahrung und medizinisches Wissen

Ursache und Wirkung

Die Medizin gehört zwar zu den Naturwissenschaften, lässt sich aber nur begrenzt mit den anderen naturwissenschaftlichen Fächern wie Physik, Chemie oder Mathematik vergleichen. Man kann sie allenfalls den biologischen Wissenschaften zurechnen. Aber auch hier nimmt sie weitgehend eine Sonderstellung ein, da es in der Medizin um den Menschen in seinem leiblich-geistigen Gefüge geht, speziell um sein Gesund- und Kranksein. Von den theoretisch-medizinischen Forschungsgebieten einmal abgesehen, lässt sich der Mensch nicht so beforschen wie andere Naturgegebenheiten dieser Erde.

Wissenschaft ist eine Methode, sich rational und systematisch mit der Welt auseinanderzusetzen. Dieser Methode liegt das Bedürfnis nach Erkenntnis zugrunde. Man stellt eine Hypothese auf und versucht dann, sie zu beweisen oder zu widerlegen, wozu bestimmte Versuchsanordnungen konstruiert werden. Die Experimente bringen Ergebnisse und Erfahrungen, die zu weiterem Forschen Anlass geben. Die klassische Wissenschaft beruht auf dem cartesianischen Weltbild von Ursache und

Wirkung. Daraus ergeben sich in der Konsequenz folgende Annahmen:

1. Für jedes Ereignis gibt es Ursache und Wirkung. Das Ereignis hat dann eine objektive Wirklichkeit.
2. Der Vorgang des Messens hat keinen Einfluss auf das, was gemessen wird.
3. Die Natur verhält sich wie ein Kontinuum, d.h. Objekte können bis zu jedem beliebigen Grad der Genauigkeit untersucht werden.

Heute weiß man allerdings, dass die Ergebnisse physikalischer Versuchsanordnungen durch den Messvorgang beeinflusst werden und dass der Untersucher bzw. seine Einstellung zum Experiment das Ergebnis beeinflusst; sie sind also nicht rein objektiv. Die neuen Erkenntnisse der Kosmosforschung, der Chaosforschung, der Quantenphysik, der Informatik, der Hirnforschung usw. erfordern eine völlig neue Sichtweise von der „Wirklichkeit". Geist und Materie sind nicht voneinander unabhängig, das zu erforschende Problem ist vom Forscher nicht abzutrennen. Der Physiker Erwin Schroedinger (1887–1961) sagte: „Die in Raum und Zeit ausgedehnte Welt existiert nur in unserer Vorstellung. Eine vom Geist unabhängige Materie gibt es nicht." Man wird sich also fragen, ob es dann überhaupt eine „objektive" Wissenschaft gibt.

Objektivität in der Wissenschaft

Die sich um Objektivität bemühende Wissenschaft hat versucht, mit ihren Methoden des Messens, Analysierens, mathematischen Erfassens sowie mit der Erfindung immer neuer und präziserer Messinstrumente die Subjektivität völlig auszuschalten und damit die „wahre Wirklichkeit" zu erfassen.

Aber schon vor über 100 Jahren haben die Physiker bemerkt, dass Messinstrumente genau genommen nur Verlängerungen der menschlichen Sinnesorgane sind – und damit genauso wenig objektiv wie die Eindrücke der Sinnesorgane selbst. Sie fanden, dass bei jeder Messung eine Wechselwirkung zwischen dem Beobachter und dem Beobachteten stattfindet. Albert Einstein sagte: „Physikalische Konzepte sind freie Schöpfungen des menschlichen Geistes", und Ken Wilber bemerkte: „Die Naturwissenschaft selbst ist kein Wissen um die Welt, sondern nur eine Interpretation der Welt und besitzt daher die selbe Gültigkeit – nicht mehr und nicht weniger – wie bildende Kunst und Dichtung." Naturwissenschaft ist also auch ein Akt schöpferischer Intuition.

Wissenschaftliche Medizin und medizinische Heilkunst

Medizin als Naturwissenschaft ist ein breites Feld gedanklicher, methodischer und praktischer Ansätze. Forschung findet in den unterschiedlichsten Labors verschiedener Spezialgebiete statt. Dort verfolgt man theoretische Ansätze und Fragestellungen der Grundlagenforschung, die später unser Verständnis von den natürlichen Gegebenheiten des Menschen und seiner Krankheiten sowie eventueller Therapien befruchten sollen. Manches davon wird wieder verworfen oder später wieder aufgegriffen und modifiziert. Manche Ereignisse erweisen sich auch viel später als bahnbrechende Neuerungen, die den medizinischen Alltag revolutionieren und bedeutsame Auswirkungen auf Diagnostik und Therapie von Krankheiten haben.

Ganz anders als in den theoretischen Fächern läuft die medizinische Forschung am und mit dem Kranken selbst ab. In der klinisch-wissenschaftlichen Medizin versucht man durch am

Patienten durchgeführte „prospektive, multizentrische, randomisierte, doppelblinde, placebokontrollierte, double-dummy cross-over, Langzeit etc. Studien“ gesicherte Ergebnisse zu erarbeiten, die den klinischen Alltag verwissenschaftlichen und revolutionäre neue Erkenntnisse bringen sollen. Doch es hat sich inzwischen gezeigt, dass nicht alles, was statistisch signifikant ist, auch klinisch relevant ist. Dennoch gibt es zur Beurteilung von medizinischen Diagnose- und Therapieverfahren, egal ob schulmedizinisch oder komplementärmedizinisch, derzeit keine Alternativen.

Medizinische Wissenschaft meint zwar, dass sie objektiv sei, doch ist dies streng genommen nicht der Fall, da ihre Ergebnisse mannigfachen subjektiven Einflüssen unterliegen. Gerade seelische Prozesse, die sich allzu oft verborgen im Unterbewusstsein abspielen und zur Krankheit führen, lassen sich nicht verobjektivieren, indem sie durch Messdaten quantifiziert, korreliert oder scheinbar verifiziert werden. Ein Beispiel dafür, wie wenig objektiv wissenschaftliche Erkenntnisse und Meinungen in der Medizin sind, ist das Magengeschwür. Vor etwa zwei Jahrzehnten galt jedes Magengeschwür als „psychosomatisch“. Heute dagegen ist man der festen Überzeugung, dass die Psyche eine vergleichsweise geringe Rolle spielt und der Erreger Helicobacter pylori ursächlich „schuldig“ ist. Ganzheitliche Ärzte wissen, dass die Wahrheit in der Mitte liegt, denn bei einem psychisch stabilen Menschen ist dieser Erreger harmlos. Ist aber das Immunsystem, etwa durch Leid und Stress, geschwächt, dann wirkt der Erreger krank machend.

In der klinischen Medizin als Erfahrungswissenschaft gibt es verschiedene Möglichkeiten der Erfahrung, z. B. die Einzelfallbeschreibung (Kasuistik), aus der man – besonders für den medizinisch-praktischen Alltag – viel lernen kann. Dann gibt es die verschiedenen Studienarten, z. B. Beobachtungsstudien,

Anwendungsstudien oder Vergleichsstudien, die sich statistisch auswerten lassen.

Da klinische Studien aber vom Menschen durchgeführt werden, unterliegen ihre Ergebnisse entsprechenden Einflüssen:

- der Interaktion Arzt – Patient,
- der Subjektivität des Arztes bei der Auswertung,
- den statistischen Methoden, die zugrunde gelegt werden,
- dem Sponsor oder Drittmittelgeber,
- gelegentlich auch dem Bedürfnis nach möglichst internationaler Anerkennung des Untersuchers.

Viele Studien kann man dann wieder in sogenannten Metaanalysen zusammenbewerten und aus den Ergebnissen Richtlinien erarbeiten, die bei der Behandlung bestimmter Krankheiten angewandt werden sollen. Es werden also Normen aufgestellt und Behandlungsstrategien erarbeitet und vorgeschrieben, die sich aber alle paar Jahre wieder ändern. Das sieht dann z. B. folgendermaßen aus: In der konservativen Therapie des Grünen Stars ist die Anwendung von Betablockern weltweit führend. Daraus folgert man, dass dies die wichtigste Form der Therapie ist und stellt die Richtlinie auf, primär mit diesem Medikament zu behandeln. Auch die Krankenkassen erstatten nach diesen Richtlinien. Leider wird dieses Prinzip dem einzelnen Patienten nicht gerecht. Unter Umständen würde ihm ein modernes, aber teures Medikament viel besser helfen, das aber die Kassen mit Verweis auf die Richtlinien nur ausnahmsweise bezahlen wollen. Oder der Patient braucht ein naturheilkundliches Präparat, das aber mit Verweis auf fehlende Wirksamkeitsnachweise nicht erstattet wird. Es wird in diesem System missachtet, dass jeder Patient in seiner Persönlichkeit und seiner Krankheit betrachtet und individuell behandelt werden muss. Man sollte nicht vergessen, dass Medizin eine Heilkunst ist und der Arzt dabei ein großes Maß an Intuition und Erfahrung einbringen muss.

Es ist offensichtlich, dass sich die wissenschaftliche Medizin und die medizinische Heilkunst weit voneinander entfernt haben. Die wissenschaftliche Medizin reduziert den Menschen auf Messdaten, experimentiert mit Erbgut, erforscht neue Gentechnologien und entwirft neue Medikamente. Der Bezug zum eigentlichen Kranken geht dabei oft verloren. Der Philosoph H. G. Gadamer sagt: „Wir müssen uns leider eingestehen, dass dem Fortschritt der Wissenschaft der Rückschritt der allgemeinen Gesundheitspflege und der Prävention auf dem Fuß gefolgt ist."

Einfühlungsvermögen, Erfahrung und medizinisches Wissen

Der kranke Mensch hat in der Regel keinen Bezug zur wissenschaftlichen Medizin, allenfalls einen irrationalen, indem er alles für machbar hält und sich von ihr sein Heil erhofft. Zunächst braucht er einen Arzt, der auf ihn eingeht, sich um ihn bemüht und in der gegenseitigen Interaktion Heilung ermöglicht. Dabei braucht der Arzt Einfühlungsvermögen, Erfahrung und medizinisches Wissen.

Mancher Arzt wird die Möglichkeiten der Schul- und Komplementärmedizin ganz einfach anwenden, weil sie aus Erfahrung wirken und gut sind, auch wenn es keine wissenschaftlichen Doppelblindstudien dazu gibt. Der praktisch tätige Arzt weiß, dass die Medizin im Wesentlichen eine Erfahrungswissenschaft ist und dass bestimmte Medikamente oder Anwendungen helfen, ohne dass wir genau wissen, warum. Auch die Erfahrung, dass nicht bei jedem Patienten mit einer bestimmten Erkrankung dieselbe Therapie wirkt und hilft, zeigt, dass wir es in der Medizin nicht mit streng wissenschaftlich experimentell reproduzierbaren Situationen und Daten zu tun haben, sondern mit lebendigen Wesen, deren Organismus nur in gewissen Grenzen gleichartig reagiert und deren Psyche die wesentliche Rolle im Krankheitsgeschehen spielt. Der medizinische Alltag in Arztpraxen und die wissenschaftliche Medizin sind somit sehr verschiedene Arbeitsbereiche.

Ein sehr erfahrener Arzt wird mit seinem Kenntnisstand und inneren Einfühlungsvermögen für den jeweiligen Patienten die richtige Therapie auch intuitiv erspüren, statt nach wissenschaftlich strengen Kriterien, wie sie heutzutage gefordert werden, zu behandeln. Daher bedauern auch viele praktizierende Ärzte, dass zahlreiche gute Therapiemöglichkeiten aus dem Bereich der Ergänzungsmedizin nicht mehr von den Kassen anerkannt und bezahlt werden. Die Kassen geben als Begründung an, dass diese Therapeutika den streng wissenschaftlichen Kriterien nicht genügen, d.h. dass ihre Wirksamkeit nicht mit kostenintensiven Studien belegt werden konnte (die kleinen Spezialfirmen haben oft kein Geld dafür).

Wissenschaft ist nicht alles – und nicht alles ist Wissenschaft. Heilwerden jedenfalls vollzieht sich jenseits davon.

Das Wichtigste in Kürze:
Naturwissenschaftliche Forschung basiert auf dem Ursache-Wirkungsprinzip und meint, dass sie objektive Sachverhalte vermittelt. Heute weiß man, dass dies in der Medizin nur sehr begrenzt zutrifft, da z.B. die Person des Forschers das Forschungsergebnis stark beeinflusst. Wissenschaft ist immer auch ein Akt schöpferischer Intuition, und medizinische Heilkunst basiert nicht nur auf Wissen, sondern zu großen Teilen auf Einfühlungsvermögen und Erfahrung.

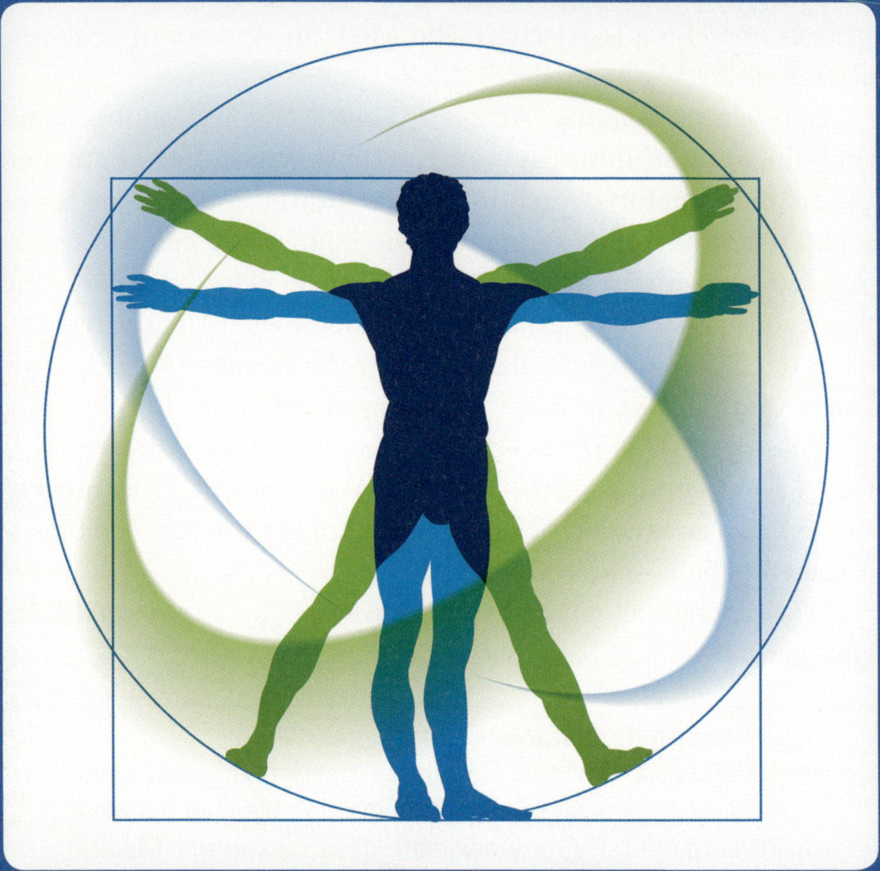

KAPITEL 3:
GESUNDHEIT UND KRANKHEIT

Worum es in diesem Kapitel geht:

- Sichtweisen von Gesundheit und Krankheit
- Gedanken zu Gesundheit
- Der moderne Medizinbetrieb
- Die Bedeutung von Affekten
- Symptome und ihre Bedeutung
- Gedanken zu Krankheit

Sichtweisen von Gesundheit und Krankheit

Zu Beginn des 3. Jahrtausends vermelden Naturwissenschaft, Technik und auch die Medizin revolutionäre neue Erkenntnisse und Möglichkeiten. Besonders die Entschlüsselung des menschlichen Erbgutes eröffnet neue therapeutische Dimensionen und wirtschaftliche Nutzung, die Biotechnologie hat sich bereits zu einem hoch lukrativen Wirtschaftszweig entwickelt. Eingriffe in das menschliche Erbgut sind willentlich manipulierbar und Patente auf das Klonen von Menschen bereits angemeldet. Embryonen werden als „biologisches Material" benutzt, und Evolution wird nicht mehr sich selbst überlassen; sie scheint weitgehend planbar, machbar und beeinflussbar geworden zu sein. Medizinisch-technische Fortschritte tragen zur Lebensverlängerung bei, und die Gentechniker fördern die Illusionen von der Ausrottbarkeit der Krankheiten.

Auch wenn man viele Krankheiten heute wesentlich besser behandeln kann und vor allem die Schulmedizin mit „Stahl (Chirurgie), Strahl (Röntgen, Laser, etc.) und Chemie (Pharmaka)“ effektiver als je zuvor arbeitet, so ist die Summe der Krankheiten weltweit nicht weniger geworden. Auf der einen Seite kann Leben gerettet, verlängert und beeinflusst werden, auf der anderen Seite entstehen neue Krankheiten, z. B. AIDS und BSE, die die Menschheit kollektiv bedrohen. All diese Entwicklungen geben genügend Anlass, über Gesundheit und Krankheit nachzudenken, sie vielleicht wieder neu zu definieren. Es gibt in der heutigen Medizin verschiedene Sichtweisen:

1. Die rein naturwissenschaftliche Sicht definiert Krankheit kausal, also als Folge eines Ereignisses. Schulmedizin fragt ausschließlich nach kausalen Ursachen, nie nach Sinn und Zweck, nach dem warum und wozu.
2. Aus der Sicht der psychosomatischen Medizin wird der Patient auch nach dem Ursache-Wirkungskonzept auf biographische Traumen und deren Folgen hin analysiert und behandelt.
3. Die sogenannte „ganzheitliche Sicht“, betrachtet Krankheit als Dysfunktion des geistig-seelisch-leiblichen Gefüges des Menschen, ohne auf die exakten Hintergründe und Ursachen fixiert zu sein. Dahinter steht die Auffassung, dass Leben nicht nur ein biologisches Funktionssystem ist, sondern dass Geistigkeit in allem enthalten ist, was Makro- und Mikrokosmos ausmacht, sowohl immanent als auch transzendent. Das respektiert die geistig-seelischen Bezüge des Menschen im Kontext zu seiner Körperlichkeit und Biographie.
4. Die kulturelle Sicht von Krankheit und Gesundheit betrachtet Kultur-Phänomene, d. h. sie betont psycho-soziale und geschichtlich-kulturelle Ursachen von Krankheit.

Aspekte von allen vier Sichtweisen sollen im Folgenden mit betrachtet werden.

Der Mensch als Maschine und der Arzt als Reparateur

Seit Galilei, Descartes und Newton hat sich ein medizinisches Weltbild durchgesetzt, das den Menschen als Maschine betrachtet. Die modernen Erkenntnisse der Neurobiologie einerseits und der Computertechnologie andererseits scheinen diese Auffassung zunehmend zu bestätigen. In diesem Weltbild gilt Krankheit als Fehlfunktion der Körpermaschine und der Arzt als Reparateur, der dank seines rationalen Denkens die Objektivierung und Quantifizierung der Krankheit als Grundlage der Behandlung des Menschen sieht.

Früher haben die Wissenschaftler Krankheit auf wenige Ursachen reduziert. Der Arzt und Wissenschaftler Rudolf Ludwig Karl Virchow fand z.B., dass „jede Krankheit ... ihren Ausdruck in struktureller Änderung der Zelle [findet]“, und die modernen neurobilogischen Wissenschaften scheinen dieses Konzept zu unterstützen, indem sie alles auf eine veränderte Biochemie des Gehirns zurückführen. Robert Koch und Louis Pasteur argumentierten, dass Mikroorganismen die Ursache aller Krankheiten wären.

Diese Ursache-Wirkungsbeziehung entspricht einer reduktionistischen Sicht vom Wesen der Krankheit, wodurch sie sich nun allerdings klassifizieren lässt und einem Qualitätsmanagement der Therapie ausgesetzt werden kann, die die therapeutischen Effekte quantifiziert (evidenzbasierte Medizin). Viele Mediziner glauben also, dass Krankheit das ist, was man an labormedizinischen Daten ablesen kann. Und die Zahl der am Patienten vorgenommenen Untersuchungen entscheidet dann über die Wahrscheinlichkeit, ob er zum Schluss eine Diagnose haben wird. Wenn man nur ausreichend viele Untersuchungen vornimmt, wird man auch bei einem Gesunden pathologische Werte entdecken, er wird dann zum Kranken gemacht. Aldous

Huxley meinte schon vor Jahrzehnten: „Unsere Medizin ist so weit fortgeschritten, dass niemand mehr gesund ist.“

Die mechanistische Sehweise verachtet die mannigfachen psychischen Einflüsse auf Krankheit und Gesundheit. Denn neben den biologischen Aspekten der Krankheit müssen die psychischen Konditionen, die Persönlichkeit des Patienten und sein gesamtes soziokulturelles Umfeld mit bedacht werden. In der derzeitigen Medizin besteht häufig eine Verwechslung von Krankheitsprozessen, die man biologisch beschreiben und katalogisieren kann, mit Krankheitsursachen. Krankheit ist immer noch das Ergebnis des Zusammenwirkens von Psyche, Körper und Umfeld.

Gedanken zu Gesundheit

Totale Gesundheit ist unrealistisch

Gesundheit ist ein schwer zu definierender Begriff und eigentlich nur im Zusammenhang mit Krankheit zu erfassen. Ist Gesundheit aber nur „Abwesenheit von Krankheit"? Ist sie herstellbar? Da sie durch Untersuchungen nicht nachweisbar ist wie eine Krankheit, ist sie im strengen Sinne auch nicht herstellbar (auch wenn Patienten und Ärzte dieser Illusion unterliegen). Sicherlich hat Gesundheit auch nichts mit Symptomfreiheit zu tun, denn man kann krank sein, ohne dass man Symptome hat, z.B. bei AIDS, eine Krankheit, die zunächst „stumm“ verläuft und erst nach und nach Symptome hervorruft.

Der Begriff Gesundheit ist verbunden mit Heilung und Heil. Der lateinische Begriff für Gesundheit, *salvatio*, wurde früher nicht nur als Befreiung von Krankheit und körperlichem sowie seelischem Leid benutzt, sondern schloss auch Erlösung von Sünden mit ein. Die moderne WHO-Definition dagegen hat einen eher utopischen Charakter; sie definiert Gesundheit als Zustand des völligen körperlichen, geistigen und sozialen Wohlbefindens und nicht nur als die Abwesenheit von Krankheit und Gebrechen. Sie definiert dafür bestimmte Grundbedingungen:

1. Stabiles Selbstwertgefühl
2. Positives Verhältnis zum eigenen Körper
3. Freundschaft und soziale Beziehung
4. Intakte Umwelt
5. Sinnvolle Arbeit und gesunde Arbeitsbedingung
6. Gesundheitswissen und Zugang zu Gesundheitsversorgung
7. Lebenswerte Gegenwart und begründete Hoffnung auf eine lebenswerte Zukunft

Es ist in der Tat nicht einfach, Gesundheit zu definieren. Gesundheit ist ein körperlich-seelischer Prozess des Werdens und Seins, und Krankheit ist unmittelbar daran gebunden. Wenn Gesundheit schwindet, wird Krankheit entstehen. Krank sein und gesund werden sind spezifische Eigenschaften des Lebens, sie sind Gegensätze, die sich ergänzen. Echte Gesundheit schließt teilweises oder gelegentliches Kranksein mit ein, totale Gesundheit ist unrealistisch.

Gesundheit ist, wie der Philosoph Gadamer sagt, nicht etwas, was sich als solches bei einer Untersuchung zeigt, sondern etwas, das gerade dadurch ist, dass es sich entzieht: „Gesundheit existiert im Verborgenen" – und sie beginnt immer im seelischen Bereich.

Gesundheit als kulturelles Phänomen

Gesundheit wird weltweit unterschiedlich gesehen und definiert. Sie hängt insgesamt ganz erheblich von geographischen und nationalen Faktoren und besonders von sozialer Zugehörigkeit ab.

Unsere moderne westliche Kultur ist zunehmend auf Gesundheit fixiert. Die Werbung schürt einen Wellnessboom nie gekannter Art, ganze neu aufgeblühte Wirtschaftszweige vermarkten Fitness und Anti-Aging jeglicher Art, Alter und Krankheit sollen in Schach gehalten werden. Wellness übertüncht den Gesundheitsbegriff und unser Verständnis von Gesundheit und Krankheit. Der Gesundheitswahn ist zur Ersatzreligion geworden. Gesundheit ist aber sozusagen eine Möglichkeit, gut zu leben und zwar ungeachtet aller unausweichlichen Krankheiten, Gebrechen oder Traumata.

Ein erweiterter dynamischer Gesundheitsbegriff wurde durch das Konzept der sogenannten Salutogenese des Medizinsoziologen Aaron Antonovsky (1923–1994) eingeführt. Antonovsky umgrenzt das Befinden eines Menschen auf ein Kontinuum zwischen Wohlbefinden *(health-ease)* und Missbefinden *(dis-ease)*. Gesundheit und Wohlbefinden hängen dabei nicht allein vom Gesundheitszustand der Körpermaschine ab, sondern auch von krankmachenden Stressoren und gesundheitserhaltenden Widerstandsquellen. Es ist also für Mediziner nicht nur die Frage interessant, warum jemand krank wird (Pathogenese), sondern vielmehr, warum jemand trotz widriger Lebensumstände gesund bleibt (Salutogenese).

Das Ausmaß der seelischen Gesundheit eines Menschen zeigt sich an seiner Lebenszufriedenheit, Angstfreiheit, geringen Depressivität, am positiven Gefühlszustand und allgemeiner Stressresistenzfähigkeit.

Krankheit ist das Gegenteil von Gesundheit

Das Wort „krank“ bedeutet ursprünglich „sonderbar, verdreht, krumm, siech, nicht ganz dabei“. Es ist das Gegenteil von gesund. Gesundheit ist etwas, was man pflegen und erhalten muss. Hat man sie verloren, sucht man einen Arzt, der es wieder herstellen soll.

Für Hippokrates war ein Arzt auch ein Gesundheitsfürsorger, der für die gesunde Lebensweise des Menschen verantwortlich war. Auch im alten China hatte der Arzt die Aufgabe, die ihm anvertrauten Menschen gesund zu erhalten. Wurde jemand krank, bekam der Arzt kein Honorar, weil er versagt hatte. Gesundheitsfürsorge hatte auch noch im Mittelalter einen hohen Stellenwert, wie uns Hildegard von Bingen lehrt. Sie betonte neben dem materiell körperlichen Aspekt einen guten Umgang mit Emotionen, Affekten und Gefühlen sowie eine geordnete Beziehung zur Spiritualität.

In unserer Gesellschaft ist Krankheit soziokulturell definiert. Es verbergen sich dahinter die unterschiedlichsten Erscheinungsformen von angeborenen Störungen, Defekten, psychischen oder physischen Verletzungen, äußere Faktoren wie Infektionskrankheiten, Epidemien, aber auch komplexe sozio-kulturelle Einflüsse. In den USA zählt heutzutage eine Krankheit erst dann wirklich als Krankheit, wenn eine staatliche Gesundheitsorganisation sie als solche anerkennt. Wie weit sozio-kulturelle Einflüsse Krankheit auslösen, wird im „European Health Report 2009" der WHO dargestellt: So ist z. B. Armut die größte Einzelbedingung für einen schlechten Gesundheitszustand. Armut bedeutet geringere Lebenserwartung, höhere Kindersterblichkeit, höheres Infektionsrisiko usw.

Der moderne Medizinbetrieb

Wer den modernen Medizinbetrieb durchschaut, kommt zu der Erkenntnis, dass es heutzutage einer radikalen Veränderung des medizinischen Selbstverständnisses bedarf. Medizin braucht eine neue philosophische Grundlage, die es ihr ermöglicht, den leidenden Menschen in seiner Ganzheit, in seinen körperlichgeistigen und spirituellen Bedürfnissen zu sehen. Die hochspezialisierte Technomedizin ist zwar kaum noch finanzierbar, aber sie erspart dem Patienten das Nachdenken über seine Krankheit und dem Arzt das Eingehen auf die Persönlichkeit des Einzelnen. In seiner Angst des Ausgeliefertseins unterliegt zudem der Patient je nach Schwere und Akuität seiner Erkrankung der Suggestion des Arztes, und so nimmt er jedes Untersuchungs- und Therapieangebot fast kritiklos an. Es gibt z. B. kein anderes Land, in dem so viele Herzkatheteruntersuchungen durchgeführt werden wie in Deutschland. Offensichtlich meinen unsere Ärzte, diese Untersuchung häufiger anbieten zu müssen als ihre Kollegen in anderen Ländern.

Die Anwendung medizinischer Technik als Körperreparatur bringt dem Arzt Zeitersparnis und Profit und unterliegt den wirtschaftlichen Aspekten des neuerdings geforderten Qualitätsmanagements. Die „Multimediamedizin" übersetzt den Menschen in Datenströme, sie reduziert ihn gleichsam auf ein digitales Modell seiner selbst. Der *homo patiens,* der leidende Mensch also, geht dabei nur allzu leicht verloren, und der Arzt versteht sich nicht mehr als *homo compatiens,* als mitfühlender Mensch. Wenn der Arzt die durch Technisierung gewonnene Zeit wenigstens in die Kommunikation mit dem Patienten investieren würde, um ihm seelisch in seiner Krankheit weiterzuhelfen, wäre das über die Erleichterung in der Diagnosestellung hinaus ein wesentlicher Gewinn. Das ausschließliche Anwenden der Techno-Medizin und Pharma-Medikation jedoch löst die eigentlichen Probleme nicht, sondern führt zu Symptomverschiebung oder gar zu Chronifizierung von Erkrankungen. Dies hat seinerseits wiederum betriebs- und volkswirtschaftliche Konsequenzen durch Arbeitsausfall und Kosten.

Dieses Problem wird dadurch noch erschwert, dass Ärzte in manchen Ausbildungszentren zu engstirnigen und einseitigen, dafür aber hochspezialisierten Technikern ausgebildet werden, die lernen sollen, die „Maschine Mensch“ zu reparieren.

Natürlich gibt es auch Bereiche in der Medizin und entsprechende Patienten, die die Grenzen einer bloß biochemisch, technisch-kognitiv ausgerichteten Medizin erkennen. Man beginnt allmählich zu verstehen, dass Gesundheit ohne ein geistliches Leben nicht zu verwirklichen ist und dass Medizin wieder eine „Heilkunst“ werden muss. Selbst die Psychotherapie stößt zunehmend an Grenzen, wenn sie rein kausal-analytisch behandelt und insbesondere die Spiritualität des Menschen nicht entsprechend respektiert. Die Bedeutung metaphysischer Bezüge, die den Menschen Lebenssinn verleihen und für Gesundheit und Krankheit wichtig sind, belegen auch amerikanische Untersuchungen. Statistische Metaanalysen aus 146 Einzelstudien prüften die Zusammenhänge zwischen Gesundheit und Glauben und kamen zu dem Ergebnis, dass Glauben und Beten sich in 77 % der Fälle positiv auswirken.

Wie oben erwähnt, ist es Freud zu verdanken, die Psyche als Krankheitsfaktor erkannt zu haben. Aus seinen Überlegungen ergab sich eine Spaltung der Ärzte in vier Lager:

1. Anhänger einer rein somatischen Medizin, die Krankheit als Dysfunktion der Körpermaschine betrachten
2. Anhänger einer somatopsychischen Medizin, die die Psyche des Menschen respektieren und glauben, dass Krankheit zu psychischen Belastungen führt
3. Psychosomatiker, die die körperlichen Symptome überwiegend auf psychische Konflikte beziehen
4. Psychiater, die sich nur um die psychischen Krankheiten kümmern

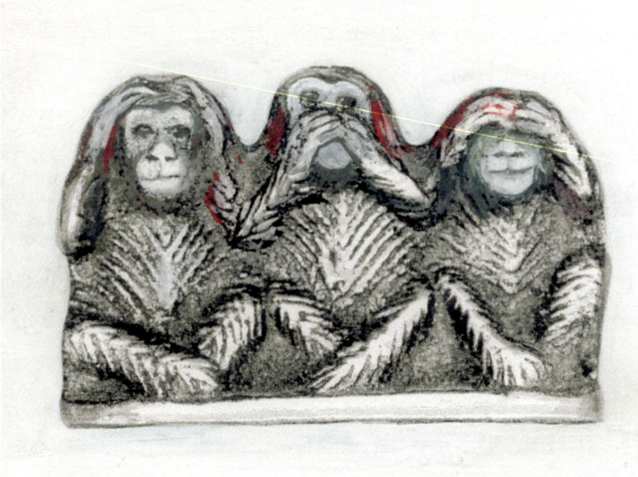

„Nichts hören – nichts sagen – nichts sehen“: Das ist das Prinzip vieler Menschen, die sich den Gesellschaftsnormen anpassen und sich ihnen beugen. In der Vorstellung, sich selbst mit diesem bequemen Weg zu schützen und vor Leid zu bewahren, wird Leid geschaffen. Nichts hören heißt: Blockaden gegenüber der eigenen inneren Stimme und gegenüber anderen Menschen aufzubauen. Nichts sehen heißt: die eigenen Verdrängungsmechanismen nicht wahrhaben zu wollen, blind zu sein gegenüber den eigenen Seelenbedürfnissen aber auch der Verantwortung gegenüber sich selbst, den Mitmenschen und der Welt. Nichts sagen heißt: die eigene innere Stimme zu unterdrücken, seine eigene Meinung nicht auszusprechen, Mitsprache und Dialog zu verweigern. Nichts hören, sagen und sehen wollen macht krank!

Symptome und ihre Bedeutung

„Geh Du vor", sagte die Seele zum Körper,
„auf mich hört er nicht, vielleicht hört er auf dich?"
„Ich werde krank werden" sprach der Körper zur Seele,
„dann wird er Zeit für dich haben".
(U. Schaffer)

Symptome sind Zeichen einer Krankheit, sie sind Signale mit einer ganz eigenen Bedeutung. Als Zeichen bzw. Symbole lassen sich Symptome auch deuten, dann haben sie Bedeutung und einen tiefen Sinn. Hinter jedem Symptom verbirgt sich ein persönliches biographisches Ereignis, das man entschlüsseln kann; der Körper weist auf die seelische Kränkung hin. Über die Krankheit und ihre Symptome will die Seele etwas mitteilen und nutzt den Körper als Ausdrucksmöglichkeit, als Sprachorgan. Die Seele könnte z.B. sagen wollen: „Du hörst mir nicht zu, du bist unaufmerksam, du respektierst mich nicht und verletzt mich. Du pflegst mich nicht und missachtest meine Bedürfnisse."

Ein Symptom als Störung des normalen psychischen und physischen Ablaufs erzwingt also eine Hinwendung zum Körper und zur Seele. Der Körper als Ausdrucksorgan der Seele hat verschiedene Möglichkeiten, auf bestimmte Grundkonstellationen zu reagieren. So kann erheblicher seelischer Druck sich in erhöhtem Blutdruck, in erhöhtem Augendruck, Kopfdruck, Magendruck oder Blasendruck manifestieren.

Rüdiger Dahlke: *Krankheit als Sprache der Seele.* Be-Deutung und Chance der Krankheitsbilder. München: Goldmann 2008

Rüdiger Dahlke: *Krankheit als Symbol:* Ein Handbuch der Psychosomatik. Symptome, Be-Deutung, Einlösung. München: Bertelsmann 2007

Thorwald Dethlefsen, Rüdiger Dahlke: *Krankheit als Weg:* Deutung und Bedeutung der Krankheitsbilder. München: Goldmann 2008

Symptome treten zunächst einmal als Störung ins Bewusstsein. Wenn man diese Störung sofort und bedenkenlos mit irgendwelchen Mitteln beseitigt, beraubt man sich ihres Informationswertes. Stattdessen sollte man die Störung beachten; sie würde sich nicht so deutlich melden, wenn sie nicht wichtig wäre. Eine Sehstörung etwa zwingt einen im übertragenen Sinn dazu hinzusehen, statt wegzusehen, nach innen zu schauen, um zu erkennen, was sich dort an unterdrücktem Leid abspielt oder zu erkennen, vor welcher Aufgabe und Entscheidung man sich schon lange drückt. Der Volksmund sagt dazu „die Augen vor einem Problem verschließen".

Krankheit hat oft mit Verdrängung zu tun. Irgendwann kommt das Verdrängte aber ans Licht – als Fehlleistung oder Traum, als neurotisches oder psychosomatisches Symptom. Häufig wehrt sich der Patient gegen eine Aufdeckung. Verdrängung ist das Bedürfnis, nicht mehr an die Schmerzgrenze zu kommen. Das kann einerseits ein Selbstheilungsversuch der Psyche sein, andererseits aber auch zu Krankheiten führen. Krankheiten sind Erfahrungen, die jeder macht, die aber das normale Alltags- und Rollenbewusstsein oft nicht zulassen will und kann.

Krankheit als Wendepunkt

Krankheit ist ein Wendepunkt, und die Symptome fordern auf, etwas nicht Beachtetes ins Bewusstsein zu lassen. Bei der Deutung von Symptomen muss man sich vor allem den Inhalt und den Zeitpunkt des Auftretens ansehen. Bei der inhaltlichen Deutung können viele Aussprüche des Volksmundes oder sprachliche Wendungen hilfreich sein.

So kann die Krankheit die verborgenen Anteile der Seele erkennbar machen. Für die Bewältigung von Krankheit müssen Werte, Verhaltensweisen, Denkmuster, Lebensstil etc. überprüft und eventuell aufgegeben werden. Im Erkenntnisprozess sieht man dann allmählich, an welchen vertrauten, oft schädlichen Gewohnheiten man festgehalten hat, dass man immer dem gleichen Rhythmus folgend sein Leben gelebt hat, aus lauter Angst vor Veränderung. Krankheit ist eine Wandlungsaufforderung. Es geht darum, sein Verhalten und seine Einstellung zu verändern. Um mit inneren Veränderungen zurechtzukommen, muss sich die Wahrnehmungsweise und Sichtweise über einen Selbst und die Welt ändern. So ist Krankheit ein Schritt auf dem Wege zum Heil. Heil aber heißt Vollkommenheit, Ganzheit. Diese kann nicht entstehen, wenn man nur Symptome beseitigt.

> Die Symptome selbst können eine Hinweisfunktion haben, mit individuell verschiedenen Deutungsmöglichkeiten. Nur der betroffene kranke Mensch selbst weiß letztendlich, was persönlich für ihn gilt. Krankheit entsteht im Individuum selbst, aus ihm selbst heraus und kann deshalb letztendlich nur in ihm geheilt werden, mit eigenen inneren Kräften.

Gedanken zu Krankheit

Der Nutzen von Krankheit

Krankheit kann unter Umständen auch Ausweg aus einer ausweglos erscheinenden Situation sein. Sie kann Befriedigung von bestimmten Bedürfnissen wie Zuwendung, Fürsorge, Beachtung oder Berührung erfüllen. Im günstigsten Fall führt sie den Betroffenen auch zur Sinnfrage zurück.

Die Psychotherapeuten sprechen in diesem Zusammenhang auch von einem primären und einem sekundären Krankheitsgewinn. Ein primärer Krankheitsgewinn liegt vor, wenn der kranke Mensch direkte persönliche Vorteile aus seinen Symptomen zieht. Man spricht z. B. davon, sich eine Grippe zu „holen" oder „einzufangen". Das Symptom wird zwar als unangenehm erlebt, erlaubt es dem Kranken aber, noch unangenehmeren Situationen aus dem Weg zu gehen. Hier wird ein psychisch verdrängter Konflikt anstelle einer Neurose auf der körperlichen Ebene ausgetragen (Konversion), wodurch eine Möglichkeit des Abreagierens geschaffen ist und ein Selbstheilungsprogramm der Psyche auf Kosten des Körpers in Gang gesetzt wird. Auch sind die körperlichen Leiden vor sich selbst und der Umwelt eher zu akzeptieren als ein psychisches Leiden in Form einer Neurose.

Von einem sekundären Krankheitsgewinn spricht man, wenn der Kranke äußere soziale Vorteile aus bestehenden Symptomen ziehen kann, z. B. mehr Aufmerksamkeit und Beachtung, Krankenhaustagegeld oder die vorzeitige Rente, weil er nicht mehr arbeiten möchte oder kann. Der sekundäre Krankheitsgewinn kann ein Hindernis auf dem Weg zur Gesundheit sein.

Krankheit ist oft Ausdruck nicht erfüllter Bedürfnisse (Zuwendung, Liebe, Selbständigkeit, Wertschätzung und Vorteile anderer Art). Diese führen untergründig zu Emotionen wie Wut oder Enttäuschung, die nicht geäußert werden dürfen, weil sie als negativ beurteilt werden. Durch die Erziehung lernt man oft, bestimmte Bedürfnisse und Emotionen zu unterdrücken. Die unterdrückten Emotionen aber machen irgendwann krank und erlauben dann ganz legitim, dem Ruhebedürfnis nachzukommen und die Aufmerksamkeit der Anderen zu erhalten. Dann hat man den Vorteil, sich aus der Arbeitswelt zurückziehen zu können und sich vor bestimmten Aufgaben dort oder in der Familie oder im eigenen Innenleben zu drücken und bekommt statt dessen Aufmerksamkeit und Fürsorge. Wichtig ist dabei zu ermitteln, welchen Stellenwert die Krankheit im Beziehungssystem des Patienten hat, d.h. man könnte auch fragen: Wen will der Patient eigentlich treffen? und überlegen, warum der verborgene seelische Konflikt nicht mit normalen Kommunikationsmitteln zu bearbeiten war, sondern der Körper ersatzweise als Ausdrucksorgan einspringt.

Krankheit kann auch Ausdruck einer unverarbeiteten Niederlage sein. Das kann zu Flucht in die Krankheit führen oder die Heilung blockieren. Krankheit kann dann auch als Machtmittel gegenüber der Umwelt benutzt werden. Das geschieht natürlich meistens unbewusst, kann aber auch gezielt eingesetzt werden. Die inneren Blockaden führen aber dazu, dass viele Patienten eine seelische Mitverursachung und Interpretation ihrer Krankheit als Beleidigung ihres Egos ansehen. Es ist für viele fast unmöglich, die eigenen Anteile und die heimlichen Belohnungen des Leidens (!) zu erkennen. Die psychosomatische Komponente der Krankheit wird deshalb oft abgelehnt, weil die Deutung dem Patienten sozusagen den Teppich unter den Füßen wegzieht. Sie reißt Schutzwälle ein, deckt auf, legt offen, was verborgen bleiben sollte, macht verletzlich, wo zugedeckt werden sollte.

Man kann bzw. muss lernen, seine Krankheit ernst zu nehmen und dankbar zu sein für die Botschaften, die sie vermittelt. Es gilt, sie und sich selbst in aller Vielschichtigkeit zu verstehen und dann die richtigen Konsequenzen daraus zu ziehen – für sich selbst und die Nächsten, aber auch für das gesellschaftliche Umfeld.

Krankheit und Leiden

„Leiden" ist mehr als Kranksein und Schmerzen haben, es bedeutet zusätzlich Hilflosigkeit und Hilfsbedürftigkeit. Labortechnisch lässt es sich nicht messen oder quantifizieren. Vielleicht überlässt es die Biomedizin deswegen weitgehend den Seelsorgern, Psychotherapeuten, Kranken- und Altenpflegern und den Familien, sich mit dem Leid des Patienten zu arrangieren.

Für Mediziner sollte es selbstverständlich sein, dass der Patient an der Betrachtung seiner Krankheit und seines Leidens anhand diagnostischer und therapeutischer Intervention beteiligt wird (was z. B. bei einer typischen Stationsvisite, bei der erfahrungsgemäß über seinen Kopf hinweg diskutiert wird, nicht der Fall ist). Es muss ihm ermöglicht werden, Einsicht in seinen Krankheitsprozess zu gewinnen und sich in seiner körperlichen, seelischen, geistigen und sozialen Geschichte zu erkennen. Dazu gehören Erfolge, Misserfolge, Lebensängste und Sinnkrisen, aber auch Hoffnungen und Chancen für Selbstbestimmung und Selbstheilung.

Krankheit und Schuld

Selbst aufgeklärte Menschen haben manchmal das unbestimmte Gefühl, dass ihre Krankheit eine „Strafe des Himmels" ist, sozusagen als „Schuld für ihre Sünden". Das Wort Sünde kommt im Deutschen von Sonderung, Absonderung, Getrenntsein. Im Griechischen bedeutet Sünde *(hamartanein)* „das Ziel verfehlt haben". Von dieser Wortbedeutung her haben Krankheit und Sünde etwas miteinander zu tun, denn Krankheit ist Ausdruck davon, dass man das Ziel seines Lebensweges aus den Augen verloren hat, dass man auf Abwege geraten ist – hier im übertragenen, nicht im streng moralischen Sinn. Die Krankheit will einen wieder auf den rechten Weg zurückbringen.

Wenn man davon ausgeht, dass der Mensch in hohem Maße für sich selbst die Verantwortung trägt, für alles, was er ist und was ihm begegnet, wie er mit sich selbst und dem Leben umgeht, dann kommt relativ schnell ein Gedanke von Schuld auf („Ich bin ja schließlich selbst schuld"). Schuldgefühl kann nun zwei verschiedene Reaktionsweisen nach sich ziehen:

- Projektion (Übertragung) der „Schuld" auf andere, zum Beispiel auf den alkoholkranken Vater oder eine andere schwierige Familiensituation. Diese Opfermentalität („Ich Armer kann doch nichts dafür!") kann sehr entlastend sein, ist aber niemals erlösend. Heilend kann in diesem Fall nur die Vergebung sein!
- Übernahme der „Schuld", Anerkennung der Krankheit als „Strafe" und Suche nach Sühne bzw. Erlösung

Letztere Reaktion ist natürlich besonders von unserer christlich-abendländischen Kultur geprägt, die sehr intensiv mit dem Thema Schuld, Sühne und Erlösung arbeitet. So sind Schuldgefühle ohne einen klaren Bezug zu einem Vergehen in der Regel religiösen Ursprungs.

> Es soll hier noch einmal betont werden, dass Krankheit zwar etwas mit dem eigenen Bewusstsein zu tun hat, aber keinesfalls mit moralischer Sünde oder Schuld! Die Symptome bzw. die darin verborgenen Hinweise wollen aufmerksam machen, zum Erkennen führen, zu größerer Bewusstheit leiten, sollten aber keinesfalls Schuldgefühle hervorrufen. Es geht beim Thema Krankheit darum, Verantwortung zu entwickeln und auf den Ruf der Seele zu antworten.

Krankheit stellt das gewohnte Selbstverständnis in Frage, konfrontiert mit der Endlichkeit der körperlichen Existenz. Sie gibt Anlass für grundlegende Fragen des Lebens und kann spirituelles Suchen initiieren. Krankheit gehört zum Leben. Nietzsche sagt sogar, dass Krankheit „ein Stimulus zum Leben, zum Mehrerleben“ ist. Und darin liegt ihre Chance, dem Leben mehr Tiefe abzugewinnen und mit ihr oder nach ihr das Leben neu und intensiver zu erleben.

So hat Krankheit also Bedeutung und Sinn und bezieht sich auf den ganzen Menschen, nicht nur auf seine Körperteile. Der Körper ermöglicht lediglich die Darstellung von Informationen, die aus dem Unterbewusstsein und den Tiefen der Seele kommen, die der Patient sonst nicht erkennen kann. Die entstehenden Symptome sind Zeichen und sollen der Erkenntnis dienen. Für Erkrankte ist also folgendes wichtig:

- Die Bereitschaft, sich mit der Krankheit eigenverantwortlich auseinander zu setzen; sonst kann Therapie nur Symptome beseitigen oder verschieben.
- Sich von den kausal-analytischen Ursachen (Bakterien, Viren etc.) nicht abhalten lassen, die geistig-seelischen Ursachen zu erforschen
- Der Symptomsprache lauschen, z.B., ob etwas „nicht mehr zum Hinsehen“ ist, ob einem was „an die Nieren geht“ oder ob einem etwas „auf dem Herzen liegt“ usw.
- Den äußeren Zeitpunkt des Auftretens der Symptome beachten; er deutet an, dass jetzt bestimmte Gefühle wichtig zu nehmen sind oder eine Lebensumstellung erforderlich ist.
- Die Frage stellen: Was behindert mich jetzt, wozu zwingt das Symptom, was soll ich ändern? Die derzeitige Lebenssituation zu überdenken und Konsequenzen zu ziehen, ist ein notwendiges, aber schwieriges Unterfangen.

Krankheit kann Anlass sein, sich auf eine Reise zu begeben, auf der man sich selbst besser kennen lernt, die eigene Wahrheit und den Sinn des eigenen Seins entdeckt.

Das Wichtigste in Kürze:
Der medizinische Fortschritt verlängert und rettet Leben. Der moderne technisierte Medizinbetrieb fördert aber auch eine starke Spezialisierung und verliert die ganzheitlichen Aspekte von Krankheit und den kranken Menschen aus den Augen. Ein Umdenken ist daher wichtig. Gesundheit und Krankheit bedingen sich gegenseitig, sie sind sozusagen zwei Seiten einer Medaille. Eine wirkliche Heilkunst betrachtet den ganzen Menschen mit seinen körperlichen und seelischen Aspekten und versucht, ihm Wege zum Gesundwerden aufzuzeigen.

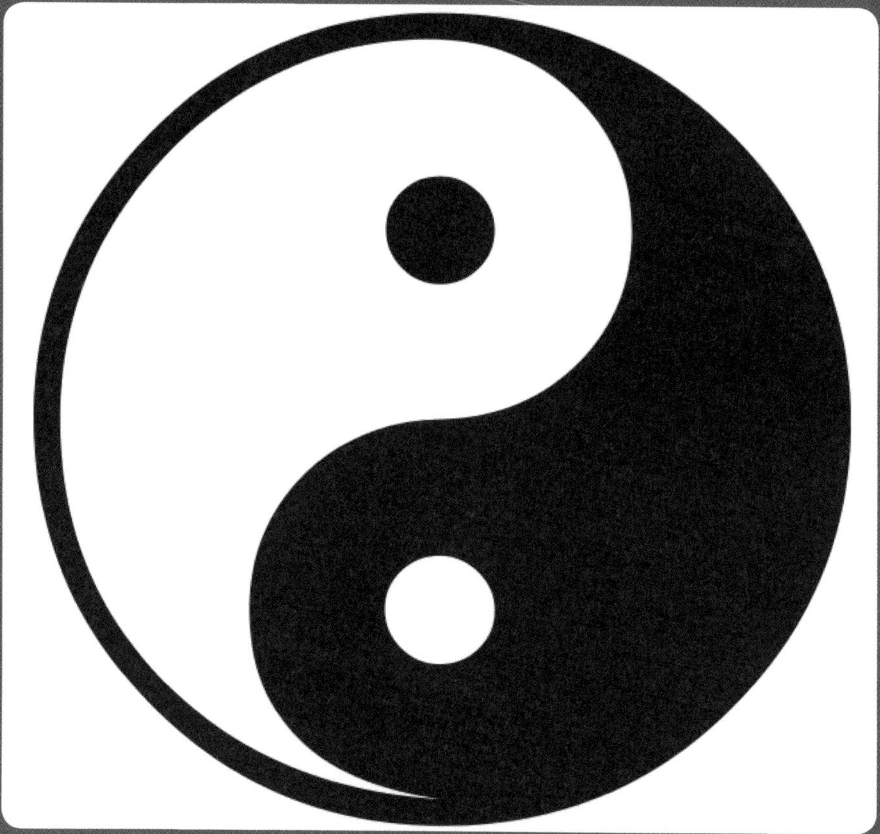

*Will man das Wesen des Menschen begreifen,
dann genügt es nicht, seine Natur zu betrachten.
Der Mensch ist ein Objekt, welches ein Subjekt enthält,
und es ist erforderlich, das Subjekt in die Wissenschaft
vom Menschen einzuführen oder richtiger:
es anzuerkennen; denn man braucht nichts einzuführen,
was schon enthalten ist.
(Viktor von Weizsäcker)*

KAPITEL 4:
ALLGEMEINE GEDANKEN ZU THERAPIE

Worum es in diesem Kapitel geht:
- Vor- und Nachteile der schulmedizinischen Therapie
- Die „Droge Arzt“ und der Placeboeffekt
- Ganzheitliche Medizin
- Schulmedizin oder Komplementärmedizin?
- Therapieebenen und Realitätsebenen

Vor- und Nachteile der schulmedizinischen Therapie

Wenn ein Mensch krank geworden ist, ist er nicht mehr im Gleichgewicht, ist sozusagen aus seiner Mitte gefallen. Dann braucht er ein Heilmittel, das ihm hilft, seine Mitte wieder zu finden. Das ist dann ein „Remedium“ (lateinisch *remedere* bedeutet „zurückgehen“), im Englischen heißt es *remedy*. Der Kranke sucht dazu einen Arzt oder Therapeuten auf. Das Wort Arzt kommt von lateinisch *ars* und bedeutet „Kunst“. Der Arzt sollte also die ärztliche Kunst verstehen, was nicht nur die wissenschaftliche Diagnosestellung und neueste moderne Behandlungsmöglichkeiten beinhaltet, sondern auch Intuition, inneres Wissen und die Fähigkeit, den kranken Menschen in seiner Ganzheit anzunehmen und zu erfahren. Schließlich soll der Arzt den Patienten therapieren. Therapieren kommt vom griechischen Wort *therapoiein* und bedeutet „begleiten, Weggenosse sein“. Auch wenn seine Gesundung nur im Patienten selbst geschehen kann, so hängt doch auch einiges von der Kunst des Arztes und seiner Begleitung ab.

Allerdings gehört oft eine Portion Glück dazu, „seinen“ Arzt zu finden, der beziehungsfähig ist, den Patienten in seiner Ganzheit sieht und nicht nur sein krankes Organ oder Symptom. Es sollte ein Arzt sein, der außer wissenschaftlich-medizinischem Hintergrundwissen besonders Intuition und Gespür für die seelischen Nöte des Patienten und die notwendige Therapie hat. Dass diese in bestimmten Fällen schulmedizinisch sein muss, ist unabdingbar. Aber die wenigsten Patienten sind wirklich sogenannte „schwere Fälle", so dass man im Allgemeinen therapeutisch nicht mit Kanonen auf Spatzen schießen muss. Möglichkeiten der Ergänzungsmedizin reichen oft aus, um den Patienten wieder in seine Mitte zurückzuführen.

Natürlich weisen schulmedizinische Therapien beachtliche Erfolge auf. Grandiose operativ-technische Möglichkeiten sind nicht nur lebensverlängernd, sondern verbessern drastisch die Lebensqualität. Neue technische Möglichkeiten erleichtern die Diagnostik und erlauben frühzeitige Therapien. Die Pharmaindustrie investiert große Summen in noch wirksamere oder neuere Medikamente. Den Segen dieser Entwicklungen hat schon fast jeder von uns, wenn er krank war, dankbar zu spüren bekommen. Man kann dies auch gar nicht hoch genug schätzen. Allerdings ist inzwischen auch wissenschaftlich bewiesen, dass exzessive Vielverordnung (es gibt ältere Patienten, die bis zu 18 verschiedene Medikamente und Wirkstoffe einnehmen) und der übermäßige Gebrauch von Medikamenten großen Schaden anrichten. Nutzen und Risiken der Arzneimitteltherapie gehen Hand in Hand. Einer großen amerikanischen Studie zufolge erleiden in den USA jährlich 2,2 Millionen Menschen schwere gesundheitliche Schäden, die auf Medikamente zurückgehen, 100 000 Menschen sterben sogar daran. Auch Deutschland hatte seinen Medikamentenskandal mit dem Cholesterinsenker Cerivastatin (Lipobay), der im Jahr 2001 zu den am meisten verordneten Medikamenten überhaupt gehörte. Das Medikament bewirkte verschiedentlich eine tödlich verlaufende Auflösung von Muskelgewebe (Rhabdomyolyse).

Die Erfahrungen der letzten Jahrzehnte haben dazu geführt, dass man sich zunehmend darum bemüht, Fehler zu minimieren. In diesem Zusammenhang hat die wissenschaftliche, kausal-analytisch denkende Medizin einige neue Begriffe und Strategien eingeführt: Medical Decision-Making besteht darin, eine Verdachtsdiagnose, die zunächst als Arbeitshypothese besteht, zu erhärten, bis sie eine Wahrscheinlichkeit von über 90% erreicht hat. Dies wird mit einem hohen technischen Aufwand betrieben. Nach der aufwendigen Diagnosestellung wird die beste Therapie gesucht, die dann auch angewendet werden sollte. Wie die Erfahrung im Alltag aber zeigt, wählt der Arzt die Therapie nach seiner persönlichen Erfahrung oder Meinung aus, oder mit Blick auf die „Schule", der er angehört, auf die derzeitig vorherrschende Meinung oder gar die pharmazeutische Firma, der er sich verpflichtet fühlt. Hier herrscht oft reine Subjektivität vor.

Um sogenannte objektive Kriterien zu schaffen, wurde die evidenzbasierte Medizin (EBM) eingerichtet. Diese beruht auf statistischen Berechnungen der Veröffentlichungen in der medizinischen Weltliteratur über Wirkungen und Nebenwirkungen von Therapien (meist medikamentöse Therapien). Der Computer zeigt dann dem Arzt, welches Mittel bei einer gestellten Diagnose die höchste Erfolgsaussicht hat. Dieses soll er anwenden, und dieses wird von den Kassen bezahlt. Doch gerade diese Art der Therapiewahl wird nie dem ganzen Menschen gerecht. Bei Patienten mit chronischen oder mehreren Leiden ist außerdem das Verordnen nach Schema oft gar nicht möglich. Die EBM kann daher bestenfalls ein kleiner Baustein im Mosaik ärztlichen Handelns sein. Noch wird ärztliches Tun wesentlich durch Erfahrung und Intuition bereichert.

Die „Droge Arzt“ und der Placeboeffekt

Nicht zu unterschätzen ist bei jeder Behandlung die Wirkung der „Droge Arzt“, die allein schon zum Therapieerfolg beiträgt (der Begriff wurde 1957 vom Psychoanalytiker und Arzt Michael Balint eingeführt). Wenn der Arzt in der Lage ist, eine heilsame Beziehung zum Patienten aufzubauen, wenn er erkennt, wie der Patient seine wichtigsten Lebenspotentiale unterdrückt oder wie sehr das soziale Umfeld seine Krankheit triggert und unterstützt, wenn er in der Lage ist, ihm echte Empathie entgegenzubringen, so heilt das oft mehr als reine Chemie.

Der „zuhörenden“ und „sprechenden“ Medizin sollte wieder mehr Bedeutung geschenkt werden. Doch leider „rechnet“ sich das nicht, schließlich könnte der Arzt in der halben Stunde, die er einem Patienten widmet, 10 oder 20 andere „geschafft“ haben, ein wirtschaftlicher Faktor, den der Arzt bei den „gedeckelten“ Honoraren leider mit bedenken muss, sofern ihm seine finanzielle Situation auch noch am Herzen liegt.

In der wissenschaftlichen Medizin wird die „Droge Arzt“ gerne als Placeboeffekt abqualifiziert. Umso interessanter ist es, dass sich dieser Placeboeffekt inzwischen wissenschaftlich beweisen lässt. Das Wort Placebo leitet sich vom lateinischen Wort *placere* ab. Placebo heißt „ich werde gefallen“ und in dem Sinne benutzt, dass durch eine eigentlich nicht wirksame Substanz ein Scheineffekt hervorgerufen wird. Der Placeboeffekt meint, dass positive Erwartungen nach Einnahme eines Medikamentes oder Anwendung eines Verfahrens Symptome bessern oder verschwinden lassen können. Da in der kausal-analytischen Medizin eine Wirksamkeit (z. B. Kopfschmerzen sind weg) nur durch eine wirksame Ursache (Aspirin) entstehen kann, wurde der Placeboeffekt als „psychogene“ und damit nicht „echte“ Wirkung lange belächelt.

Inzwischen gibt es kontrollierte wissenschaftliche Studien, die die Wirksamkeit von Scheinmedikamenten beweisen

Bei Asthmapatienten konnte z. B. gezeigt werden, dass „Zuckerpillen" eine signifikante Besserung der Symptome hervorriefen. In einer Studie wurden 7000 depressive Patienten sechs Wochen lang mit Antidepressiva oder Placebo behandelt. Es zeigte sich, dass die Scheinmedizin (Placebo) 80 % der Wirksamkeit der Antidepressiva erreichte und in der Lage war, die depressive Verstimmung der Patienten aufzuhellen. Die psychodynamische Wirkung der Scheinmedikamente ist also identisch mit den Veränderungen, die durch „echte" Chemie hervorgerufen wurde. Die innere Einstellung des Patienten ruft offensichtlich im Gehirn ähnliche biochemische Reaktionen hervor wie das Medikament. Durch Umschulung und Umschaltung des Bewusstseins kann man die Körperfunktionen beeinflussen.

„Der Geist steuert die Materie in jedem Augenblick."
(U. Warnke)

„Ganzheitliche Medizin"

Die Psyche kann krank machen oder Heilung blockieren, und so kann auch nur über die Psyche selbst ein Heilungsprozess in Gang gesetzt werden. Heilung entsteht im Innersten des Menschen. Was heilt, wissen wir nicht, aber dass auch komplementärmedizinische Methoden dazu beitragen können, ist uralte Erfahrung. Da aber wissenschaftliche Daten immer höher eingeschätzt werden als Erfahrung und Erfolgsbeobachtungen aus der Praxis, hat die WHO im Jahre 2002 erstmals einen globalen Strategieplan zur Förderung der traditionellen und alternativen Medizin vorgelegt. Zu den Zielen gehört die systematische

Untersuchung der Wirksamkeit und Sicherheit von Naturheilverfahren und alternativen Arzneimitteln. Die WHO fordert in ihrem Strategieplan alle 190 Mitgliedsstaaten auf, sich für die Förderung der Naturheilkunde einzusetzen, da sie von größter Bedeutung sei. Im fiskalischen Jahr 2003 hat die amerikanische Regierung über 220 Millionen Dollar in die Forschung für komplementäre und alternative Medizin gesteckt. In fast allen führenden medizinischen Hochschulen in den USA gibt es heute Abteilungen für integrative Medizin und entsprechende Ausbildungsstätten für Studierende und Ärzte.

In Deutschland ist dies nur ansatzweise der Fall. Es ist unverzeihlich, dass in Deutschland, wo ein hohes Maß an traditionellem naturheilkundlichem Erfahrungswissen entwickelt und aufrechterhalten wurde, die Forschung auf diesem Gebiet ein geradezu kümmerliches Dasein führt. Entsprechende Fördermittel werden praktisch nicht vergeben. Da die Gelder für Forschungsvorhaben insgesamt extrem knapp sind, wird fast ausschließlich in Apparate, Labors etc. investiert, um schulmedizinische Forschung voranzutreiben, derzeit besonders Genforschung und Gentechnologien.

Meine eigenen Forschungen mit Autogenem Training, Hypnose und Musikmedizin haben glücklicherweise kein Geld gekostet. Die sehr aufwendigen Forschungen zur Musiktherapie (Erstellung einer therapeutischen CD, EEG-Gerät, Biofeedbackgerät etc.) waren allerdings nur mit Geld aus dem Continentale Förderpreis für Naturheilkunde und mit Fördermitteln der Karl und Veronica Carstens-Stiftung durchführbar.

Unsere Studien zielten im Wesentlichen darauf ab zu zeigen, dass Entspannungsmethoden in der Lage sind, enorme Wirkungen im Körper hervorzurufen. So konnten wir mit allen drei erforschten Verfahren (Autogenes Training, Hypnose, Musikmedizin) die Effekte auf den Augeninnendruck, auf Puls,

Blutdruck, Atmung, Augendurchblutung, Hirnströme (besonders α-Rhythmus im EEG) und Stresshormone im Blut nachweisen. Seelisch-körperliche Interaktionen und die Wirkungsweise komplementärer Therapieformen lassen sich auf diese Weise wissenschaftlich belegen.

Der Einfluss psychischer Vorgänge auf den Körper wird auch in der Krebstherapie gezielt eingesetzt. So kann man mit reinen Visualisierungsübungen (Vorstellungsübungen) die Zahl der Killerzellen (spezifische weiße Blutkörperchen, spezifische Lymphozyten) im Blut erhöhen. Begleitende Gesprächs- und Gruppentherapien können die Überlebenszeit von schwer brustkrebskranken Frauen deutlich verlängern.

O. C. Simonton, Stephanie Matthews Simonton,
James Creighton: *Wieder gesund werden,* mit Audio-CD.
Eine Anleitung zur Aktivierung der Selbstheilungskräfte
für Krebspatienten und ihre Angehörigen.
rororo Taschenbücher 2001

Bei Heilung scheint es grundsätzlich darum zu gehen, ein heilendes Feld aufzubauen. Ob das von der Persönlichkeit des Therapeuten, d.h. seinem „inneren Arzt“ ausgeht oder ob andere Therapiemöglichkeiten in der Lage sind, dem Patienten die fehlende Energie zu vermitteln, ist nicht wichtig. Es gilt, im Patienten den eigenen inneren Heilungsprozess zu wecken. Das erfordert von Ärzten ein Umdenken und Bereitschaft zum Loslassen gewohnter therapeutischer Schemata sowie das Kennenlernen anderer Möglichkeiten zum Heil des Patienten. Auch der Patient bedarf seinerseits dringend einer anderen Einstellung zu sich, zu seinem Körper und den psychischen Bedingungen. Auch er muss erkennen, dass ein passives Reparierenlassen seiner Körpermaschine die eigentlichen Probleme nicht löst.

Schulmedizin oder Komplementärmedizin?

Die Schulmedizin hat den Menschen allzu vereinfachend zum Objekt gemacht und erinnert sich nur sehr allmählich daran, dass Therapie nur gelingen kann, wenn eine Beziehung zwischen Arzt und Patient entsteht, in der beide sich in ihrer Ganzheit sehen, erkennen und kommunizieren. Wahre Therapie stößt, wenn sie ein Anstoß im wahrsten Sinne des Wortes sein soll, zum Zentrum der Persönlichkeit vor, wo schmerzliche Selbsterkenntnis und innere Wandlung unumgänglich sind.

Claudia Witt (Hrsg.): *Der gute Arzt aus interdisziplinärer Sicht.* Ergebnisse eines Expertentreffens.
Essen: KVC 2010

Die Methoden der Komplementärmedizin werden immer als „ganzheitlich" bezeichnet, womit gemeint ist, dass ihre Therapien im körperlichen und seelischen Bereich wirken.

Welches Therapiesetting erforderlich ist, hängt von der individuellen Situation und der Aufgeschlossenheit des Patienten ab, sowie von seiner Vorliebe für bestimmte therapeutische Verfahren. Grundsätzlich sollten die Therapie und die Bewusstseinsebene des Patienten korrespondieren. Menschen, die sich mit ihrer Krankheit und deren Bedeutung nicht gerne gedanklich und gefühlsmäßig auseinandersetzen, sind tatsächlich am besten und ausschließlich schulmedizinisch versorgt. Andere, die ganzheitliche Aspekte mit einbeziehen, überlegen sich zu Recht, ob sie die Schulmedizin zunächst nur als Diagnostikum und Basistherapie auf dem Weg zur Gesundung benutzen, um dann ergänzend andere Therapieformen zu wählen. Möglich ist es auch, primär Komplementärmedizin zu wählen und Schulmedizin nur im Notfall zu beanspruchen.

Jede strenge Einseitigkeit sollte aber vermieden werden. Schulmedizin und Komplementärmedizin sollten sich kooperativ ergänzen, um eine Erfahrungsmedizin auf allen Ebenen zu werden. Komplementärmedizin ist weder ein Konkurrent, der die Biomedizin ersetzen könnte, noch ein Bündel von Zusatztherapien. Sie ist auch eine Einstellung zur Krankheit, die aber den Ausschließlichkeitsanspruch des biomedizinischen Modells in Frage stellt.

Unkonventionelle Verfahren bergen, wie andere Verfahren auch, Chancen und Risiken zugleich. Will man sie jedoch als anerkannte Methoden in das therapeutische Spektrum miteinbeziehen, so sind mehr kontrollierte Studien erforderlich, denn Sachargumente und nicht die rein ideologischen Einstellungen sollen über ihre Anwendung entscheiden.

Neuorientierung und Sinn

Viele Menschen erkranken an dem für sie nicht erkennbaren, also scheinbar fehlenden Sinn ihres Daseins. Die Kirchen helfen den modernen Menschen in der Sinnsuche nicht ausreichend weiter, und die Psychotherapeuten sind oft nicht in der Lage, dem Patienten auf diesem Weg Hilfen anzubieten, da sie die spirituellen Grundbedürfnisse des Menschen wohl manchmal sehen, aber nicht befriedigen können. C. G. Jung erkannte bereits, dass die Ursache von Neurosen häufig das Gefühl von Sinnlosigkeit und Ziellosigkeit ist. Er sieht dies als eine universelle Zeitneurose in einer Zeit, in der fundamentale Werte gefährlich schwinden und psychische wie spirituelle Desorientierung um sich greift. So bieten die Individuationstherapie nach Jung oder auch die Logotherapie von Frankl Möglichkeiten der Neurorientierung. Diese Neuorientierung kann natürlich in verschiedenen Lebensphasen einen jeweils unterschiedlichen Inhalt haben. Als Sinn definiert Frankl die „Möglichkeit vor dem Hintergrund der Wirklichkeit". Dabei kann man versuchen, zwei Fragestellungen in Übereinstimmung zu bringen, um einen persönlichen existentiellen Sinn zu schaffen:

1. Was erwarte ich vom Leben?
2. Was will das Leben von mir, das ich tue?

Frankl sagt: „Der Mensch muss lernen, sich liebend zu überschreiten, anstatt ums Geliebtwerden zu zittern." Jeder Mensch streckt sich irgendwann suchend nach einer göttlichen Geborgenheit aus, und Frankl sagt weiter: „Am Grunde unseres Seins liegt eine Sehnsucht, die dermaßen unstillbar ist, dass sie gar nichts anderes meinen kann als ‚Gott'." Er betrachtet alle Therapieversuche unvollständig, wenn sie nicht in ein konstruktiv gestaltetes Lebensprinzip eingebettet sind. Dieses Prinzip bestimmt die Einstellung zu sich selbst, zu seinem Körper, zu seinen Symptomen, zur persönlichen Bedeutung des Lebens, schlechthin der Sinnfrage.

Dazu ist es notwendig anzuerkennen, dass es ein positives und heilendes Prinzip gibt, das in jedem Organismus in seiner leiblich-seelischen Einheit verankert ist und dieses für sich selbst auch zuzulassen. Wie immer man dieses Prinzip nennen mag, das Unbewusste, die inneren Prozesse oder das höhere Selbst, stets weist es sich als positiv und heilend aus. Der Glaube an die Mobilisierung der heilenden Kräfte ist natürlich – im Sinne einer sich selbst erfüllenden Prophezeiung und Aktivierung eines heilenden Energiefeldes.

J. H. Schultz (der das Autogene Training entwickelte) spricht von den Gesundungskräften der Seele, über die jeder Mensch grundsätzlich verfügt. Bei Heilung geht es nicht um einen „Bazillus", der vernichtet werden muss, sondern um die eigene Seele, mit der der Mensch wieder vertraut werden muss. Das geht aber nicht mit logischem Verstand, mit Analysen, Worten oder Lehren, sondern viel eher mit Methoden, die das Gefühl und damit die in das Unterbewusstsein verdrängten Emotionalbereiche unmittelbar ansprechen, z. B. Autogenes Training, Musiktherapie, Hypnose, Kreativtherapien, Meditation und vieles andere mehr. Besonders im Zustand der Entspannung wächst Aufmerksamkeit und Lenkbarkeit im Bereich des Unterbewusstseins. Der Mensch wird stufenweise im Emotionalbereich mit sich selbst vertraut, Spannungen und Komplexe lösen sich, und es wächst aus der Tiefe des Unterbewusstseins ein eigenes Selbstvertrauen.

Energiemedizin

Der Ausdruck Energiemedizin (Energetic Medicine) stammt aus den USA und bedeutet, dass bei diesen Therapieformen bestimmte Energiefelder zur Heilung eingesetzt werden. Dies können physikalische, elektromagnetische Energien oder auch Schallwellen sein, mechanische Vibrationen, Lichtwellen und eine Kraft, die den Körper zur Heilung anregt. Sie wird in China und Japan als Chi bezeichnet, in Indien als Prana oder auch als „Orgonenergie" nach W. Reich.

Die Idee der Energiefeldtherapie liegt schon der Traditionellen Chinesischen Medizin zugrunde. Sie ist auch Grundlage von zahlreichen anderen komplementären Therapieformen: Ayurveda, Yogamedizin, Therapeutic Touch (Handauflegen), Geistheilung, Bachblütentherapie, schamanistische Heilweisen, Reiki, TaiChi, taoistische Medizin, Bioresonanztherapie, Fernheilung und Beten sowie geistiges Heilen.

Der Mensch hat mehr als je zuvor die Möglichkeit, sich vom Erleidenden zum Gestaltenden des Lebens emporzuschwingen. Er kann durch Autosuggestion oder Meditation und andere

Möglichkeiten sich selbst verändern, indem er die Gesetze des Lebens wahrnimmt und achtet und sich von seiner unendlichen inneren Kraft und Weisheit tragen und leiten lässt.

„Wenn ein Arzt eine Neuralgie mit Aspirin oder Morphium,
der andere mit Hypnose oder Analyse behandelt,
so behandeln sie nur scheinbar ganz dasselbe.
Gegenstand, Wirkung und Ideal sind doch verschieden."
(Viktor von Weizsäcker)

Das Wichtigste in Kürze:
Es ist nicht einfach, aber wichtig, für sich persönlich den „richtigen" Arzt zu finden. Denn bei jeder Behandlung spielt die „Droge Arzt" eine wesentliche Rolle. Die Wahl der Therapiemethode, alternativ oder schulmedizinisch, hängt von der individuellen Situation und der Aufgeschlossenheit des Patienten ab. Es gibt Patienten, die sich ausschließlich schulmedizinisch oder ausschließlich alternativ behandeln lassen. Andere kombinieren die beiden Therapiemethoden. Zusätzlich gibt es Therapieformen (z. B. Energiemedizin), die bewusstseinsverändernd wirken und dadurch den Menschen zur Ganzheit führen können.

NACHWORT

In der vorliegenden Neuauflage wurden einige Passagen gekürzt oder weggelassen, weil sie uns doch zu speziell und für die Mehrzahl der Leserinnen und Leser nicht ausreichend interessant erschienen. Wir hoffen aber, dass Ihnen beim Lesen das eine oder andere bewusst geworden ist, hier oder dort ein Aha-Erlebnis geschah und in Ihnen etwas angerührt wurde, in Bewegung geriet.

Jeder Mensch ist in hohem Maße dafür verantwortlich, welchen Verlauf sein Leben nimmt. Es gibt immer verschiedene Möglichkeiten, auf Ereignisse zu reagieren, wie immer auch unsere Entscheidung ausfällt, sie beeinflusst unser weiteres Leben. Wir sind keine passiven Zuschauer und Erleider des Dramas unseres Lebens, sondern aktive eigenverantwortliche Gestalter. Wir müssen die Verantwortung für die Lebensform, die wir uns selbst schaffen, auch für Krankheit und Gesundheit übernehmen. Dazu gehört, sich selbst richtig sehen und annehmen zu lernen, sich von der Vergangenheit zu lösen, sich selbst und anderen zu vergeben und das Herz der Liebe zu öffnen, d.h. der Liebe zu sich selbst und gleichermaßen zu anderen. Dieses sind Notwendigkeiten (um die Not zu wenden) zur Entwicklung eines sinnerfüllten Lebens, die durch Krankheit initiiert werden können. Augenkrankheiten wollen zu einer neuen Sehweise Anlass geben: Also schauen Sie hin, nehmen Sie wahr!

DANKSAGUNG

Dankbar muss ich zunächst dem Leben und Schicksal gegenüber sein. Es nötigte mich durch eigene Erfahrung von Operationen, Unfällen und Krankheit, eine andere, d.h. die schulmedizinisch ergänzende Sehweise zu entwickeln. Ich brauchte viele Jahre, um selbst Probleme, Zusammenhänge und Bedeutungen von Krankheiten zu durchschauen. Immer mehr wurde mir dann auch im Umgang mit Augenkranken bewusst, wie stark der seelische Anteil am Krankheitsgeschehen ist. Daraus entstand der Wunsch, meinen Patienten und Lesern bewusst zu machen, dass Krankheit immer einen Sinn hat.

Begleitet auf diesem Weg der eigenen Erkenntnis haben mich viele Menschen, denen ich sehr dankbar bin, selbst jenen, die mir erhebliche Widerstände entgegensetzten. So entstand nun dieses Buch im Zusammenhang mit dem vorigen *Keine Angst vor Grünem Star*. Das Buch über den Grünen Star haben wir absichtlich separat herausgebracht; es geht besonders intensiv auf die dritthäufigste Erblindungsursache in der Welt ein und bietet zusätzlich die wissenschaftlich überprüfte Entspannungs-CD an. In dem hier vorliegenden Buch geht es um eine umfassendere Sicht der Bezüge von Krankheit und Gesundheit, Sehstörungen und Augenkrankheiten.

Dem KVC Verlag gilt mein Dank für die stete Unterstützung. Frau Dr. Frühwald als Lektorin und Verlagsleiterin adäquat zu danken, scheint unmöglich. Sie hat mein Manuskript sowie die Neuauflage in akribischer Kleinarbeit in die vorliegende Form gebracht, was viel Arbeit bedeutete. Wir beide zusammen sind eigentlich das „Dream-Team“ hinter diesem Buch.

Meine herrliche Familie begleitete mich dankenswerter Weise mit viel Verständnis durch die Zeit des Schreibens, mussten sie doch manches Wochenende auf mich verzichten, weil ich am Schreibtisch verschwunden war.

Allen genannten und ungenannten Helfern, auch vielen Patienten, die mich an Erfahrung reich gemacht haben, sei von Herzen gedankt.

ANHANG

Wie und wo Sie Hilfe finden können

1. Hilfsmittel

Hier soll auf Hilfsmittel hingewiesen werden, die nicht der Therapie dienen, sondern der Bewältigung eines nicht mehr zu ändernden Sehschärfeverlustes als Endresultat verschiedener Augenerkrankungen.

Es gibt viele Hilfsmittel für Sehbehinderte oder Blinde, die das Leben erleichtern. Von sprechenden Uhren angefangen bis zum sprechenden Blindencomputer gibt es permanent neue technische Entwicklungen, die hilfreich sind. Auskunft geben die entsprechenden Verbände.

Für ältere Patienten mit Makuladegeneration empfiehlt sich z.B. ein Blindenstock, damit die Umwelt erkennt, dass hier ein Sehgeschädigter ist. Auch gibt es Bildschirmvergrößerer für Fernseher, oder Fernsehlesegeräte, Blindenhörbüchereien u.v.a.m.

Fragen Sie Ihren Augenarzt auch, ob und wann Ihnen staatlich finanzielle Hilfe zusteht, z.B. Sehbehinderten- oder Blindengeld! Die Richtlinien sind bedauerlicherweise von Bundesland zu Bundesland sehr unterschiedlich, Ihr Augenarzt weiß jedoch darüber Bescheid und wird für Sie einen entsprechenden Antrag fürs Versorgungsamt vorbereiten, damit Ihnen ein Schwerbehinderten-Ausweis bzw. eine Bescheinigung zur Berechtigung von Sehbehinderten- oder Blindengeld zur Verfügung gestellt wird.

2. Wichtige Adressen (in alphabetischer Reihenfolge)

„Augenstern e. V."
Kontakt: Frau Prof. Dr. med. Alina Zubcov-Iwantscheff
PF 500951, 60397 Frankfurt
www.augenstern-ev.de

Akademie des Sehens e. V.
Hohenzollernring 70, 48145 Münster
www.muenster.org/ads

Bayerische Blindenhörbücherei
Lothstraße 62, 80335 München
www.bbsb.org/unser_angebot/blindenhoerbuecherei.php

Berufsförderungswerk Düren gGmbH
Zentrum für berufliche Bildung blinder und sehbehinderter Menschen
Karl-Arnold-Straße 132–134, 52349 Düren
www.bfw-dueren.de

Bund zur Förderung Sehbehinderter
Beratungsstelle für Sehbehinderte
Graf-Adolf-Str. 67, 40210 Düsseldorf
www.bfs-ev.de

Christoffel-Blindenmission
Nibelungenstraße 124, 64625 Bensheim
Büro Potsdam: Paul-Neumann-Str. 55, 14482 Potsdam
www.cbm.de

Deutsche Blindenstudienanstalt e. V. (DBStA)
Bildungs- und Hilfsmittelzentrum für Blinde und Sehbehinderte
Am Schlag 8, 35037 Marburg
www.blista.de

Deutscher Blinden- und Sehbehindertenverband e. V.
Rungestraße 19, 10179 Berlin
www.dbsv.org
Über den DBSV können Sie zahlreiche weitere Adressen erfahren.

Deutsche Uveitis Arbeitsgemeinschaft (DUAG)
Forsthausstraße 6, 35792 Löhnberg
www.duag.org

Deutsches Komitee zur Verhütung der Blindheit
www.dkvb.org

Deutsches Blindenhilfswerk e. V.
Schulte-Marxloh-Str. 15, 47169 Duisburg
www.blindenhilfswerk.de

Deutscher Verein der Blinden und Sehbehinderten in Studium und Beruf e. V. (DVBS)
Frauenbergstr. 8, 35039 Marburg
www.dvbs-online.de

Low Vision-Stiftung GmbH
Ohmstraße 7, 97076 Würzburg
www.lowvision-stiftung.de

Nikolauspflege – Stiftung für blinde und sehbehinderte Menschen
Fritz-Elsas-Straße 38, 70174 Stuttgart
www.nikolauspflege.de

PRO RETINA
Selbsthilfevereinigung von Menschen mit Netzhautdegenerationen
Vaalser Str. 108, 52074 Aachen
www.pro-retina.de

Sehbehinderten- und Blinden-Zentrum Edith Stein
Pater-Setzer-Platz 1, 85716 Unterschleißheim
www.sbz.de

Uveitis Selbsthilfe
www.uveitis-selbsthilfe.de

Verein für Gesundes Sehen e. V.
www.verein-gesundes-sehen.de

3. Augenärztliche Vereinigungen

Berufsverband der Augenärzte Deutschlands e. V. (BVA)
Tersteegenstr. 12, 40474 Düsseldorf
www.augeninfo.de

Deutsche Ophthalmologische Gesellschaft e. V. (DOG)
Platenstr. 1, 80336 München
www.dog.org

Gesellschaft für ganzheitliche Augenheilkunde e. V.
Hospitalstr. 89, 7877 Wertheim
www.ophthalmologie.de

Initiativgruppe Früherkennung diabetischer Augenerkrankungen (IfdA)
www.die-ifda.de

Initiativkreis zur Glaukom-Früherkennung
www.glaukom.de

Österreichische Ophthalmologische Gesellschaft (ÖDG)
Schlösselgasse 9/2, A-1080 Wien
www.augen.at

Schweizerische Ophthalmologische Gesellschaft (SOG)
Berneckerstrasse 26, CH-9435 Heerbrugg
www.sog-sso.ch

4. Komplementärmedizinische Forschungsstätten

Charité – Universitätsmedizin Berlin – Institut für Sozialmedizin, Epidemiologie und Gesundheitsökonomie:

- Professur zur Erforschung der Komplementärmedizin (Prof. Dr. Claudia Witt), Luisenstr. 57, 10117 Berlin
- Professur für Naturheilkunde (Prof. Dr. Benno Brinkhaus), Luisenstr. 57, 10117 Berlin
- Professur für Naturheilkunde (Prof. Dr. Andreas Michalsen) Immanuel Krankenhaus, Am Kleinen Wannsee, 14109 Berlin

http://epidemiologie.charite.de/forschung/projektbereich_komplementaermedizin

Lehrstuhl für Naturheilkunde der Alfried Krupp von Bohlen und Halbach-Stiftung an der Universität Duisburg-Essen (Prof. Dr. Gustav Dobos)
Kliniken Essen-Mitte, Knappschafts-Krankenhaus, Klinik für Naturheilkunde und Integrative Medizin
Am Deimelsberg 34a, 45276 Essen
www.uni-due.de/naturheilkunde

Professur für Forschungsmethodik Komplementäre Medizin und Heilkunde (Prof. Dr. Harald Walach)
Institut für transkulturelle Gesundheitswissenschaften, Europa-Universität Viadrina Frankfurt (Oder)
Große Scharrnstraße 59, 15230 Frankfurt (Oder)
www.europa-uni.de/de/forschung/institut/institut_intrag/forschung

Uni-Zentrum Naturheilkunde (Dr. Roman Huber)
Institut für Umweltmedizin und Krankenhaushygiene
Breisacher Straße 115b, 79106 Freiburg
www.uniklinik-freiburg.de/iuk/live/unizentrumnaturheilkunde.html

HanseMerkur Zentrum für Traditionelle Chinesische Medizin am Universitätsklinikum Hamburg-Eppendorf (Dr. Sven Schröder)
Martinistraße 52, Haus Ost 55 (055), 20246 Hamburg
http://tcm-am-uke.de

Kompetenzzentrum für Komplementärmedizin und Naturheilkunde (KoKoNat) (Prof. Dr. Dieter Melchart)
Klinikum rechts der Isar, Technische Universität München
Kaiserstr. 9, 80801 München
www.lrz.de/~ZentrumfuerNaturheilkunde/
(neue Website im Aufbau)

Lehrstuhl für Naturheilkunde (Prof. Dr. Karin Kraft)
Klinik und Poliklinik für Innere Medizin
Ernst-Heydemann-Straße 6, 18057 Rostock
www.naturheilkunde.uni-rostock.de

Gerhard Kienle Lehrstuhl für Medizintheorie, Integrative und Anthroposophische Medizin
Fakultät für Gesundheit, Zentrum für Integrative Medizin
Gemeinschaftskrankenhaus
Gerhard Kienle Weg 4, 58313 Herdecke
Prof. Dr. Peter Heusser (Lehrstuhlinhaber)
Prof. Dr. Thomas Ostermann
Prof. Dr. Arndt Büssing
www.uni-wh.de/gesundheit/lehrstuhl-medizintheorie

WÖRTERBUCH

Adrenalin: körpereigener Botenstoff (Hormon), der vor allem im vegetativen Nervensystem wirkt; in Stresssituationen wird er vermehrt produziert (Pulsbeschleunigung, Bluthochdruck etc.).

Akkommodation: Fähigkeit des Auges, sich durch die Veränderung der Linsenform auf unterschiedliche Entfernungen anzupassen; beim Nahsehen ist die Linse verdickt, beim Sehen in die Ferne abgeflacht.

Allergen: allergieauslösender Stoff

Amblyopie: Schwachsichtigkeit; sie entsteht z. B. durch die dauerhafte Unterdrückung der Sehinformation eines Auges.

Angiogramm: Gefäßdarstellung

Antigen: Stoff, der die Bildung von Antikörpern bewirkt; die Antikörper wiederum machen den als fremd erscheinenden Stoff dann unschädlich.

Antikörper: Abwehrstoffe des Körpers, die zur Beseitigung der von außen kommenden artfremden Stoffe (Antigene) gebildet wird

Arteriosklerose: Verengung der Arterien durch Ablagerungen, Verdickungen oder Umbau der Arterienwand

Autoantikörper: Antikörper, die nicht gegen artfremde, sondern gegen körpereigene Substanzen oder Zellen und Gewebe wirken

Autoregulation: Selbstregulation eines biologischen Systems; hier: Fähigkeit der Netzhautgefäße, die Durchblutung auch bei Abfall des allgemeinen Blutdruckes im Körper ganz eigenständig zu regulieren.

Autosuggestion: selbst herbeigeführte Beeinflussung und Veränderung des Bewusstseins

Betablocker: Substanzen, die die Wirkung der Stresshormone Noradrenalin und Adrenalin hemmen; die Herzfrequenz wird gesenkt, die Pumpleistung vermindert, somit sinkt auch der Blutdruck. Im Auge bewirken Betablocker eine Reduzierung der Kammerwasserproduktion (Glaukommedikament).

Blepharitis: Entzündung des Augenlides; das Wort wird gebildet aus dem griechischen Wort *blepharon* = Augenlid und der Nachsilbe -itis, die für alle Entzündungen benutzt wird.

Blepharospasmus: Lidkrampf (*blepharon* = Augenlid und Spasmus = Krampf)

Brechkraft: die Stärke, mit der Lichtstrahlen gebündelt werden; sie wird in Dioptrien (dpt) gemessen. Die normale Brechkraft der Hornhaut ist etwa 43 Dioptrien, die Gesamtbrechkraft des Auges beträgt 59 Dioptrien.

Brechung (siehe Refraktion)

Buphthalmus: große Augen mit einem vergrößerten Hornhautdurchmesser (bei angeborenem Grünen Star)

Dakryoadenitis: Tränendrüsenentzündung (*dakryon* = Träne, Adenitis = Drüsenentzündung)

Dakryozystitis: Tränensackentzündung (Zyste = Hohlraum)

Dioptrien: Messeinheit für die Brechkraft (siehe dort)

EEG: Elektroenzephalogramm, Messung der Gehirnströme

Endothelin: körpereigener Botenstoff (Hormon), der von den Gefäßinnenzellen gebildet wird; in Stresssituationen wird er vermehrt produziert und führt dann u. a. zu Gefäßverengung.

Epigenetik: ein Zweig der Biologie, der darstellt, wie, warum und wodurch unsere Gene beeinflusst werden, und aufzeigt, wie Stress oder Umweltbedingungen auf die Gene unserer Zellen einwirken

Freie Radikale und Radikalfänger: Freie Radikale sind Formen von Sauerstoff, die z. B. bei der Atmung im Körper entstehen. Sie sind eigentlich nützlich, da sie Mikroorganismen abwehren und Fremdsubstanzen abbauen. Wenn aber die Zahl der freien Radikale stark zunimmt (z. B. durch Umweltgifte, zu starke Sonneneinstrahlung), helfen sie den Giften sogar, sich im Körper auszubreiten. Freie Radikale sind vor allem für den Alterungsprozess zuständig, sie lassen die Zellen „rosten". Man vermutet außerdem, dass sie bei der Entstehung schwerer chronischer Erkrankungen (z. B. Krebs) eine Rolle spielen. Als Schutzfunktion gegen den Angriff der freien Radikale auf die Körperzellen hat der Körper Substanzen zur Verfügung, die Radikalfänger oder Antioxidanzien heißen. Radikalfänger kann man unterstützend zu sich nehmen, um gesund zu bleiben. Die wichtigsten sind Vitamin C, Vitamin E, Beta-Carotin, Zink, Selen und Glutathion. Auch Coenzym Q 10, Mariendistel, Curcumin oder Traubenkern-Extrakt schützen die Zellen.

Ganglienzellen: Nervenzellen der Netzhaut oder des Gehirns

Gen: Grundeinheit bzw. Träger der Erbinformation; im menschlichen Körper sind 40 000–100 000 Gene, die jeweils eine verschlüsselte Information für ein bestimmtes Merkmal des Organismus darstellen.

Hämodynamik: Bewegung des Blutes im Gefäßsystem, z. B. Blutdruck und -volumen, Fließeigenschaft des Blutes etc.

Hautleitwert: Der elektrische Widerstand der Haut ist u. a. abhängig von der seelischen Situation. Angstschweiß z. B. macht die Haut feuchter, was den elektrischen Widerstand herabsetzt. Entspannung geht dagegen mit einer Erhöhung des Hautwiderstandes einher. Dies ist messbar (Prinzip des Lügendetektors).

Heterophorie: vorübergehendes Abweichen der Augen von ihrer Primärstellung (d. h. von den parallelen Blicklinien)

Hyperopie: Weitsichtigkeit

Iridektomie: Irisausschneidung (zur Aufhebung des Kammerwinkelblocks im Glaukomanfall)
Iris: Regenbogenhaut
irreversibel: unwiederbringlich, nicht rückgängig zu machen
Kapselfibrose: auch Nachstar genannt; gelegentliche Trübung der Linsenkapsel nach einer Staroperation
Katarakt: auch Cataract oder Grauer Star; Linsentrübung
Keratitis: Hornhautentzündung (*keras, keratos* = Horn, Hornhaut)
Keratokonus: nicht entzündliche und meist fortschreitende Erkrankung der Hornhaut, bei der die charakteristische Vorwölbung eine konische (kegelartige) Form aufweist
Kolobome: Gewebedefekte des Auges bzw. Stellen, an denen Spalten entstanden sind; sie sind in der Regel angeborene Fehlbildungen. Im Rahmen von Augenoperationen werden sie unter Umständen bewusst angelegt. Die Iridektomie (siehe dort) entspricht einem operativen Kolobom.
Konjunktivitis: Bindehautentzündung
Konvergenz: Anpassung des Auges an nahe Gegenstände über die Achsenstellung; wenn ein Gegenstand in der Nähe angesehen wird, drehen sich die Augen automatisch nach innen.
Makrophthalmus: zu groß gewachsenes Auge
Makula: Stelle des schärfsten Sehens der Netzhaut
Makuladegeneration: Erkrankung der Netzhautmitte, bei der die Gewebe der Makula untergehen und somit kein Scharf- und Nahsehen mehr ermöglichen
Mikrophthalmus: zu klein gewachsenes Auge
Motilitätsstörung: Störung in der Bewegung des Augapfels, die zu Schielen oder Doppelbilder sehen führt
Myopie: Kurzsichtigkeit
Nervus opticus: Sehnerv

Nekrose: Untergang, Absterben von Gewebe

Nystagmus: Beidseitige und unwillkürliche Ruckbewegungen (Zittern) der Augen

Ophthalmologie: Augenheilkunde

Opticusneuropathie: Erkrankung des Sehnervs

Papille: Sehnervenscheibe, Anteil des Sehnervs, der im Auge sichtbar ist; ihm entspricht der blinde Fleck, eine Stelle im Gesichtsfeld, an der man nichts sehen kann, weil dort keine Stäbchen und Zapfen, sondern nur Sehnervenfasern sind.

Parasympathikus: Teil des vegetativen/autonomen Nervensystems; er regelt z. B. die Verdauung und die Verengung der Pupille. Der Parasympathikus ist quasi ein Gegenspieler des Sympathikus (s. u.). Der Parasympathikus ist in der Ruhe, der Sympathikus bei Anspannung aktiv.

Presbyopie: Altersweitsichtigkeit

Psychodynamik: Begriff aus der Psychoanalyse und hier die Annahme, dass die einzelnen Persönlichkeitsanteile (Ich, Es, Über-Ich) in Spannung zueinander stehen und sich gegenseitig beeinflussen; aus dieser Spannung erklären sich dann seelische Hintergründe von Erkrankungen.

Psychosomatik: Krankheitslehre, bei der die Auswirkungen von geistigen (psychischen) Einflüssen auf körperliche (somatische) Beschwerden untersucht wird

Pupille: Sehöffnung in der Mitte der Iris

Refraktion: Lichtbrechung; in der Augenheilkunde versteht man unter Refraktion oder Brechung die Beziehung der Gesamtbrechkraft aller optischen Teile zur Achsenlänge des Auges.

Retina: Netzhaut

retinale Ganglienzellen: Nervenzellen der Netzhaut

Retrobulbärneuritis: Entzündung des Sehnervs im Bereich zwischen Auge und Gehirn

Sehnervenscheibe: (siehe Papille)

Sklera: Lederhaut, weißes Stützgewebe des Auges, das für die runde Form sorgt

Stäbchen: lichtempfindliche Zellen (Photorezeptoren) der Netzhaut; sie ermöglichen das Sehen bei Dunkelheit, das Schwarz-Weiß-Sehen und die Bewegungswahrnehmung.

Stoffwechsel: Die Funktionen des menschlichen Körpers beruhen auf chemischen Reaktionen. Dabei werden ständig Stoffe aufgenommen (z. B. über die Nahrung oder die Atmung), sie werden abgebaut, umgewandelt oder ausgeschieden. Die Gesamtheit dieser Vorgänge nennt man Stoffwechsel.

Strabismus: Schielen; beim Blick in die Ferne weichen die normalerweise parallel gestellten Augenachsen von der Parallele ab.

Superinfektion: eine infektiöse Entzündung durch Erreger wie Bakterien oder Viren, die sich auf geschwächte Bereiche des Körpers aufpfropft

Sympathikus: Teil des vegetativen/autonomen Nervensystems; sein Botenstoff ist das Adrenalin. Der Sympathikus ist ein Gegenspieler des Parasympathikus. Der Parasympathikus ist in der Ruhe, der Sympathikus im Tagesverlauf und bei Anspannung aktiv.

Tonus: Spannung der Muskeln

Uvea: Aderhaut oder Gefäßhaut; sie sorgt für die Durchblutung und Ernährung des Auges.

Vasospasmus: Verkrampfungen der Blutgefäße, die z. B. durch Adrenalin, Endothelin oder lokale Einflüsse (z. B. Kälte) ausgelöst werden; Patienten mit vasospastischem Syndrom leiden z. B. unter kalten Händen und Füßen und unter einer schlechten Augendurchblutung (okuläres vasospastisches Syndrom).

vegetatives Nervensystem: auch autonomes Nervensystem genannt; es regelt lebenswichtige Funktionen wie z. B. Atmung, Kreislauf oder Stoffwechsel. Diese Regelung läuft weitgehend unbewusst und quasi selbständig (autonom) ab. Es besteht aus Sympathikus und Parasympathikus.

Visualisierung: mit den „inneren Augen" sehen, also: sich etwas vorstellen

visuell: das Sehen betreffend

Visus: das Sehen bzw. die Sehschärfe

Vitrektomie: Glaskörperausschneidung bzw. -entfernung

Zapfen: lichtempfindliche Zellen der Netzhaut, besonders im Zentrum (Makula); im Gegensatz zu den Stäbchen, die das Schwarz-Weiß-Sehen und Dunkelsehen bei Nacht ermöglichen, sind sie für das Farbensehen, Tagessehen und Scharfsehen zuständig.

Ziliarkörper: auch Strahlenkranz genannt; der Ziliarkörper hat zwei Funktionen: Bildung des Kammerwassers und Regelung der Brechkraft der Linse.

Zonulafasern: Aufhängeapparat der Linse

LITERATURVERZEICHNIS

Das andere Augenbuch bringt absichtlich eine andere Darstellungsweise der diesem Buch zugrundeliegenden Literatur und verzichtet auf die für den allgemeinen Leser eher befremdlich wirkende wissenschaftliche Zitierweise. So wurden die wichtig erscheinenden Bücher unter übergeordnete Themen geordnet, was naturgemäß auch nicht ganz stringent gelingen kann, da viele Autoren in ihren Büchern übergeordnete Aspekte darstellen, die mehr als nur einem Thema in diesem Buch entsprechen. Auf der Suche nach vertiefender Literatur empfiehlt es sich also durchaus, das gesamte Literaturverzeichnis durchzusehen. Es wird sich sicherlich manch Weiterführendes, Hilfreiches und Interessantes finden lassen.

Angegeben sind neben dem Autor und dem Titel jeweils der Verlag und das Jahr der Erscheinung. Einzelne Bücher sind leider vergriffen. Sie sind aber meist gebraucht oder in Bibliotheken erhältlich.

Für die vorliegende Neuauflage wurden einige, vor allem ältere Bücher gestrichen, dafür andere neu aufgenommen.

Stress und Krankheit

Ader, R.; Felten, D. L.; Cohen, N. (Hrsg.): Psychoneuroimmunology. Academic Press 2001

Bongartz, W.: Der Einfluß von Hypnose und Stress auf das Blutbild. Peter Lang 1996

Church, D.; Die neue Medizin des Bewusstseins. Wie Sie mit Gedanken und Gefühlen Ihre Gene positiv beeinflussen können. VAK 2010

Hüter, G.: Wie aus Stress Gefühle werden. Vandenhoeck & Ruprecht 2002
Hüter, G.: Biologie der Angst. Vandenhoeck & Ruprecht 2004
Hüter, G.: Die Macht der inneren Bilder. Vandenhoeck & Ruprecht 2004
Hüter, G.: Evolution der Liebe. Vandenhoeck & Ruprecht 2000
Hüter, G.; Roth, W.: Damit das Denken Sinn bekommt. Herder 2008
Moyers, B.: Die Kunst des Heilens. Vom Einfluss der Psyche auf die Gesundheit. Goldmann 2001
Ornish, D.: Die Umstellung der Lebensführung. In: Moyers, B.: Die Kunst des Heilens. Artemis und Winkler 1994
Sporck, P.: Der zweite Code – EPIGENETIK oder: Wie wir unser Erbgut steuern können. rororo 2010
Witte, E. H.; Bleich, Ch. (Hrsg.): Sozialpsychologie des Stresses und der sozialen Unterstützung. Pabst Science Publishers 2000

Krankheit und Arbeit

Bundesanstalt für Arbeitsschutz und Arbeitsmedizin 2011, www.baua.de [Stand 10.5.2011]
Bundesanstalt für Arbeitsschutz und Arbeitsmedizin: Stress im Betrieb? Handlungshilfen für die Praxis. 2. Auflage 2000
Bundeszentrale für gesundheitliche Aufklärung (BzgA) (Hrsg.): Fachheftreihe „Forschung und Praxis der Gesundheitsförderung", Band 15: Qualitätsmanagement in Gesundheitsförderung und Prävention, Artikel-Nr. 60615000, kann bei der Bundeszentrale für gesundheitliche Aufklärung, 51101 Köln, Fax: 0221-8992-257, direkt bestellt werden.

Depressionen

Josuran, R.; Hoehen, V.; Hell, D.: Mittendrin und nicht dabei. Mit Depressionen leben lernen. Ullstein Taschenbuch 2002
Nuber, U.: Depression, die verkannte Krankheit. Wissen, behandeln, mit der Krankheit leben. Kreuz 2001
Peseschkian, N.; Boessmann, U.: Angst und Depression im Alltag. Eine Anleitung zur Selbsthilfe und positiver Psychotherapie. Fischer Taschenbuch 1998
Salomon, A.: Saturns Schatten. Die dunklen Welten der Depression. Fischer 2003

Psychosomatik und Psychotherapie

Frankl, V. E.: Der Wille zum Sinn. Huber 2005
Frankl, V. E.: Der unbewusste Gott, Psychotherapie und Religion. Kösel, 4. Aufl. 1997
Frankl, V. E.: Der Mensch vor der Frage nach dem Sinn. Piper 1990
Frankl, V. E.: Die Sinnfrage in der Psychotherapie. Piper 1997
Fromm, E.: Psychoanalyse und Religion. dtv 2004
Grof, St.; Bennet, Z.: Die Welt der Psyche. Die neuen Erkenntnisse der Bewusstseinsforschung. rororo 1997
Hellinger, B.; ten Hövel, G.: Anerkennen, was ist. Gespräche über Verstrickung und Lösung. Kösel 2003
Jung, C. G.: Erinnerungen, Träume, Gedanken. Walter 1997
Jung, C. G.: Grundwerk, 9 Bände. Walter 1990
Jung, C. G.: Zur Psychologie östlicher und westlicher Religion. (Ges. Werke Bd. 11). Walter 1995
Jungermann, S. K.: Kränkung durch Kranksein. Psychosomatik als Weg zur Selbstwahrnehmung. Piper 1997

Klußmann, R.; Nickel, M.: Psychosomatische Medizin und Psychotherapie. Ein Kompendium für alle medizinischen Teilbereiche. Springer 2009

Lukas, E.: Spirituelle Psychologie. Quellen sinnvollen Lebens. Kösel 2004

Lukas, E.: Lebensbesinnung. Wie Logotherapie heilt. Herder Spektrum 1995

Lukas, E.: Urvertrauen gewinnen. Logotherapeutische Leitlinien zur Lebensbejahung. Herder Spektrum 1993

Schäfer, Th.: Was die Seele krank macht und was sie heilt. Die psychotherapeutische Arbeit Bert Hellingers. Droemer Knaur 2000

Siegl, St.; Lowe, E.: Der Patient, der seinen Therapeuten heilte. Einblicke in die Psychotherapie. Irisiana 1995

von Uexküll, Th.; Wesiack, W.: Theorie der Humanmedizin: Grundlagen ärztlichen Denkens und Handelns. Urban und Fischer 1998

von Uexküll, Th.: Psychosomatische Medizin. Urban und Fischer, 6. Auflage 2003

Augen und Psyche

Bernhard, P., Huhn, W.: Psychosomatische Aspekte der Uveitis. In: Studt, H. (Hrsg.): Psychosomatik in Forschung und Praxis. Urban und Schwarzenberg 1983

Bonowski, L.: Die sympathische Reflexantwort der Pupille. Inaug. Diss. Marburg 2002

Erb, C.; Brody, S.; Rau, H.: Einfluß von mentalem und physischem Stress auf den intraokularen Druck – eine Pilotstudie. Klin. Monatsbl. Augenheilk. 212, 270–274; 1998

Erb, C.; Horn, A.; Günthner, A.; Saal, J .G.; Thiel, H. J.: Psychosomatische Aspekte bei Patienten mit primärer Keratoconjunctivitis sicca. Klin. Monatsbl. Augenheilk. 208, 96–99; 1996

Erb, C.; Rau, H.; Thiel, H.-J.: Psychologische Aspekte des primären Offenwinkelglaukoms. In: Prünte, C.; Flammer, J. (Hrsg.): Das Glaukom in der Praxis. Karger 1997

Flammer, J.; Messerli, J.; Haefliger, I. O.: Sehstörungen durch vaskuläre Dysregulationen. Therap. Umschau 53 (1), 37–42; 1996

Franke, G. H., Esser, J., Stäcker, K.-H.; Spangemacher, B.: Über den Zusammenhang zwischen Krankheitsprogredienz und Stressverarbeitung bei Patienten mit Retinopathia centralis serosa. Psychother Psych Med 48, 215–222; 1998

Laugs, C.: Ich bin viel zu sehr auf meine Augen fixiert [zum autogenen Training bei Glaukom]. Der Augenarzt 1, 39–40; 2000

Schultz-Zehden, W. (Hrsg.): Psychosomatik in der Augenheilkunde. In: Jores, A. (Hrsg.): Praktische Psychosomatik. Hans Huber 1981

Schultz-Zehden, W., Bischof, F.: Auge und Psychosomatik. Deutscher Ärzteverlag 1986

Schultz-Zehden, W.: Das Auge – Spiegel der Seele. Neue Wege zur Ganzheitstherapie. dtv 1995

Strempel, I.; Steuernagel, I. K.: Die endokrine Orbitopathie. Ein sichtbarer Ruf der Seele? Augenspiegel 44, 35–40; 1998

Strempel, I.: Seele und sehen. Augenlicht, 4. Quartal 1998

Strempel, I.: Das Auge – Spiegel der Seele. Marburger Uni.-Journal Nr. 19, April 2004

Naturwissenschaft und Medizin

Bateson, G.: Geist und Natur. Eine notwendige Einheit. Suhrkamp 2002

Bauer, J.: Das Gedächtnis des Körpers. Wie Beziehungen und Lebensstile unsere Gene steuern. Eichborn 2002

Bruno, G.: Über die Ursache, das Prinzip und das Eine. Reclam 1986

Buber, M.: Ich und Du. Reclam 1995

Capra, F.: Lebensnetz. Ein neues Verständnis der lebendigen Welt. Scherz 1999

Dürr, H. P. (Hrsg.): Physik und Transzendenz – die großen Physiker unseres Jahrhunderts über ihre Begegnung mit dem Wunderbaren. Scherz 1996

Eccles, J.: Die Psyche des Menschen. Das Gehirn-Geist-Problem in neurologischer Sicht. Piper 1996

Riedel, A.: Das Leib-Seele-Verhältnis in der Medizin als Ausdruck des Verhältnisses von Wissenschaft und Unwissenschaft. Bibliotheca Academica, Reihe Philosophie, Band 3. Ergon 2004

Schulte, G.: Neuromythen. Das Gehirn als Mind Machine und Versteck des Geistes. Zweitausendeins 2000

Schmahl, F. W.; von Weizsäcker, C. F.: Moderne Physik und Grundfragen der Medizin. Dt Ärztebl 97, A165–167; 2000

Solomon, R. C.: Gefühle und der Sinn des Lebens. Zweitausendeins 2000

v. Sprockhoff, H.: Bewusstsein, Geist und Seele. Die Evolution des Menschengeistes. Insel Taschenbuch 1996Taylor, E. F.; Wheeler, J. A.: Physik der Raumzeit. Spektrum Akad. Verlag 1994

Tipler, F.: Die Physik der Unsterblichkeit. Moderne Kosmologie, Gott und die Auferstehung der Toten. Piper 1994 von Uexküll ,Th.; Wesiack, W. (1991): Theorie der Humanmedizin. Urban und Schwarzenberg 1991

Warnke, U.: Ein naturwissenschaftlicher Ansatz zur Einheit von Körper und Geist in der Medizin. In : Möller, P. A. (Hrsg.): Verantwortung und Ökonomie in der Heilkunde. Peter Lang 2000

Warnke, U.: Raum – Zeit – Netze, Energien, Geist, Bewusstsein des Menschen im Universum. Popular Academie 2001

Warnke, U.: Quantenphilosophie und Spiritualität – Der Schlüssel zu den Geheimnissen des menschlichen Seins. Scorpio Verlag 2011

Wilber, K.: Ganzheitlich handeln. Eine integrale Vision für Wirtschaft, Politik, Wissenschaft und Spiritualität. Arbor 2001

Gesundheit und Heilkunde

Balint, M.: Der Arzt und sein Patient. Klett 1957

Dörner, K.: Der gute Arzt. Schattauer 2001

Gathmann, P.; Semrau-Leininger, C.: Der verwundete Arzt. Kösel 1996

Jampolsky, G.: Verzeihen ist die größte Heilung. Ludwig 2000

Kathan, B., Das Elend der ärztlichen Kunst. Kadmos 2003

Kerner, J., Kerner, D.: Heilen. Heyne 2000

Levine, S.: Sein lassen. Heilung im Leben und im Sterben. Context 1995

Lievegoed, B.: Lebenskrisen – Lebenschancen. Die Entwicklung des Menschen zwischen Kindheit und Alter. Kösel 2001

Lown, B.: Die verlorene Kunst des Heilens. Anleitung zum Umdenken. Schattauer 2002

Luban-Plozza, B.; Laederach-Hofmann, K.; Knaak, L.; Dickhaut, H. H.: Der Arzt als Arznei. Das therapeutische Bündnis mit dem Patienten. 8. durchgesehene Auflage, Deutscher Ärzte-Verlag 2002

Luban-Plozza, B.: Brücken zum Leben. Schwabe und Co. AG 2001

McTaggart, L.: Was Ärzte Ihnen nicht erzählen. Die Wahrheit über die Gefahren der modernen Medizin. SENSEI 2000

Moyers, B. (Hrsg.): Die Kunst des Heilens. Artemis und Winkler 1994

Markova, D.: Die Versöhnung mit dem inneren Feind. Heilung durch Annahme und Integration. Junfermann 1997

Odoul, M.: Sage mir, woran du leidest und ich sage dir warum. Kamphausen 2001

Ornstein, R., Sobel, D.: Das Gehirn. Schlüssel zu Gesundheit. VAK 1995

Petzold, T. D. Gesundheit ist ansteckend! Heilphasen und innere Bilder. Aus dem vierteiligen Zyklus: Heilen. Evolution im Kleinen. BoD 2000

Rattner, J.: Krankheit, Gesundheit und der Arzt. Medizinische Anthropologie. Quintessenz 1993

Reichert, D. (Hrsg.): Humane Medizin – den ganzen Menschen heilen. Irisana 1994

Schmahl., F. W.; von Weizsäcker, C. F.: Moderne Physik und Grundfragen der Medizin. Dt. Ärzteblatt 97, A165–167; 2000

Schüffel, W. (Hrsg.): Sich gesund fühlen im Jahr 2000. Springer 1988

Thaller, A.: Das „Gute“ und das „Wahre“: Wissenschaft und Moral in der Heilkunst. EHK 10, 676–681; 2003

Witt, C. (Hrsg.): Der gute Arzt aus interdisziplinärer Sicht. Ergebnisse eines Expertentreffens. KVC 2010

Der Mensch als körperlich-geistiges Wesen

Aristoteles (übersetzt von Willy Theiler): Über die Seele. Wissenschaftliche Buchgesellschaft Darmstadt 1969

Bateson, G.: Geist und Natur. Eine notwendige Einheit. Suhrkamp 2002

Bauer, J.: Das Gedächtnis des Körpers. Wie Beziehungen und Lebensstile unsere Gene steuern. Eichborn 2002

Bohnke, B. A.: Wut tut gut. Über den richtigen Umgang mit Ärger. Herder TB 1990

Brown, B.: Befreiung vom inneren Richter (die Intelligenz der Seele erkennen). Kamphausen 2001

Dahlke, R.: Aggression als Chance. Be-Deutung und Aufgabe in Seele und Welt. Bertelsmann 2003

Dürckheim, K. Graf v.: Durchbruch zum Wesen. Huber 1997

Dürckheim, K. Graf v.: Vom doppelten Ursprung des Menschen. Herder

Eccles, J. C.: Wie das Gehirn sein Selbst steuert. Piper 2000

Edelmann, G. M.; Tononi, G.: Gehirn und Geist – wie aus Materie Bewusstsein entsteht. C. H. Beck 2002

Federspiel, K.; Lackinger-Karges, I.: Kursbuch Seele. Was tun bei psychischen Problemen? Beratung, Selbsthilfe, 120 Psychotherapien auf dem Prüfstand. Kiepenheuer & Witsch 1996

Fromm, E.: Haben oder Sein. Die seelischen Grundlagen der neuen Gesellschaft. dtv 1992

Fromm, E.: Vom Haben zum Sein, Wege und Irrwege der Selbsterfahrung. Heyne 1989

Golemann, Daniel: EQ. Emotionale Intelligenz. dtv 1997

Grof, Stanislav; Grof, Christina: Spirituelle Krisen. Chancen der Selbstfindung. Kösel 2000

Gruen, A.: Der Wahnsinn der Normalität. Realismus als Krankheit. Eine Theorie der menschlichen Destruktivität. dtv 1992

Hüther, G.: Biologie der Angst. Vandenhoeck & Ruprecht 2004
Hüther, G.: Evolution der Liebe. Vandenhoeck & Ruprecht 2000
Hüther, G. et al.: Damit das Denken Sinn bekommt: Spiritualität, Vernunft und Selbsterkenntnis. Freiburg: Herder Spectrum 2008
Jäger, W.: Suche nach dem Sinn des Lebens. Bewusstseinswandel durch den Weg nach Innen. Vianova 1991
Lauster, P.: Die Liebe. Psychologie eines Phänomens. rororo 2003
Lauster, P.: Lassen Sie der Seele Flügel wachsen. Wege aus der Lebensangst. rororo 2001
McGinn, C.: Wie kommt der Geist in die Materie. Das Rätsel des Bewusstseins. C. H. Beck 2001.
Ornstein, R., Sobel, R.: Das Gehirn, Schlüssel zur Gesundheit. VAK 1995
Ornstein, R.: Evolution des Bewusstseins. Ursprünge und Perspektiven. VAK 1996.
Peck, M. S.: Der wunderbare Weg. Goldmann 1986
Sheldrake, R.; Fox, M.: Die Seele ist ein Feld. Der Dialog zwischen Wissenschaft und Spiritualität. O. W. Barth 2002
Spitzer, M.: Ein Gehirn – two minds? Bewusstsein und Hemisphärenlateralisierung. In: Oepen, G. (Hrsg.): Psychiatrie des rechten und linken Gehirns. Deutscher Ärzte-Verlag 1988
Spitzer, M: Geist, Gehirn & Nervenheilkunde. Grenzgänge zwischen Neurobiologie, Psychopathologie und Gesellschaft. Schattauer 2000
Springer, S.; Deutsch, G.: Linkes – rechtes Gehirn. Funktionelle Asymmetrien. Spektrum Akad. Verlag 1993
von Sprockhoff, H.: Bewusstsein, Geist und Seele. Die Evolution des menschlichen Geistes. Insel Taschenbuch 1996
Warnke, U.: Bewusstsein steuert die Materie unseres Körpers. Psychologie heute August 1999

Wilber, K.: Naturwissenschaft und Religion. Krüger 1998

Bedeutung von Krankheiten

Antonovsky, A.: Salutogenese. Zur Entmystifizierung der Gesundheit. DGVT 1997

Dahlke, R.: Krankheit als Sprache der Seele. Be-Deutung und Chance der Krankheitsbilder. Goldmann 2008

Dahlke, R.: Krankheit als Symbol: Ein Handbuch der Psychosomatik. Symptome, Be-Deutung, Einlösung. Bertelsmann 2007

Dahlke, R.: Lebenskrisen als Entwicklungschancen. Zeiten des Umbruchs und ihre Krankheitsbilder. Goldmann 2002

Dethlefsen, Th.; Dahlke, R.: Krankheit als Weg: Deutung und Bedeutung der Krankheitsbilder. Goldmann 2008

Groddeck, G: Krankheit als Symbol. Fischer 1983

Rattner, J.: Krankheit, Gesundheit und der Arzt. Medizinische Anthropologie auf tiefenpsychologischer Grundlage. Quintessenz 1993

Krebs

Daniel, R.: Krebs. Körper und Symbol: archetypische Aspekte einer Krankheit. IKM 2000

Grossarth-Maticek, R., Stierlin, H.: Krebsrisiken – Überlebenschancen. Wie Körper, Seele und soziale Umwelt zusammenwirken. 2. Auflage, Carl-Auer-System-Verlag 2000

Meinhold, J.: Krebs, die mystifizierte Krankheit. Walter 1996

Müller-Stahl, Martin; Wolfrum, Dirk-Ingo: Motivation zur Hoffnung für Krebskranke, Angehörige, Pflegende und Ärzte. 2. Auflage, KVC 2004

Schwieren-Höger, K.: Die Krebs-CD: Von Arztsuche bis Zaubermittel. Media-Hergarten 2004

Simonton, O. C.; Henson, R. M.; Hampton, B.: Auf dem Wege der Besserung. Schritte zur körperlichen und spirituellen Heilung. rororo 2004

Simonton, O. C; Matthews Simonton, St.; Creighton, J.: Wieder gesund werden, mit Audio-CD. Eine Anleitung zur Aktivierung der Selbstheilungskräfte für Krebspatienten und ihre Angehörigen. rororo 2004

Wilber, K.: Mut und Gnade. In einer Krankheit zum Tode bewährt sich eine große Liebe. Goldmann 1996

Entspannung

Bongartz, W.; Bongartz, B.: Hypnosetherapie. Hogrefe 1999

Bongartz, B.; Bongartz, W.: Hypnose. Wie sie wirkt und wem sie hilft. rororo 1999

Brenner, H.: Autogenes Training Oberstufe. Wege in die Meditation. Trias 1999

Derra, C.: Autogenes Training für zwischendurch. Trias 1998

Diehl, B. J. M.; Miller, Th. (Hrsg.): Moderne Suggestionsverfahren (Hypnose, autogenes Training, Biofeedback und NLP). Springer 1990

Erickson M. H.; Rossi, E. L.: Hypnotherapie. Aufbau – Beispiele – Forschungen. Klett Cotta 2004

Hoffmann, B.: Handbuch autogenes Training. dtv 2000

Jacobson, E.: Entspannung als Therapie. Progressive Muskelentspannung in Theorie und Praxis. Pfeiffer 1993

Kaluza, G.; Strempel, I.: Effect of Self-Relaxation Methods and Visual Imagery on IOP in Patients with Open-angle Glaucoma. Ophthalmologica 209, 122–128; 1995

Kossak, H.-Ch.: Hypnose. Ein Lehrbuch für Psychotherapeuten und Ärzte. Mit Audio-CD. 4. vollst. überarb. Auflage, Beltz 2004

Roth, G.: Fühlen, Denken, Handeln – wie unser Gehirn Verhalten steuert. Suhrkamp 2001

Schultz, H.: Das autogene Training. Thieme 1970

Spitzer, M.: Ketchup und das kollektive Unbewusste. Schattauer 2001

Strempel, I.: Keine Angst vor Grünem Star, mit Entspannungs-CD. 3. Auflage, KVC 2009

Strempel, I.: Autogenes Training und andere Entspannungsmethoden in der Augenheilkunde, dargestellt am Beispiel des Glaukoms. Kaden 2006

Vaitl, D.: Psychophysiologie der Entspannung. In: Vaitl, D.; Petermann, F. (Hrsg.): Handbuch der Entspannungsverfahren. Bd. I. Beltz 2000

Musikmedizin

Berendt, J. E.: Nada Brahma. Die Welt ist Klang. Rowohlt 1985

Berger, L. (Hrsg.): Musik, Magie und Medizin: Neue Wege zu Harmonie und Heilung. Junfermann 1997

Campell, D.: Die Heilkraft der Musik. Klänge für Körper und Seele. Delphi bei Droemer 1998

Cramer, F.: Symphonie des Lebendigen. Versuch einer allgemeinen Resonanztheorie. Insel 1996

Custo, H.: Die Oktave. Das Urgesetz der Harmonie. 3. Auflage Simon & Leutner 1991

Decker-Voigt, H.-H.: Aus der Seele gespielt. Eine Einführung in die Musiktherapie. Goldmann Sachbuch 2000

Diamond, J.: Lebensenergie in der Musik. VAK 2002

Hildebrandt, G.: Das Zentrum des rhythmischen Systems. Chronobiologische Aspekte der Musikphysiologie. In: Hübner, P. (Hrsg.): Nutzen und Schaden der Musik in der Gesellschaft. Aar Edition 1994

Hübner, P.: Arzt und Patient in Resonanz mit dem Harmoniegesetzen der Natur. Reihe „Natur Medizin aktuell". Aar Edition 1999

Jourdain, R.: Das wohltemperierte Gehirn. Wie Musik im Kopf entsteht und wirkt. Spektrum Akad. Verlag 2001

Knauss, H.: Klänge für die Seele. Mit Tönen die persönliche Entwicklung fördern. VAK 2000

Kraus, W. (Hrsg.): Die Heilkraft der Musik. Einführung in die Musiktherapie. Beck 1998

Luban-Plozza, B.: Musik und Psyche. Hören mit der Seele. Birkhäuser 1988

Ortiz, J. M.: Das Tao der Musik. Die geheime Macht der Musik, wie man sie kreativ einsetzen und nutzen kann. O.W. Barth 2001

v. Roth, W.: Einklang. Heilen mit Musik (+ CD). Knaur 1995

Schroeder, V. C.: Musik. Spiegel der Seele. Einführung in die Musiktherapie. Junfermann 1999

Timmermann, T.: Musik als Weg. Das Er-Fahren des Seins mit dem Klang. Musikhaus Pan 1987

Komplementäre Therapien

Augustin, M.; Schmiedel, V.: Leitfaden Naturheilkunde. Methoden, Konzepte und praktische Anwendung. Urban & Fischer 2003

Biesalski, H. K.; Fürst, P.; Kasper, H.; Kluthe, R.; Pölert, W.; Puchstein, Ch.; Stähelin, H. B. (Hrsg.): Ernährungsmedizin. Nach dem Curriculum Ernährungsmedizin der Bundesärztekammer. Thieme 2004

Bierbach, E. (Hrsg.): Naturheilpraxis heute. Lehrbuch und Atlas. Urban & Fischer 2002

v. Bingen, H.: Heilkunde. Das Buch von dem Grund und Wesen der Heilung der Krankheiten. Übers. u. erl. H. Schipperges. Salzburg 1992

Cucera, A.: Heilen, was gestört ist. Ophthalmologische Nachrichten spezial 12; 2010

Dogs, C. P.; Maurer, W. J.: Naturheilverfahren und Psychosomatik. Lösungsorientierte Praxis. MVS 2003

Gröbel, U.: Orthomolekulare Medizin. WVG 2000

Gerste, R. D. et al.: 107. Kongress der Deutschen Ophthalmologischen Gesellschaft in Leipzig. Z prakt Augenheilk; 30, 550–554; 2009

Klein, G.; Hoffbauer, G.: Knaurs großes Handbuch der Heilmethoden. Weltbild o.J.

Leitzmann, C.; Müller, C.; Michel, P.; Brehme, U.; Hahn, A.; Laube, H.: Ernährung in Prävention und Therapie. MVS 2003

Strehlow, W.: Wie Hildegard-Medizin vorbeugt und heilt. Die Praxis für ein gesundes Leben. Erfahrungen mit dem Gesundheitsprogramm der heiligen Hildegard. Herder 1999

Wiesenauer, M., Kerckhoff, A.: Phyto-Praxis. Springer 2003

Zhao et al.: Randomized Controlled Trial of Patching vs Acupuncture for Anisometropic Amblyopia. Archives of Ophthalmology 128, 1510–1517; 2010

Therapien in der Augenheilkunde

Vorbemerkung: Die schulmedizinischen wie auch die komplementären therapeutischen Möglichkeiten können in ihrer ungeheuren Fülle hier nicht zitiert werden. In der Regel sind es auch Fachbücher für Spezialisten. Deshalb wird hier nur eine kleine, nicht repräsentative Auswahl vorgestellt, die eher für Laien gedacht ist.

Benjamin, H.: Ohne Brille bis ins hohe Alter. Bauer 2001

Flammer, J.: Glaukom. Ein Handbuch für Betroffene. Eine Einführung für Interessierte. Ein Nachschlagewerk für Eilige. Hans Huber 2001

Flammer, J.: Auge und Psyche. In: Kaiser, H. J.; Flammer, J.: Kinderophthalmologie. Huber 1999

Goodrich, J.: Natürlich besser sehen. VAK 2002

Hätscher-Rosenbauer, W.: Augenschule – das Übungsbuch für gesunde Augen und klares Sehen. Eigenverlag 2009

Leibold, G.: Wieder besser sehen lernen – mit und ohne Brille. Augenkrankheiten, Augenheilkunde, erfolgreiche Naturheilverfahren, Vorsorge und Sehtraining. Oesch 2002

Riechert, C.; Kimbel, K.-H.; Krieglstein, G. K.; Extraokulare Nebenwirkungen lokal applizierter Opthalmika. Kaden 1991

Schoefer-Happ, L. U.: Besser sehen und hören mit Qigong. Ratgeber Ehrenwirth, Verlagsgruppe Lübbe 1996

Schüler, B.: Altersabhängige Makuladegeneration. 2. Auflage, KVC 2009

Schüler, B.: Was tun zur Selbsthilfe bei Trockenen Augen. KVC 2008

Strempel, I.: Keine Angst vor Grünem Star. 3. Auflage, KVC 2009

Strempel, I.: Glaukom – mehr als ein Augenleiden. Handbuch für Ärzte und Patienten. Kilian 2010
Tepperwein, K.: Mentales Augentraining. Silberschnur 2002

Sehen und Blindheit

Behrens, K.: Alles sehen kommt von der Seele. Beltz 2001
von Brandis-Stiehl, C.: Wenn die Sehkraft schwindet. Ein Ratgeber für sehgeschädigte Menschen und ihre Angehörigen. Urachhaus 2001
Gregory, R. L.: Auge und Gehirn. Zur Psychologie des Sehens. rororo 2003
Grunwald, H.: Dämmerlicht. Wie ich lernte mit meiner Erblindung zu leben. Paul Zsolnay 2001
Hoffmann, D.: Visuelle Intelligenz. Wie die Welt im Kopf entsteht. Klett Cotta 2000
Kaplan, R.: Bewusstes Sehen. Verwandle dein Leben durch die Augen. Integral 2001
Kaplan, R.: Die intregrative Sehtherapie. Arbor 2000
Knipfel, J.: Blindfisch. Rowohlt 2002
Marmor, M. F.; Ravin, J. G.: The Eye of the Artist. Mosby 1997
Ramachandran, S.; Blakeslee, S: Die blinde Frau, die sehen kann. Rätselhafte Phänomene unseres Bewusstseins. rororo 2004
Trevor-Roper, P.: Der veränderte Blick. Über den Einfluss von Sehfehlern auf Kunst und Charakter. dtv 2001
Wallenberg, G.: Die Raumvorstellung eines Blindgeborenen. Retina aktuell 4, 78; 2000
Watzlawick, P.: Wie ist die Wirklichkeit. Piper 2005

DIE AUTORIN

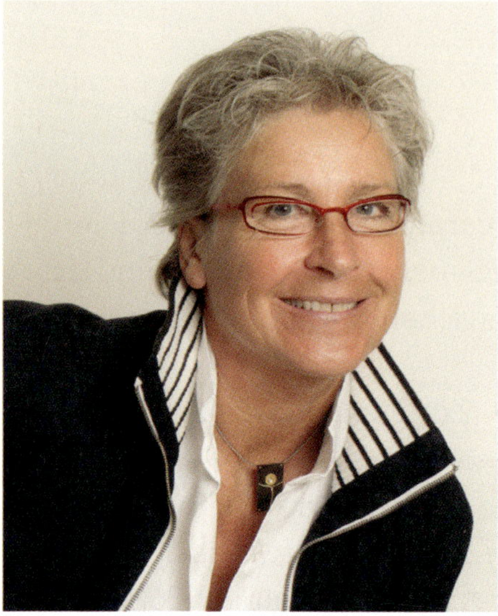

Prof. Dr. med. Ilse Strempel lebt mit ihrem Mann, dem Privatdozenten und Hautarzt Dr. Strempel, in Marburg an der Lahn. Sie wuchs in Paderborn auf, machte dort ihr Abitur und begann dann ein Psychologie-Studium in Marburg. Recht bald wechselte sie zu ihrem eigentlichen Wunschstudium der Medizin und machte ihr Staatsexamen in Düsseldorf.

Zurückgekehrt nach Marburg begann ihre augenärztliche Laufbahn: Facharztausbildung, Oberärztin, Privatdozentin, schließlich seit 1987 Professorin mit eigenem Funktionsbereich Ophthalmopathologie und Jahrzehnte lang stellvertretende Direktorin der Universitäts-Augenklinik Marburg.

Ilse Strempels Film „Das akute Glaukom" gewann 1982 die Grand-Prix-Medaille der Medikinale international. Außerdem war sie an den Forschungen zur Einführung der Betablocker in die Glaukomtherapie eingebunden. Ihre persönlichen Erfahrungen mit Autogenem Training veranlassten sie schließlich, Forschungen über die Wirkung dieser Methode bei Glaukompatienten durchzuführen. Ihr mit dem Psychologen Priv.-Doz. Dr. G. Kaluza geschriebenes Buch *Autogenes Training in der Augenheilkunde* (Kaden-Verlag) wurde 1998 mit dem Continentale Förderpreis für Naturheilkunde ausgezeichnet. Der mit 30 000 DM dotierte Preis eröffnete ihr die finanziellen Möglichkeiten für weitere „ganzheitliche" Forschungen. Das Buch wurde neu aufgelegt und erschien 2006 unter dem Titel *Autogenes Training und andere Entspannungsmethoden in der Augenheilkunde* im Kaden-Verlag.

Es folgte ein Hypnoseforschungsprojekt und anschließend die Entwicklung eines musiktherapeutischen Programms für Augenpatienten, dessen Effektivität sie wissenschaftlich beweisen konnte. Seit etwa 20 Jahren ist Ilse Strempel im Leitungsgremium des Arbeitskreises „Psychosomatik in der Augenheilkunde" des Berufsverbandes der deutschen Augenärzte. Sie ist Gründungsmitglied der Gesellschaft für ganzheitliche Augenheilkunde.

Es ist ihr immer ein besonderes Anliegen gewesen, einen Patienten nicht nur als Augenkranken wahrzunehmen und ausschließlich wissenschaftlich schulmedizinisch zu behandeln, sondern seine psychodynamischen Hintergründe zu erfahren und Krankheit als Botschaft zu verstehen. Aus diesem Bedürfnis heraus hat sie *Das andere Augenbuch* geschrieben. Ihr neuestes Buch *Glaukom – mehr als ein Augenleiden* (Kilian Verlag, 2. Auflage 2010) entstand aus der Erfahrung, dass viele Ärzte unter dem Diktat von Zeit- und Kostendruck ihre Patienten nicht ausreichend über die Krankheit informieren.

Seitdem die drei erwachsenen Kinder außer Haus sind, beschäftigt sie sich mit Sport, Reisen, Musik und spirituellen Themen.

BILDNACHWEIS

Georg Schreiber:
Titelmotiv „Auge“

Ilse Strempel:
anatomische Bilder (S. 6, 11, 12, 62, 63, 110, 118, 134, 152), Aquarelle (S. 184, 185), Seele und Geist (S. 263), Lebensphasen (S. 264), Kinder (S. 146)

Irene Bollig:
Geburt von Selbst (S. 98)

Karin Hollburg:
Augenlicht (S. 221)

Jürgen Claus:
Blauer Engel (S. 164)

Gabriele Kircher:
Portrait der Autorin (S. 347)

Edition „Sichtweisen“:
Optische Täuschungen (S. 25)

Fotolia:
GaToR-GFX (Stress, S. 28), Marina Lohrbach (Echinacea, S. 44), Gerhard Seybert (Therapie, S. 216), Renate Flormann (ruhender Buddha, S. 260), DNA (Naturwissenschaft, S. 268), Ag visuell (Gesundheit und Krankheit, S. 276)

Roland Schmidt:
Musikhören (S. 249)

Fee Gertraud Sorice:
Hab acht – Du hast alles in der Hand (S. 254), Foto: Roland Schmidt

Helga Bender
(www.glas-kunst-bender.de):
Wahrheit ist innere Harmonie (S. 52), Tor zum Paradies (S. 186)

STICHWORTVERZEICHNIS

A

AIDS 117, 189–191, 213, 278, 280
Allergien 50, 78, 108, 109, 141
Altersweitsichtigkeit (Presbyopie) 8, 75, 76, 167–168
Amaurosis fugax (flüchtige Erblindung) 91, 193
Ambylopie 215
AMD (→ Makuladegeneration)
Anteriore Optikusneuropathie (AION) 145, 198–199
Arcus senilis (→ Greisenring)
Arteriitis temporalis – Morbus Horton 196–197
Asthenopie (kraftloses Sehen) 59–61
Astigmatismus (→ Stabsichtigkeit)
Augapfelbewegungsstörung 86–89
Augeninnendruck 53, 93–95, 118, 120, 133–142, 195, 201, 207, 219, 226, 240, 244, 246, 247, 252, 302
Augeninnenentzündung (Uveitis) 101, 117–127, 130, 189, 191, 214, 219, 220
Augeninnenentzündung im Kindesalter 161–162

B

Basaliom der Lider 171–172
Basedowsche Erkrankung (→ Morbus Basedow)
Bechterewsche Erkrankung (→ Morbus Bechterew)
Bindehautentzündung (Konjunktivitis) 82, 106–110, 156, 159, 190, 219, 222

Blepharitis	48, 99–101
Blepharospasmus (→ Lidkrampf)	
Blindheit	22–23, 73, 83–86, 91, 149, 150, 157, 189, 215
Blutdruck, hoher (Hypertonie)	91, 92, 103, 191–193, 198, 205, 231, 287
Blutdruck, niedriger (Hypotonie)	138, 139, 140 138, 139, 140, 196, 233
Boecksche Erkrankung (Sarkoidose)	117, 119, 199–200
Borreliose	117, 189
Buphthalmus	149

C

Cataract (→ Katarakt)	
Cataracta complicata (→ Grauer Star, sekundärer)	
Chlamydien	108, 156
Chorioretinitis centralis serosa	90–91, 128, 144
Cold-pressure-Test	35, 138

D

Dakryoadenitis (→ Tränendrüsenentzündung)	
Dakryozystitis (→ Tränensackentzündung)	
Dellwarzen (Viruswarzen, Mollusken)	159
Dermatochalasis (überhängende Oberlidhautfalten)	169
Diabetes mellitus	18, 58, 78, 81, 84, 92, 94, 103, 111, 112, 129, 134, 138, 194, 198, 204–207, 231

Doppelbilder 60, 88–89, 200, 208, 210, 214
Durchblutungsstörungen 91, 93, 138, 143–145, 226, 228, 231

E

Ektropium (nach außen gekippte Unterlider) 170
endokrine Orbitopathie (→ Morbus Basedow)
Engwinkelglaukom 133, 135, 220
Entropium spasticum senile (Innenrollung der Unterlider) 171
Epigenetik 36–37

F

Farbsinnstörung 94–95, 149, 215
Flintenröhrengesichtsfeld 153
Frühgeborenenretinopathie 157–158

G

Gefäßverschlüsse 35, 92, 120, 144, 145, 191–195, 208, 231
Gerstenkorn 103
Gesichtsfeldausfall 53, 72, 90–93, 128, 132, 137, 139, 140, 144, 194, 196, 198, 201, 208, 209, 215
Gesichtsrose 100, 107, 159, 213–214
Gerontoxon (→ Greisenring)
Glaukom (→ Grüner Star)

Glaukomanfall 82, 135, 136, 141, 174
Greisenring (Arcus senilis) 173
Grauer Star (Katarakt) 149, 153, 174–177
Grauer Star, sekundärer (Cataracta complicata) 81, 100, 120, 129–130, 219
Grüner Star (Glaukom) 93, 132–144, 174, 206, 228
Grüner Star, angeborener 149
Grüner Star, sekundärer (Sekundärglaukom) 94, 118, 120, 133, 195, 207

H

Hagelkorn 103–104, 213
Halbseitenblindheit 92–93
Halluzinationen (optische) 214–215
Hängelider (Ptosis) 169–170
Herpes simplex 100, 107, 114, 117, 156, 191
Herzerkrankungen 138
Hirnanhangdrüse (Hypophyse) 85
Hormonsystem 32, 45–51, 85, 112, 113, 148, 168–169, 173
Hornhautentzündung 95, 107, 113–115, 156, 189, 213
Hydrophthalmie 149
Hypophyse (→ Hirnanhangdrüse)
Hyperopie (→ Weitsichtigkeit)
Hypertonie (→ Blutdruck, hoher)

Hypotonie (→ Blutdruck, niedriger)

I

Immunsystem 32, 41, 45–51, 85, 99, 103, 107, 111–114, 116, 120–124, 128, 148, 168–169, 172, 173, 180, 188, 190, 202, 204, 210, 212, 213, 230, 272
Infarkt (im Auge) 92, 193, 194, 197, 198, 225
Infektionen 78, 104, 105, 108, 111, 112, 148, 155–156, 168, 171, 175, 187–191, 211, 213, 283
Iritis (→ Regenbogenhautentzündung)

K

Katarakt (→ Grauer Star)
Keratokonjunktivitis sicca (KCS) 82, 109–113, 172–173
Keratokonus 78, 79
Kolobome 148, 149
Konjunktivitis (→ Bindehautentzündung)
Kontaktlinsen 64, 66, 70, 76, 78, 79, 80, 89, 112, 245
Kurzsichtigkeit (Myopie) 17, 57, 61, 63–73, 77, 222

L

Lasertherapie 76, 207, 217
Lederhautentzündung (Skleritis) 115–116
Lidkrampf (Blepharospasmus) 101–103

M

Makrophthalmus 148
Makuladegeneration (AMD) 58, 71, 83, 84, 153, 168, 178–183, 205, 221, 225, 228, 231, 235, 236, 313
Masern 159, 189
Melanom 130
Mikrophthalmus 148
Morbus Basedow (endokrine Orbitophatie) 88, 123, 200–204
Morbus Bechterew 117
Multiple Sklerose (MS) 92, 210–211
Mumps 159, 189
Myopie (→ Kurzsichtigkeit)

N

Nervensystem, vegetatives 30, 31, 36, 47, 111, 143, 250
Netzhautablösung 18, 64, 71–73, 92, 120, 157, 176, 191, 206
Netzhautentzündung (Retinitis) 83, 127–129
Neurodermitis 99, 100, 212

P

Pflastersteinkonjunktivitis (Konjunktivitis vernalis) 82, 100

Presbyopie (→ Altersweitsichtigkeit)
Pseudotumor orbitae et cerebri 222
Psoriasis (→ Schuppenflechte)
Ptosis (→ Hängelider)

R

Regenbogenhautentzündung (Iritis) 82, 118, 126, 199, 213, 220
Retinitis (→ Netzhautentzündung)
Retinoblastom 154–155
Retinopathia centralis serosa (→ Chorioretinitis centralis serosa)
Retinopathia pigmentosa 151–154
Röteln 107, 155, 189

S

Sarkoidose (→ Boecksche Erkrankung)
Schielen (Strabismus) 73, 86–89, 159–161, 215
Schuppenflechte (Psoriasis) 100, 213
Schwangerschaft 148, 155–157
Sehstörungen 56, 57, 59, 61, 70, 81–83, 85, 90, 91, 95, 110, 118, 120, 121, 125, 128, 144, 150, 163, 201, 206, 208–210, 212, 288
Skleritis (→ Lederhautentzündung)
Stabsichtigkeit (Astigmatismus) 61, 76, 77

T

Thrombose im Auge 92, 195
Toxoplasmose 155

Tränendrüsenentzündung (Dakryoadenitis) 105–106
Tränennasenwegsstenose 158
Tränensackentzündung (Dakryozystitis) 104–105
Tumoren 83, 92, 93, 94, 130–131, 154–155, 171–172, 190, 200, 208

U

Uveitis (→ Augeninnenentzündung)

V

vasospastisches Syndrom 35, 137–141, 144, 193, 196, 220

W

Weitsichtigkeit (Hyperopie) 61–63, 66, 67, 73–76, 86, 135, 137, 149
Weitwinkelglaukom 133, 135–136

Z

Ziliarkörperentzündung (Zyklitis) 95, 118, 119
Zoster (→ Gesichtsrose)

DIE BUCHREIHE NATURHEILKUNDE FUNDIERT

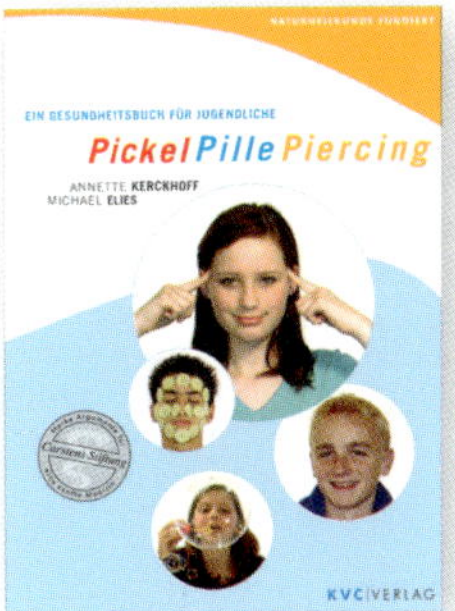

A. Kerckhoff, M. Elies
Pickel Pille Piercing – *Ein Gesundheitsbuch für Jugendliche.* 2006, 309 Seiten

M. Müller-Stahl
Natürlich zu Fuß – *Gesund unterwegs im Alltag und beim Wandern.* 2008, 188 Seiten

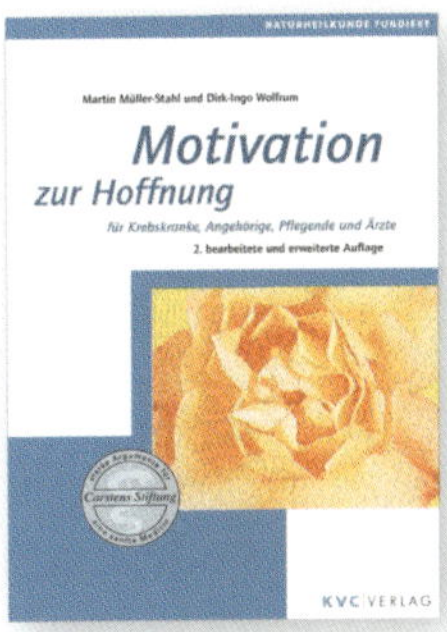

M. Müller-Stahl, D.-I. Wolfrum
Motivation zur Hoffnung, *für Krebskranke, Angehörige, Pflegende und Ärzte.* 2004, 2. Auflage, 268 Seiten

A. Paul, Andreas Michalsen (Hrsg.)
Natürlich herzgesund – *Ein Ratgeber für Menschen mit koronarer Herzkrankheit.* 2008, 195 Seiten

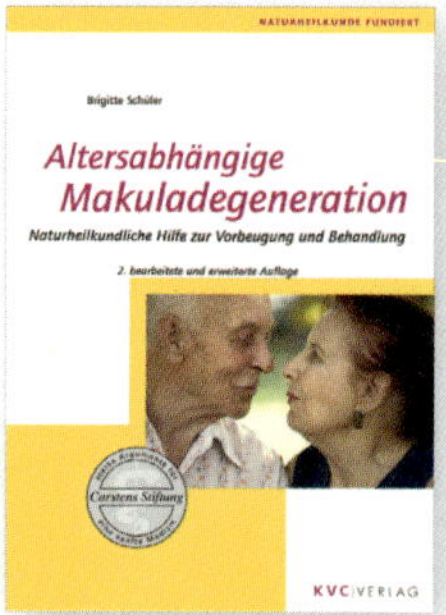

B. Schüler
Altersabhängige Makuladegeneration – *Naturheilkundliche Hilfe zur Vorbeugung und Behandlung*. 2009, 2. Auflage, 237 Seiten

I. Strempel
Das andere Augenbuch. Seele und Sehen – *ein Leitfaden für Betroffene.* 2, überarbeitete Auflage 2011, 358 Seiten

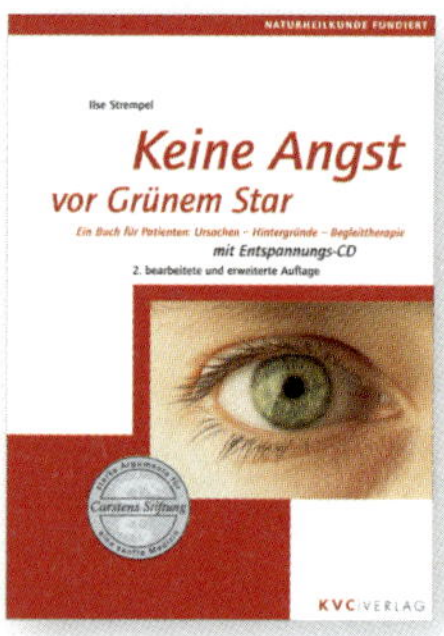

I. Strempel
Keine Angst vor Grünem Star. *Ein Buch für Patienten: Ursachen – Hintergründe – Begleittherapie, mit Entspannungs-CD*. 2009, 3. Auflage, 202 Seiten

M. Teut, B. Maul, Th. Rampp, F. Sulistyo
Das KinderWunschBuch – *IVF, Naturheilkunde, Homöopathie und TCM bei unerfülltem Kinderwunsch.* 2008, 2. Auflage, 247 Seiten